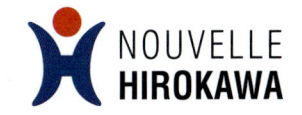

老年看護技術

● アセスメントのポイントとその根拠 ●

[第2版]

長野県看護大学名誉教授 　　　鈴鹿医療科学大学看護学部教授
　　　　　　　　　　　　　　三重大学名誉教授

奥 野 茂 代　　　　大 西 和 子

編 集

NOUVELLE HIROKAWA

執筆者一覧 (五十音順)

浅川 典子	元埼玉医科大学保健医療学部看護学科准教授
大西 和子	鈴鹿医療科学大学看護学部教授・学部長 三重大学名誉教授
大渕 律子	鈴鹿医療科学大学看護学部教授
奥野 茂代	長野県看護大学名誉教授
小泉 美佐子	新潟県立看護大学学長・教授
小林 理恵子	伊那市国保美和診療所看護師長
小松 万喜子	愛知県立大学看護学部教授
齋藤 好子	元川崎市高津区役所保健師
佐藤 敏子	元横浜創英大学看護学部教授
佐藤 芙佐子	元鈴鹿医療科学大学看護学部教授
曽根 千賀子	長野県看護大学看護学部助教
千葉 真弓	長野県看護大学看護学部准教授
新實 夕香理	聖隷クリストファー大学看護学部准教授
長谷川 雅美	新潟県立看護大学副学長・教授 金沢医科大学名誉教授
水野 敏子	関西医科大学看護学部教授
箕浦 とき子	岐阜大学名誉教授
百瀬 由美子	愛知県立大学副学長・看護学部教授
森下 利子	関西福祉大学大学院看護学研究科特任教授 高知県立大学名誉教授
山西 真弓	香川県看護協会在宅ケアステーションみちしるべ

第2版まえがき

　本書は『老年看護学』に続く看護技術編である．したがって本書は，一貫して高齢者を統合的・全人的な存在，また生を通して発達・成長していく存在として受けとめていること，また高齢者の衰退現象だけに視点をおくのではなく，成熟現象に視点をおき高齢者のポジティブな側面を活かし，セルフケア能力を活用した取り組みを大切にするというのが基本的な姿勢である．そして老年看護の最終ゴールは，高齢者のQOL（人生の質）の維持・向上を目指すことと考えている．看護技術は，ケアする看護職者の対象の見方・受けとめ方，看護に対する考え方を反映して，看護行為として表現される．本書では，このような高齢者の見方，老年看護の目指すゴールが大切であると考えている．

　本書は「第1章　高齢者への看護技術の特徴」「第2章　高齢者のアセスメントのための看護技術」「第3章　生活を援助する看護技術」「第4章　特徴的な症状をもつ高齢者への看護技術」「第5章　特徴的な疾患をもつ高齢者への看護技術」「第6章　これからの看護技術の展望：安全を確保する看護技術」の6つの章から構成されている．第2版では全面フルカラー化を図り，より理解を助けるための写真やイラストも多数加えられた．

　各節は，「1．基礎知識」「2．日常みられる問題」「3．看護技術」「4．健康教育」の4つの内容から構成されている．高齢者の特徴として，衰退現象だけでなく，成熟現象にも視点をおいて，「基礎知識」や「日常みられる問題」を解説した．「看護技術」では，根拠のある看護技術を，できるだけわかりやすく展開できるように「目的」「理由・根拠」「看護師の行動」「注意事項」にわけて記載することを試みた．「健康教育」では，高齢者のポジティブな側面，セルフケア能力を活用した取り組みを大切にしたいという願いのもとに，できるだけ記載するようにした．章末の「研究してみましょう」では，根拠のある看護実践を試みていくきっかけになることを期待し，また日頃の看護実践を研究として取り組む上での参考になればと考え，研究の視点および実証的な研究を紹介した．

　本書が老年看護に携わる読者の皆様に何らかのお役に立ち，実践活動に応用していただければ幸いである．またケアを受けられる高齢者が，人生の最終ステージの日々を，その人なりに自立し，意味あるように積み重ねていくことにつながれば，この上ない喜びである．

　編者らは，読者の皆様のご批判やご意見をいただきながら今後さらに研鑽を重ね，より充実した内容の書になるよう努力していきたい．

　稿を終わるにあたり，本書の編集に多大なご苦労をおかけしたヌーヴェルヒロカワ編集部の方々に，深くお礼を申しあげる．

2008年10月

編　者

目　次

第1章　高齢者への看護技術の特徴 ……………(大西和子) *1*
　1 ）高齢者の健康問題 ……………*2*
　　①高齢者の健康 ……………*2*
　　②高齢者の健康維持 ……………*2*
　　③高齢者の疾病・障害とその予防 ……………*5*
　2 ）高齢者に適用する看護技術の活用と特徴 ……………*6*
　　①看護技術の活用 ……………*6*
　　②高齢者のQOL向上を支援する技術 ……………*7*
　　③安全性・安楽性・効率性を目指す技術 ……………*8*
　　④高齢者の自立とセルフケアを支援する技術 ……………*10*

第2章　高齢者のアセスメントのための看護技術 ……………(奥野茂代) *13*
　1 ）アセスメントとは何か ……………*14*
　　①アセスメントのプロセス ……………*14*
　　②アセスメントの意義 ……………*14*
　　③アセスメントに必要な技術 ……………*15*
　2 ）アセスメントの課題 ……………*16*
　　①ツール適用の限界性 ……………*16*
　　②高齢者から情報収集する困難性 ……………*16*
　3 ）アセスメントの展開 ……………*16*
　　①アセスメントの手順 ……………*16*
　　②インタビュー法（面接技法） ……………*18*

第3章　生活を援助する看護技術 ……………*21*

1. 経口摂取を促す看護技術 ……………(佐藤敏子) *22*
　1 ）基礎知識 ……………*22*
　2 ）日常みられる問題 ……………*22*
　3 ）看護技術 ……………*24*
　　①アセスメントのポイントとその根拠 ……………*24*
　　②看護目標 ……………*25*
　　③実施方法 ……………*25*
　　④観察・評価の視点 ……………*27*
　4 ）健康教育 ……………*27*

2. 排泄の自立への援助 ……………(水野敏子) *29*
　1 ）基礎知識 ……………*29*
　2 ）日常みられる問題 ……………*30*

3）看護技術 ……………………… *30*
　　　①アセスメントのポイントとその
　　　　根拠 …………………………… *30*
　　　②看護目標 ……………………… *31*

　　　③実施方法 ……………………… *31*
　　　④観察・評価の視点 …………… *35*
　　4）健康教育 ……………………… *35*

3．良眠を促す看護技術 ……………………………………………（箕浦とき子）*36*

　　1）基礎知識 ……………………… *36*
　　　①日常生活における睡眠の位置づ
　　　　け ……………………………… *36*
　　　②睡眠─覚醒リズム …………… *36*
　　2）日常みられる問題 …………… *37*
　　3）看護技術 ……………………… *38*

　　　①アセスメントのポイントとその
　　　　根拠 …………………………… *38*
　　　②看護目標 ……………………… *39*
　　　③実施方法 ……………………… *39*
　　　④観察・評価の視点 …………… *41*
　　4）健康教育 ……………………… *41*

4．清潔・身だしなみを促す看護技術 ……………………………（曽根千賀子）*42*

　　1）基礎知識 ……………………… *42*
　　2）日常みられる問題 …………… *43*
　　3）看護技術 ……………………… *43*
　　　〈入　浴〉……………………… *43*
　　　　①アセスメントのポイントとそ
　　　　　の根拠 ……………………… *43*
　　　　②看護目標 …………………… *44*
　　　　③実施方法 …………………… *45*
　　　　④観察・評価の視点 ………… *46*
　　　〈口腔（義歯）ケア〉………… *47*
　　　　①アセスメントのポイントとそ
　　　　　の根拠 ……………………… *47*
　　　　②看護目標 …………………… *47*
　　　　③実施方法 …………………… *48*
　　　　④観察・評価の視点 ………… *49*
　　　〈足浴・爪の手入れ〉………… *50*
　　　　①アセスメントのポイントとそ
　　　　　の根拠 ……………………… *50*

　　　　②看護目標 …………………… *50*
　　　　③実施方法 …………………… *50*
　　　　④観察・評価の視点 ………… *53*
　　　〈耳・眼・鼻のケア〉………… *53*
　　　　①アセスメントのポイントとそ
　　　　　の根拠 ……………………… *53*
　　　　②看護目標 …………………… *53*
　　　　③実施方法 …………………… *54*
　　　　④観察・評価の視点 ………… *55*
　　　〈衣類の選択・服装〉………… *56*
　　　　①アセスメントのポイントとそ
　　　　　の根拠 ……………………… *56*
　　　　②看護目標 …………………… *56*
　　　　③実施方法 …………………… *56*
　　4）健康教育 ……………………… *58*

5．活動を促す看護技術 ……(佐藤敏子) 59
- 1）基礎知識 …… 59
- 2）日常みられる問題 …… 59
- 3）看護技術 …… 60
  - ①アセスメントのポイントとその根拠 …… 60
  - ②看護目標 …… 61
  - ③実施方法 …… 61
  - ④観察・評価の視点 …… 63
- 4）健康教育 …… 63

6．コミュニケーションを高める看護技術 ……(奥野茂代) 64
- 1）基礎知識 …… 64
- 2）日常みられる問題 …… 65
- 3）看護技術 …… 66
  - ①アセスメントのポイントとその根拠 …… 66
  - ②看護目標 …… 66
  - ③コミュニケーション技術 …… 66

7．リラックスのための看護技術 ……(大西和子) 71
- 1）基礎知識 …… 71
- 2）日常みられる問題 …… 71
- 3）看護技術 …… 72
  - 〈漸進的筋弛緩法〉…… 72
    - ①アセスメントのポイントとその根拠 …… 72
    - ②看護目標 …… 72
    - ③実施方法 …… 72
    - ④観察・評価の視点 …… 75
  - 〈音楽療法〉…… 76
    - ①アセスメントのポイントとその根拠 …… 76
    - ②看護目標 …… 77
    - ③実施方法 …… 77
    - ④観察・評価の視点 …… 77
- 4）健康教育 …… 78

8．エンパワーメントを高める看護技術 ……(千葉真弓，奥野茂代) 79
- 1）基礎知識 …… 79
- 2）日常みられる問題 …… 80
- 3）看護技術 …… 80
  - ①アセスメントのポイントとその根拠 …… 80
  - ②看護目標 …… 80
  - ③実施方法 …… 81
- 4）健康教育 …… 89

9．介護者・家族への対応技術 ……(大渕律子) 90
- 1）基礎知識 …… 90
- 2）日常みられる問題 …… 90
- 3）看護技術 …… 91
  - ①アセスメントのポイントとその根拠 …… 91
  - ②看護目標 …… 91

③実施方法 *91*
④観察・評価の視点 *94*
４）健康教育 *95*

第4章　特徴的な症状をもつ高齢者への看護技術 *107*

1．感覚機能の変調に対する看護技術 ....（小松万喜子）*108*

1）基礎知識 *108*
2）日常みられる問題 *109*
3）看護技術 *109*
　〈視覚の変調〉 *109*
　　①アセスメントのポイントとその根拠 *109*
　　②看護目標 *110*
　　③実施方法 *110*
　　④観察・評価の視点 *112*
　〈聴覚の変調〉 *112*
　　①アセスメントのポイントとその根拠 *112*
　　②看護目標 *112*
　　③実施方法 *113*
　　④観察・評価の視点 *115*
　〈味覚の変調〉 *115*
　　①アセスメントのポイントとその根拠 *115*
　　②看護目標 *115*
　　③実施方法 *115*
　　④観察・評価の視点 *116*
　〈嗅覚の変調〉 *116*
　　①アセスメントのポイントとその根拠 *116*
　　②看護目標 *117*
　　③実施方法 *117*
　　④観察・評価の視点 *117*
　〈皮膚感覚（触覚，痛覚，温度覚）の変調〉 *117*
　　①アセスメントのポイントとその根拠 *117*
　　②看護目標 *118*
　　③実施方法 *118*
　　④観察・評価の視点 *118*
4）健康教育 *119*
5）視聴覚障害がある高齢者に対する災害時の対応 *119*

2．循環器機能の変調に対する看護技術 ....（百瀬由美子）*120*

A. 脱　水 *120*
1）基礎知識 *120*
　①加齢に伴う生理機能の低下 *120*
　②健康障害による諸機能の変化 *121*
2）日常みられる問題 *121*
3）看護技術 *122*
　①アセスメントのポイントとその根拠 *122*
　②看護目標 *122*
　③実施方法 *122*
　④観察・評価の視点 *124*
4）健康教育 *125*

B. 冷え症 ………………………… **125**
　　　1）基礎知識 ………………… **125**
　　　　①加齢による変化 …………… **125**
　　　　②基礎疾患に基づく二次的変化
　　　　　 …………………………… **125**
　　　2）日常みられる問題 ………… **126**
　　　3）看護技術 ………………… **126**
　　　　①アセスメントのポイントとその
　　　　　根拠 ………………………… **126**
　　　　②看護目標 …………………… **126**
　　　　③実施方法 …………………… **126**
　　　　④観察・評価の視点 ………… **128**
　　　4）健康教育 ………………… **128**

3．感染に対する看護技術 ……………………………………〈新實夕香理〉**129**
　　　1）基礎知識 ………………… **129**
　　　2）日常みられる問題 ………… **130**
　　　3）看護技術 ………………… **131**
　　　　〈手洗い〉 ……………………… **131**
　　　　①アセスメントのポイントとそ
　　　　　の根拠 ……………………… **131**
　　　　②看護目標 …………………… **132**
　　　　③実施方法 …………………… **132**
　　　　④観察・評価の視点 ………… **135**
　　　　〈環境の整備〉 ………………… **135**
　　　　①アセスメントのポイントとそ
　　　　　の根拠 ……………………… **135**
　　　　②看護目標 …………………… **136**
　　　　③実施方法 …………………… **136**
　　　　④観察・評価の視点 ………… **137**
　　　　〈衣類の管理〉 ………………… **138**
　　　　①アセスメントのポイントとそ
　　　　　の根拠 ……………………… **138**
　　　　②看護目標 …………………… **139**
　　　　③実施方法 …………………… **139**
　　　　④観察・評価の視点 ………… **140**
　　　4）健康教育 ………………… **141**

4．転倒・転落に対する看護技術 ………………………………〈山西真弓〉**142**
　　　1）基礎知識 ………………… **142**
　　　2）日常みられる問題 ………… **143**
　　　3）看護技術 ………………… **143**
　　　　①アセスメントのポイントとその
　　　　　根拠 ………………………… **143**
　　　　②看護目標 …………………… **144**
　　　　③実施方法 …………………… **145**
　　　　④観察・評価の視点 ………… **146**
　　　4）健康教育 ………………… **147**

5．尿失禁に対する看護技術 ……………………………………〈小林理恵子〉**148**
　　　1）基礎知識 ………………… **148**
　　　2）日常みられる問題 ………… **148**
　　　3）看護技術 ………………… **150**
　　　　①アセスメントのポイントとその
　　　　　根拠 ………………………… **150**
　　　　②看護目標 …………………… **152**

③実施方法 ……………… *152*　　　4）健康教育 ……………… *159*
④観察・評価の視点 ……… *158*

6. うつ症状に対する看護技術 ……………………………（長谷川雅美）*160*
1）基礎知識 ……………… *160*　　　②看護目標 ……………… *163*
2）日常みられる問題 ……… *161*　　　③実施方法 ……………… *163*
3）看護技術 ……………… *162*　　　④観察・評価の視点 ……… *164*
　①アセスメントのポイントとその　　　4）健康教育 ……………… *165*
　　根拠 ……………… *163*

7. 認知症に対する看護技術 ………………………………（齋藤好子）*166*
1）基礎知識 ……………… *166*　　　〈認知症発生時〉 ……… *169*
2）日常みられる問題 ……… *168*　　　①アセスメントのポイントと
3）看護技術 ……………… *168*　　　　その根拠 ……………… *169*
　〈脳血管疾患の予防〉 ……… *168*　　　②看護目標 ……………… *170*
　①アセスメントのポイントとそ　　　③リアリティ・オリエンテーシ
　　の根拠 ……………… *168*　　　　ョンの方法 ……………… *170*
　②看護目標 ……………… *169*　　　④観察・評価の視点 ……… *171*
　③実施方法 ……………… *169*　　　4）健康教育：認知症を予防する生
　④観察・評価の視点 ……… *169*　　　活 ……………… *171*

8. 寝たきりに対する看護技術 ……………………………（大渕律子）*172*
1）基礎知識 ……………… *172*　　　④観察・評価の視点 ……… *175*
2）日常みられる問題 ……… *172*　　　〈寝たきり発生時〉 ……… *175*
3）看護技術 ……………… *173*　　　①アセスメントのポイントと
　〈寝たきり予防〉 ……… *173*　　　　その根拠 ……………… *175*
　①寝たきり誘因の把握と危険要　　　②看護目標 ……………… *176*
　　因のアセスメント ……… *173*　　　③実施方法 ……………… *176*
　②看護目標 ……………… *173*　　　④観察・評価の視点 ……… *180*
　③実施方法 ……………… *174*　　　4）健康教育 ……………… *181*

第5章　特徴的な疾患をもつ高齢者への看護技術 ……… 191

1．大腿骨頸部骨折で手術を受ける高齢者への看護技術 ……（小泉美佐子）192

1）基礎知識 …… 192
2）日常みられる問題 …… 192
3）看護技術 …… 195
　〈手術前〉 …… 195
　　①アセスメントのポイントとその根拠 …… 195
　　②看護目標 …… 197
　　③実施方法 …… 197
　〈手術直後～離床〉 …… 198
　　①アセスメントのポイントとその根拠 …… 198
　　②看護目標 …… 200
　　③実施方法 …… 200
　〈リハビリ期～退院〉 …… 202
　　①アセスメントのポイントとその根拠 …… 202
　　②看護目標と実施方法 …… 202
4）健康教育 …… 202

2．心不全の薬物療法を行っている高齢者への看護技術 ……（佐藤美佐子）204

1）基礎知識 …… 204
2）日常みられる問題 …… 204
3）看護技術 …… 206
　〈薬物療法〉 …… 206
　　①アセスメントのポイントとその根拠 …… 206
　　②看護目標 …… 206
　　③実施方法 …… 206
　　④観察・評価の視点 …… 208
　〈運動療法〉 …… 208
　　①アセスメントのポイントとその根拠 …… 209
　　②看護目標 …… 209
　　③実施方法 …… 209
　　④観察・評価の視点 …… 211
　〈食事療法〉 …… 211
　　①アセスメントのポイントとその根拠 …… 211
　　②看護目標 …… 212
　　③実施方法 …… 212
　　④観察・評価の視点 …… 213
4）健康教育：発作予防の生活管理 …… 214

3．慢性閉塞性肺疾患で在宅療養を行っている高齢者への看護技術 ……（森下利子）218

1）基礎知識 …… 218
2）日常みられる問題 …… 218
3）看護技術 …… 219
　〈呼吸リハビリテーション〉 …… 219
　　①アセスメントのポイントとその根拠 …… 219
　　②看護目標 …… 220
　　③実施方法 …… 220

④観察・評価の視点　………222
〈在宅酸素療法（HOT）〉……222
　　①アセスメントのポイントとその
　　　根拠　………………………222
　　②看護目標　…………………224
　　③実施方法　…………………224
　　④観察・評価の視点　………226
　4）健康教育　……………………227

4．糖尿病でインスリン導入をする高齢者への看護技術 …………（千葉真弓）228

　1）基礎知識　……………………228
　2）日常みられる問題　…………228
　3）看護技術　……………………231
　　①アセスメントのポイントとその
　　　根拠　………………………231
　　②看護目標　…………………233
　　③実施方法　…………………233
　　④観察・評価の視点　………234
　　⑤血糖自己測定　……………240
　　⑥患者をサポートする資源の活用
　　　………………………………240
　　⑦日常生活上の援助　………241
　4）健康教育　……………………242

5．脳梗塞でリハビリテーションを行っている高齢者への看護技術 …………（大西和子）245

　1）基礎知識　……………………245
　2）日常みられる問題　…………246
　3）看護技術　……………………247
〈急性期（発症直後から離床期まで）〉………………………………247
　　①アセスメントのポイントとその根拠　………………………247
　　②看護目標　…………………248
　　③実施方法　…………………248
　　④観察・評価の視点　………250
〈回復期（リハビリテーション治療が進み，退院・社会復帰するまで）〉………………………………250
　　①アセスメントのポイントとその根拠　………………………250
　　②看護目標　…………………251
　　③実施方法　…………………251
　　④観察・評価の視点　………255
　　⑤患者・家族への精神的支援
　　　………………………………255
〈維持期（回復期での訓練を維持し，生活へ適応していく時期）〉
　　………………………………256
　　①アセスメントのポイントとその根拠　………………………256
　　②看護目標　…………………256
　　③実施方法　…………………256
　　④観察・評価の視点　………257
　4）健康教育　……………………258

6. 胃がんでターミナル期にある高齢者への看護技術 ················(浅川典子) 259
 1）基礎知識 ·················· 259
 2）特徴と課題 ················ 259
 3）看護技術 ·················· 260
  〈痛みの緩和〉 ················ 260
   ①アセスメントのポイントとその根拠 ······················ 261
   ②看護目標 ················ 262
   ③実施方法 ················ 262
   ④観察・評価の視点 ········ 263
  〈食　事〉 ···················· 263
   ①アセスメントのポイントとその根拠 ······················ 263
   ②看護目標 ················ 264
   ③実施方法 ················ 264
   ④観察・評価の視点 ········ 265
  〈排　泄〉 ···················· 265
   ①アセスメントのポイントとその根拠 ······················ 265
   ②看護目標 ················ 266
   ③実施方法 ················ 266
   ④観察・評価の視点 ········ 267
  〈心のケア〉 ·················· 267
   ①アセスメントのポイントとその根拠 ······················ 267
   ②看護目標 ················ 268
   ③実施方法 ················ 268
   ④観察・評価の視点 ········ 268
 4）健康教育 ·················· 269

第6章　これからの看護技術の展望：安全を確保する看護技術 ··············(奥野茂代) 275

 1）安全を脅かす顕在的・潜在的な要因 ······················ 276
  ①在宅高齢者の日常生活や外出に伴う危険 ·················· 276
  ②施設や医療現場での事故 ···· 278
  ③安全に対する看護職の対応 ······················ 279
 2）QOLを支援する老年看護技術の展望 ······················ 282
  ①老化は成熟現象 ············ 282
  ②「治す看護」から「QOLを創る看護」へ ···················· 282

付録：用語の解説 ··· 287

索　引 ··· 293

高齢者への看護技術の特徴

[学習目標]
1. 看護技術とは一般にどのような技術であるか理解する．
2. 高齢者の特徴をふまえた高齢者の看護技術とはどのようなものか理解する．
3. 高齢者の看護技術に重要と思われるキーワードをあげ，それらについて理解する．

① 高齢者の健康問題

❶ 高齢者の健康

　WHO（世界保健機関）憲章の前文における健康の定義の改正案では「健康とは完全な肉体的，精神的，スピリチュアル*及び社会的福祉の動的（ダイナミック）状態であり，単に疾病または病弱の存在しないことではない」（1998）と述べられている．この定義の解釈を高齢者に当てはめるとどのようになるであろうか．高齢者の多くは何らかの疾病や障害をもちながら自立して生活している．疾病や障害のない状態を健康とするならば，高齢者の多くは不健康であるといえる．しかし，WHOの定義は人間を統合的にみており，健康は疾病や病弱の存在しないことではない，と述べており，逆に言えば，疾病があったり病弱な状態であっても，全人的および福祉の動的状態であれば健康であると考えられる．

　一方，まったく疾病をもたず肉体的には健康であっても，生きがいがなく，何をするでもなく，精神的に不安定であるなら，健康状態とはいえない．しかし高齢者の健康状態を判断する時，どのレベルで健康状態，あるいは不健康状態と診断するかは難しいことである．一般的に，高齢者が身体生理機能の低下，障害，あるいは疾病をもちながら自立した日常社会生活を満足して過ごしているならば，健康であるといえる．高齢になればなるほど社会生活は縮小し，行動範囲は狭くなり，時には他人に依存しなければならないことが生じる．これも生物体としての人間の自然現象であり，これを不健康ということはできないだろう．これらを総合して考えてみると，一人の人間がウェルネス（wellness）あるいはウェルビーイング（well-being）状態，つまり心が安寧な状態であるならば，それを健康ととらえることができる．

　高齢者は，生活の中に過去の生き方が強くあらわれており，それがその人らしい生き方となっている．それゆえに高齢者は個別性が強く，90歳でも健康である人もいれば，65歳で不健康な人もいる．2017年の75歳以上人口は約1748万人（男性684万人，女性1065万人）（表1-1）であるが，こうした高齢者の何パーセントが健康といえるのだろうか．今後，高齢者が増加する人口構成のなかで，医療費の問題とも関連して高齢者の健康に関する課題は大きく，健康保持・増進と予防活動を重視した看護技術の開発が求められる．

❷ 高齢者の健康維持

〔1〕運動と健康

　近代医学や公衆衛生の進歩で，日本は世界に類をみない速さで長寿国になった．一方，寝たきり状態，脳卒中や関節疾患などによる機能障害，認知症，慢性疾患などが増加している事実もある．前項でも述べたように，高齢者の健康判断をどのレベルでするかといった課題はあるが，高齢者の健康維持には少なくとも自立してADL（日常生活動作）を維持し，基本的ニーズを満たすことが重要である．それには高齢者自身が自己状態を認識し，自分に適した方法を用い，自分の

---

*WHOのスピリチュアル（spiritual）とは，「身体的，心理的，社会的因子を包含した人間の"生"の全体像を構成する一因とみることができ，生きている意味や目的についての関心や懸念と関わっていることが多い．特に人生の終末に近づいた人にとっては，自らを許すこと，他の人々との和解，価値の確認などと関連していることが多い」と定義されている[1]．

表1-1 高齢者人口の推移

	65～74歳人口（万人）			75歳以上人口（万人）		
		男性	女性		男性	女性
1985（昭和60）年	774	328 (性比)73.5	446	467	179 (性比)62.2	288
1995（平成7）年	1107	493 (性比)80.1	614	701	244 (性比)53.4	457
2005（平成17）年	1404	657 (性比)88.0	747	1130	402 (性比)55.2	728
2017（平成29）年	1767 (総人口比13.9%)	843 (性比)91.2	924	1748 (総人口比13.8%)	684 (性比)64.2	1065
2036年推計値	65歳以上人口33.3%（国民の3人に1人）					
2065年推計値	65歳以上人口38.4%（国民の2.6人に1人）					

(注) 性比は，女性人口100人に対する男性人口の割合
（内閣府ホームページ，平成30年版高齢社会白書などを参考にして作成）

ペースで生活できることが重要である．そして，そこには個別性がみられる．一般的に身体を動かすことが健康維持・向上によい影響をもたらすのは周知の事実である．特に筋力強化運動，水泳，柔軟体操などを人々の集まるスポーツセンターや健康福祉センターで行うことは，身体的側面だけではなく，精神的，社会的によい結果をもたらす．

最近では，体育学専門家の指導のもとで運動教室がもたれ，健康維持・向上に寄与していることが新聞やテレビで紹介されているケースがある．例えば香北町健康長寿研究（高知県香北町）に取り組んだ松林氏は，高齢者の生活機能低下予防が，医学的管理，リハビリテーション，運動教室などによってある程度可能であり，老年期に入ってからでも決して遅くはないと述べている．これは誰もが同じ運動メニューというわけではなく，個人の健康状態のアセスメントが事前に必要である．そして，個々人の健康のオーダーメイド的プログラムを組むことが重要である．

高齢者は高齢になればなるほど社会との交わりが少なくなり，コミュニケーションの場が狭くなり，生活の縮小化（閉じこもり現象），うつ傾向や認知機能低下になりやすい．このことは高齢者の**QOL（生活の質，人生の質）**やウェルビーイングに関係し，健康状態を阻害することにも結びつくので，多くの人が集まる場所でともにリハビリテーションや運動を行い，社会性を保ち，そして精神的高揚を図ることが健康維持・向上に重要であるといえる．

例えば，運動や日常生活活動で身体を動かすことは，睡眠に影響を及ぼす．高齢者の睡眠は一般的に，1日に何回

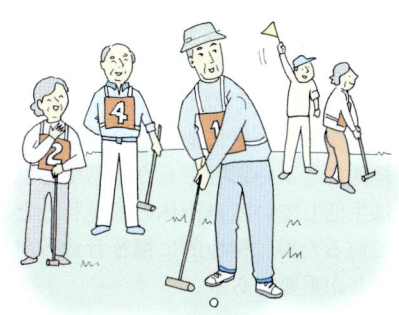

も睡眠している多相型の睡眠パターンであるが，総睡眠時間数は成人期と同じであるといわれている．しかし睡眠は個人差があり，その人なりの習慣による睡眠パターンや睡眠時間数がある．

　高齢者は，昼間の時間がゆったり過ぎていくため，食事後に居眠りをしたり昼寝をしたりしている．そのため夜には入眠困難であったり，眠りが浅いといったことが生じている．そのような場合，昼間の睡眠時間を活動や運動に費やすと，夜の入眠がしやすく良眠できる可能性はある．夜の睡眠が十分とれているという感覚は，精神的にも影響し健康状態を維持・向上させることにつながる．

　また排泄機能障害に関連する疾患をもたない高齢者の排便・排尿に関しても，活動・運動（特に腹筋運動，失禁予防体操など）をすることにより，腸蠕動を促し便秘の予防，そして排尿筋を強化し尿失禁の予防などにつながる．

　このように高齢者が身体を動かすこと，特に筋力強化など目的をもった運動を行うことは，生理的機能を高めるだけでなく，ADLの向上，精神衛生，社会性に影響し，健康維持・向上に貢献することができる．

[2] 食生活と健康

　高齢者に適した食事，高齢者に必要な栄養は何かといった課題は，乳幼児・小児のそれと比較すると情報が非常に少ない．長寿者の食生活をみると，食べやすい食事，食事量は少ないといったこと以外は，食べ物そのものは成人の食生活とそれほど異なってはいない．それは，加齢とともに咀嚼・嚥下問題が生じたり，ADLが緩慢になることにより必要なエネルギー量の低下が生じる，といった理由からである．

> 　厚生労働省が策定した「日本人の食事摂取基準」（2015年版）[2]によると，70歳以上の高齢者の推定エネルギー必要量は男性は1日に1850kcal〜2500kcal，女性は1500kcal〜2000kcalとなっている．

　個人により活動量や運動量の違いがあるが，強度の活動をする人はおのずと必要カロリーが高くなる．この推定エネルギー必要量は70歳以上の高齢者を一律にしているが，90歳あるいは100歳以上の高齢者も同じでよいのかどうかは疑問の余地を残している．一人住まいの高齢者で，自分で食事・栄養のバランスを考えて料理をする場合，あるいは料理を運んでくれる人がいる場合はよいが，そうでなければ栄養のバランスがとれた食事をとるのは難しい．このような場合，保健指導や社会福祉サービスなどの社会資源の活用が重要であるが，その活用方法については知らない高齢者もいる．

　高齢者に社会資源の活用ができるよう医療関係者が情報提供することが重要である．デイケアセンターや福祉センターなどに飲食施設があれば，そのような場所に出かけ，いろいろな人と一緒に楽しく食事をすることは精神的にもよい影響をもたらしてくれる．これは生活している自治体の福祉行政とも関連しているため，積極的に福祉行政へ働きかけることが重要である．

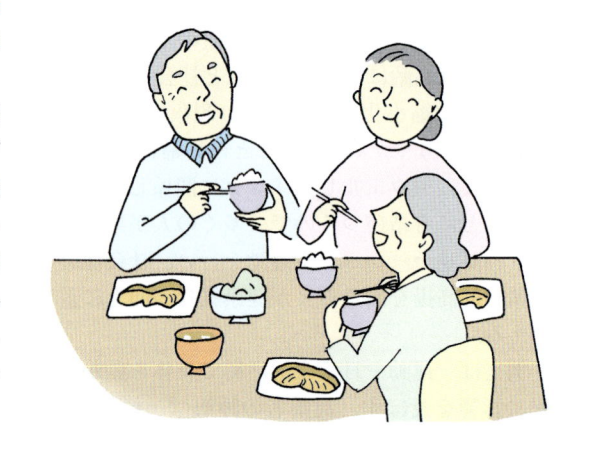

❸ 高齢者の疾病・障害とその予防

　高齢者は老化に伴い身体・生理機能，免疫機能，感覚器機能等の低下が生じ，外部刺激に適応する能力も低下する．そのため感染しやすい状態にあり，高齢者の感染症，中毒症，物理的原因などの外因による疾患が多くみられる．また，日常における食事の不摂生・運動不足・ストレス状況などが積み重なり，生活習慣病の発症が多くなる．それは糖尿病，高血圧，動脈硬化症などであり，さらに脳梗塞，虚血性心疾患，腎硬化症などの二次的障害が生じる．そのほか高齢者に特徴的にみられるのは，パーキンソン病，老年性認知症，骨粗鬆症などである．これらの疾患を複数併せ持っている場合が少なくなく，治療を複雑化させ，数種類の服薬を余儀なくさせていることが多い．

　薬剤を使用し始めると，規則正しく服用することが求められ，服用を忘れると，症状悪化あるいは重篤状態をきたす恐れがある．入院治療が必要となり適切な治療がなされ，早期回復ができる場合はよいが，そうでなければ合併症や二次的障害を発症する．また外科的手術などの意図的な外的刺激が加わることにより，急性期状態になる．このような急性期状態における治療やケアは高齢者にとって非常にストレスのかかるものであり，その後の状態に大きな影響を及ぼすため，より高度な看護技術が求められる．

　高齢者は，一般に生体の予備力が減少しており，外的・内的変化に適応する能力が低下し，それが回復力遅延につながる．急性期状態で入院という環境の中では，身体的，精神的に種々の不適応症状が出現する．入院治療が高齢者にはかえって危険因子となり，日常生活機能レベルの低下につながることもある．

　身体的には運動機能低下（関節拘縮，筋萎縮，骨萎縮など），生体防御機能低下（肺炎，尿路感染，褥瘡など），消化器機能低下（食欲不振，便秘など），循環・呼吸機能低下（浮腫・脱水，静脈血栓，起立性低血圧，腎不全，呼吸不全，心不全など）が生じやすい．さらに長期臥床により廃用症候群をもたらし，寝たきり状態へと移行することがある．

　精神的には精神混乱や認知症症状があらわれることがあり，さらに悪化するとうつ状態や精神錯乱などが生じる．高齢者にとって環境の変化は大きな衝撃であり，柔軟に対応できず精神活動を停滞させることになる．この場合の環境とは，普段の慣れ親しんだ日常生活から一変し，機械・器具に囲まれた物々しい殺風景な病室，見知らぬ医療職者との接触，活動動作の制限，苦痛症状などとの闘いである．それゆえに，高齢者を看護する際は，できるだけ家庭環境に近づけられるような環境への配慮を行い，合併症・二次的障害の予防に細心の注意を払いながら，早期に日常性の回復をはかることである．高齢患者にとってケアの調整とリスクマネジメントは重要である．

〔1〕急性期

　高齢者の急性期治療やケアは，患者の状態により第一次救急処置あるいは第二次救急処置をしなければならない．その時点において，環境の変化に対する患者への精神的配慮，苦痛な検査・処置に対する精神的支援などは重要な看護技術である．救急処置終了後，全人的な視点で情報収集・アセスメントし，患者にとって必要な優先順位を決定し，それに従って治療やケアの計画を立て，実践していくことが大切である．その際，優先順位を生命維持に置くか，あるいは患者のQOLに置くかという難しい判断が求められるが，それには患者，家族，医療者が話し合いをもち，治療決定していくことが必要である．

　治療やケアが順調に進めばよいが，そうでない場合は，高齢者の回復力遅延や精神症状などの

発現で，症状悪化，二次的障害，寝たきり状態になる可能性がある．急性期看護は患者の予後に大きく影響するため，救急処置の技術，基本的ニーズの援助技術，精神的援助技術，予後を予測した看護技術が重要である．そのため，アセスメントから始まり看護計画，実践，評価と一連の看護過程の技術が求められる．それを行うには，高齢者の生理的，精神的，社会的，スピリチュアルな特徴の知識，疾病の病態生理の知識，コミュニケーション技術，実際のケア技術，さらに経験が重要になってくる．

〔2〕リハビリテーション期

　急性期が過ぎ，退院に向けての生活指導をする際，それは生活の場を念頭に置いた患者個人に適したものでなければならない．それには住宅状況や家族状況を把握し，高齢者が自立して自分らしく生活できるよう，住宅改良や家族との協力体制が必要である．このように高齢者への健康課題に対する看護は広域にわたり，多くの知識やそれに適した高度な看護技術が求められる．そのため，現在行われている技術の活用からさらに技術開発が必要になってくる．その中には，高齢者の障害受容のプロセスを理解し，看護支援することも含まれる．

② 高齢者に適用する看護技術の活用と特徴

　看護実践には，基礎的な医学知識，看護ケアに必要な知識と技術，そしてヒューマニティが求められ，サイエンスとアートの両面が重要である．その中の看護技術だけを取り上げてみても，診療補助業務としての技術から日常生活援助における技術まで種々の技術がある．さらに，看護を実践するための科学的思考方法である看護過程を展開する技術がある．それには個別性を重視した展開が求められ，観察の技術，コミュニケーションの技術，安全・安楽の技術，指導・教育の技術など，看護実践における基本的な技術が必要である．看護技術はこのように広範囲にわたる高度な技術である．看護技術は一般にどの年齢層にも適用できるが，高齢者への看護技術となると高齢者の特徴の理解が大切であり，老年看護活動の場の特質と看護を考慮していくことが求められる．本項では，高齢者の健康問題に関する看護技術の特徴について述べる．

❶ 看護技術の活用

　高齢者における看護技術の一つには，個別性を重視した看護過程の展開がある．それには，高齢者に関する学際的分野での知識が求められ，その多くの情報から患者にとっての看護上の課題（看護診断）を抽出する．そのためには何を根拠にアセスメントするかという基本概念がなければならない．高齢者の場合，日常生活に関わる基本的ニード論，セルフケア論などが適している．そしてその課題が抽出されたら，高齢者の個別性を考慮した看護計画を立て，実践することが重要である．具体的には，必要な観察，直接的な看護介入，教育・指導に関する技術であり，それを実際に行うことである．看護計画の評価を行い，成果が得られない時には，再度計画の立て直しをする．この一連の看護過程を行うには，高齢者の全体像を把握するための多くの知識が求められるが，もし知識不足で不十分なアセスメントをすると，適切な看護ケアに結びつかない．また，看護過程を展開するには知識だけでは不十分であり，看護計画を実践するためのコミュニケーション技術や直接患者と触れる看護技術が重要である．

　高齢者に対するコミュニケーション技術は，若年者に対するそれとは異なり，高齢者の背景・

人生経験を重視する必要がある．また言語障害，難聴，認知症・認知障害などをもつ高齢者に対し，看護者はそれらの症状に対応するコミュニケーション技術が大切である．看護者は高齢者の認知能力，感覚の程度，コミュニケーション障害の程度などをアセスメントする能力が必要であり，そのための能力開発が求められる．それが実際場面において，言語的・非言語的コミュニケーションの工夫，コンピューターを使用したコミュニケーション方法，よりよい補聴器の使用など，高齢者とのコミュニケーションの円滑化につながる．

　看護計画の実践場面で直接患者と触れる看護技術においては，一般に若年者と比較するとADL低下がみられる高齢者に対しては，リハビリテーションの看護技術が求められる．様々な場面でアセスメントする能力が求められ，その問題に対応したリハビリテーション技術が実践で活用され，必要であれば補助具や補助機器の適用がなされる．さらに看護技術を向上させるためには，より効率のよいリハビリテーション方法や補助具・補助機器の開発が望まれる．介護の必要な場合にも，介護技術の適用，介護機械や器具の使用，さらにそれらの機械・器具の改良・開発などが必要となる．

　高齢者の健康状態を考える際，精神状態を考慮することが重要であることはすでに述べた．高齢者にとってよい精神状態を維持するためには，生きがいになるようなことが存在していることである．高齢者に生きがいあるいはやる気を起こさせる方法を工夫することも看護技術である．個人の家庭生活レベルから社会参加レベルまでの範囲で，高齢者の生きがいとなるようなこと，物，場を開発することも大切である．それには高齢者が生活しやすいバリアフリーの考え方を取り入れた技術が求められる．それは家庭，地域，自然環境を含めた生活環境調整への技術開発でもある．これに看護者が大いに参画することが重要となる．

❷ 高齢者のQOL向上を支援する技術

　高齢者の多くは，何らかの身体・生理的機能障害をもって生活している．例えば，糖尿病，高血圧症，関節痛，難聴，視力障害など，慢性疾患や身体機能障害をもちながら生き生きと自分らしく生活している人もいれば，身体的に問題がなくても否定的に物事をとらえ文句を言いながらイライラして生活している人もいる．このことは高齢者だけに限ったことではなく若年者にも当てはまるが，高齢になると一般的に将来の希望が見いだせず生きがいがなくなりQOLが低下しやすい．高齢者のQOLを高めるためには，高齢者のウェルネスあるいはウェルビーイング状態を維持・獲得することの追求が重要になってくる．

　高齢者の中には，近代的な文化生活からほど遠い昔ながらの山深い土地で，不便な生活をものともせず穏やかな表情で充実した生活をしている人もいる．これらの高齢者は自分の存在や役割を自然の中に融合させており，生も死も自然の成り行きとしてとらえているかのようにみえる．そして自分のことは自分で行っており，よく身体を動かしているのが特徴のようである．このような高齢者の存在から，単に楽に苦痛なく生活することが高齢者のQOLを高めることにはならないことがわかる．

　「人は生きてきたように年をとり，生きてきたように死ぬ」といわれるように，毎日の生活の中でどのように充実感を味わう方法を身につけているかによるのかもしれない．一般的には，できるだけ家あるいは部屋に閉じこもらないで外に出かけ，人や動物，さらに自然，芸術，音楽などとの触れ合いがもてれば，生活に張りや潤いがもてるようになる．少々無理にでも内から外に出ることによって気分転換になり，精神的に活気が得られ，さらには生きがいにつながるきっかけをつかむことになるかもしれない．

高齢者のQOLをアセスメントする時，一般的には身体・生理的，精神的，社会的，そしてスピリチュアルニーズを統合的に評価して考える．そして高齢者の個別性を重視し，その高齢者にとって何を優先順位にもってくるかを考慮する必要がある．高齢者は生き方にどのような価値基準をもっているか，生きがいをもっているか，何をしたいのか，といったことについて，高齢者自身の認識レベルを知ることが重要である．高齢になれば，長年の人生体験から学んだ個人の生き方が生活の中にあらわれているが，そのことの認識はなく何となく惰性で生活していることもある．そのため，高齢者の認識レベルをアセスメントし，それにそって自分で行っているセルフケアの意識づけ，さらにそれが健康維持に役立っていることを意識させ，積極的に健康行動がとれるようにすることが大切である．

　また，高齢者は問題対処方法や適応力を身につけているが，それが大きな外圧で傷つけられると適応力が低下し，大きな衝撃を受けることになる．その一つに自尊心を傷つけられることがある．高齢者は社会的役割や責任を負ってきたという自負があり，自尊心がある．特に社会で責任ある仕事についていた高齢者は，顕著にそれがみられるため，そのことを配慮しなければならない．何らかの障害がありケアを必要とする時，その高齢者の自尊心を考慮し，一律に高齢者イコールおじいちゃんあるいはおばあちゃん，と呼ぶことは避けなければならない．ケアする者が高齢者の個人の生き方を尊重し，高齢者の自尊心を傷つけないようにすることは，高齢者のQOL向上に大切なことである．

　ターミナルケアにおける高齢者のQOLでは，身体・精神的苦痛が少なく，自立保持ができ，できるだけ家族に負担をかけずにすむように配慮する．高齢者の多くは延命治療よりも安らかな死を迎えたいと希望していることが多く，高齢者の意思にそえるようにケアをしながらQOLを低下させないようにすることが必要である．これは決して死を軽視していることではなく，むしろ高齢者の尊厳を考慮に入れてのことである．高齢者を取り巻く環境によって，在宅ケア，施設ケア，あるいは病院ケアに分けられる．できるだけ本人の希望がかなえられるような方策がとれるように努力することが重要であり，それは一つの看護技術でもある．

❸ 安全性・安楽性・効率性を目指す技術

　看護技術が，安全性・安楽性・効率性を目指していることにおいては，高齢者に限らず他の年齢層と同様のことがいえる．しかし高齢者に活用する場合は，より安全・安楽にするためにゆっくりゆったりしたペースで行い，老眼鏡や補聴器といった補助具の使用，さらには機能障害のある高齢者にはリハビリテーション看護技術やセルフケア援助技術が重要であることは言うまでもない．

〔1〕安全性

　まず念頭におくべきことは，転倒・転落予防，感染予防である．高齢者は運動機能低下や感覚機能低下，危険物にさらされた時の機敏な判断・行動能力の低下などにより，転倒・転落が発生しやすい．転倒・転落は皮膚損傷だけにとどまらず，骨折にまで及び，長期臥床，寝たきり状態をまねきやすい．安全対策には高齢者の身体・生理機能状態，精神状態，社会的環境，さらにセルフケア能力に関するアセスメントが重要になってくる．

　また感染に関する安全性の看護技術においても，感染予防や感染治療の方法は若年者と高齢者での違いはなく同じ技術が適用される．しかし高齢者の場合，加齢に伴って生じる生体防御機能の低下により感染しやすい状態にあることを理解しておく必要がある．

　高齢者は感染を起こしても典型的な症状が出にくく，気づかずに過ごしていることがあり，症

状が出現した時には重症で回復困難ということがある．高齢者の主な死因には，病理学的にみると感染症が多い．若年者は，細菌やウイルスが侵入しても活発な免疫細胞の増殖によって変化に対応でき復元できるが，高齢になるとその復元力が弱くなる．つまり適応力が減少することになる．そのような状態では，普段は病原菌とならない弱い微生物が増殖し，病気を起こす．これは日和見感染といわれるが，高齢者にとっては大きな問題である．若年者では死に至らないような肺炎や尿路感染などは高齢者の典型的な感染症であるため，感染症の予防策が看護技術の第一歩である．この予防には，普段から基本的ニーズである食事，排泄，清潔，睡眠，活動，生活環境，精神衛生に配慮した生活を送り，免疫機能を維持・向上していくことである．

一方，細菌の感染経路を遮断するためには，正しい手洗い方法や含嗽の習慣を身につけること，またマスクを着用したり感染源に近寄らない工夫をすることが必要で，指導や教育が重要になる．

〔2〕安楽性

身体的苦痛に対する安楽と精神的苦痛に対する安楽がある．身体的苦痛は，例えば，痛み，吐気・嘔吐，倦怠感などの苦痛症状のある場合，症状の除去や緩和により安楽を得ることができる．また運動障害のある場合，同一体位を長時間持続したり無理な姿勢をとったりするとき苦痛症状が生じるため，体位変換や安楽な体位を保持することが大切である．身体的苦痛が強い場合は，苦痛に意識が集中して思考能力が低下し，精神的にイライラするため，その人らしさが失われることがある．また精神的な苦痛・苦悩は身体的苦痛を増強させることがあり，その両者の関連を考慮した上で，いずれかに重点をおいて苦痛の除去・緩和を図ることである．

一方，不安，心配，恐怖，孤独，寂しさなどの精神的苦悩が安楽を妨げている場合は，このような苦悩を除去することが安楽につながることになる．しかし高齢者の場合，他の年齢層に比較すると生きがいや楽しみを見いだすことが難しく，うつ状態になり精神的苦悩が生じやすい．

安楽を考える際，苦痛の原因は何かをアセスメントし，それに適した苦痛緩和を図ることが重要である．苦痛の客観的評価は難しく，同じ状況にあっても苦痛と感じる人とそうでない人がいるため，個別性を考慮することが求められる．特に高齢者の場合，長年の生活体験を通して苦痛の受け止め方や対処方法が違っている．基本的には苦痛はその人にしかわからないため，その言葉のままを受けとめることが大事である．

苦痛緩和には，安楽な体位の工夫，体位変換，症状緩和，精神的支援など多くの看護技術があるが，その技術を習得し，適切に使用することである．それには，知識だけでなく経験を通して学ぶことが必要である．さらに日々の看護ケアの中で，安楽にするための方法を改善・探求することが求められる．

〔3〕効率性

安全・安楽を目指したケアの中で効率性を求めるのは言うまでもない．しかし効率性を最優先させると，安全・安楽が維持できなくなる可能性もある．例えばリハビリテーション看護で効率性を優先し，患者の気持ちを無視してリハビリテーションを進めると，イライラした気持ちが突進しすぎて転倒したり暴力行為になったりし，結果として患者の安全・安楽に支障をきたす恐れがある．高齢者は，安全性・安楽性・効率性の三拍子がうまくいかなければ，回復遅延や状態悪化になりやすい．身体的・精神的側面を十分に考慮した上で熟練した看護技術の提供ができれば，安全・安楽が維持できる．一方，高齢者を支える人的資源が乏しいため，不十分なスタッフで安全性を確保する目的で身体的拘束を行ったりすることがある．また，介護者のストレスのはけ口やいじめによる虐待が生じている．このようなギャップとジレンマのあるなかで，高齢者の安全性や安楽性を考えながらケアの効率性を図ることが求められている．

❹ 高齢者の自立とセルフケアを支援する技術

　高齢者は，日本国憲法第11条に示されているように一人の人間としての基本的人権は守られているが，現実的には多くの高齢者は社会の一線から退き，身体的に体力低下をきたし，一般社会から見過ごされやすい状況にある．戦前では高齢者は大家族の中で権威をもち，尊敬の念をもたれていたが，戦後の家父長制の崩壊，急速な経済成長とともに進行した核家族化によって，以前のように尊敬されることが少なくなってきた．

　1991年12月，国連は「高齢者のための国連原則」を採択した．そこでは，自立の原則，社会参加への原則，ケアの原則，自己実現の原則，尊厳をもって生きる原則の5つの基本原則が示されている．それらの原則とは，安全な環境で周囲の支援や自助努力により自立して生活することであり，社会的・法律的に必要なサービスや医療を受ける機会が与えられることである．また，自己の尊厳・信念・要求・プライバシー，およびセルフケア・生活の質を決定する権利の尊重・基本的人権や自由を享受することである．

　高齢者の尊厳と権利擁護（アドボカシー）が重視される必要があり，それにはノーマライゼーション（高齢者が不利を感じないで暮らせる社会）の考え方が根底になければならない．地域福祉権利擁護事業（1999）や成年後見制度（2000）が始まったことは，これらの意図を反映させている．

　しかし，制度や組織があっても，それらは十分活用されておらず，また高齢者入居施設，介護者などのマンパワーは不十分である．そのような状況下で，認知症や寝たきり状態の高齢者が増加しており，現実には理想通りにはいかないことが多い．高齢者を介護している家族は大小の負担を強いられており，一方，独居の高齢者は施設入居とならざるを得ない場合でも空き室がないといった状況である．高齢者が自立して生活できるような擁護支援をできるだけ元気なうちから行うことが重要である．

　高齢者の権利を擁護するために，セルフケア理論の枠組み，およびそれに関連する知識を用いて以下のような看護過程を展開することができる．

---

1. 高齢者のセルフケアニーズについての情報を得る．
2. 高齢者のセルフケア能力を確認する．
3. セルフケアニーズとセルフケア能力との関係を明らかにする．
4. セルフケアのどの部分を支援システム（全介助，部分介助，あるいは支持・教育）で対処できるかを明確にし，看護計画を立案し，実践する．そのとき，社会サービスの活用，高齢者の尊厳を擁護することが重要である．
5. 看護計画の実践とその結果を評価し，継続あるいは変更の是非を決定する．

　高齢者ができるだけセルフケアを行うためには家族や介護者の協力が大切であり，他職者との連携を密にしチームアプローチを行うことは重要である．例えば高齢者がリハビリテーションを行う際，機能障害の回復だけの目的ではなく，どのように動けば効率的にセルフケアができるかといったことを，高齢者自身，家族あるいは介護者が看護師，理学療法士，作業療法士などの医療者（コメディカルワーカー）から学び，日常生活の中に取り入れていくことが重要なポイントとなる．

研究してみましょう

1. 高齢者のセルフケア能力（あるいはやる気）を高めるにはどのような支援が必要かを研究してみよう．
2. 社会環境面での高齢者安全対策に関する調査研究をしてみよう．
3. 補助具の効果的使用方法について研究してみよう．
4. 認知症のターミナルケアについて研究してみよう．

実証的な研究の紹介

認知症患者のターミナルケアについて勉強してみよう．（訪問看護と介護（2007），12（9），医学書院）

高齢者医療におけるリスクマネジメント（リスクマネジメント体制，高齢者に多い事故と対策など）に関しての特集を読んでみよう．（Geriatric Medicine（老年医学）（2001），39（12），ライフ・サイエンス）

[引用文献]

1) World Health Organization専門委員会報告書：WHO technical report series No. 804：Cancer pain relief and palliative care. WHO, Geneva, 1990（世界保健機関編，武田文和訳（1993）がんの痛みからの解放とパリアテイブ・ケア―がん患者の生命へのよき支援のために―, p.48, 金原出版）
2) 厚生労働省ホームページ，「日本人の食事摂取基準（2015年版）策定検討会」報告書，p.73

[参考文献]

1. 日野原重明ほか監修（2001）看護のための最新医学講座，第17巻老人の医療，中山書店
2. 小玉香津子ほか編（1995）看護の基礎技術，学習研究社
3. トレーニング科学研究会編（1999）加齢とトレーニング，朝倉書店
4. 奥野茂代，大西和子監修，百瀬由美子編（2019）老年看護学 第6版，ヌーヴェルヒロカワ

2

高齢者のアセスメントのための看護技術

[学習目標]
1. アセスメントの意味，必要性について理解する．
2. 高齢者におけるアセスメントの特徴を理解する．
3. 高齢者に対して質の高いアセスメントを行うための面接技術を理解する．

① アセスメントとは何か

❶ アセスメントのプロセス

アセスメント（assessment）は，評定，判断，査定を意味する．看護においては，看護過程のプロセスの初段階である情報収集，観察，課題の明確化など，看護診断に至るまでを指して用いられている（図2-1）．アセスメントのプロセスは，①情報収集/観察，②情報解釈，③情報整理・統合，④課題・強みの明確化，の段階に分かれる．このプロセスにより明らかになった健康課題は看護診断指標と照合され，看護診断の命名がされる．

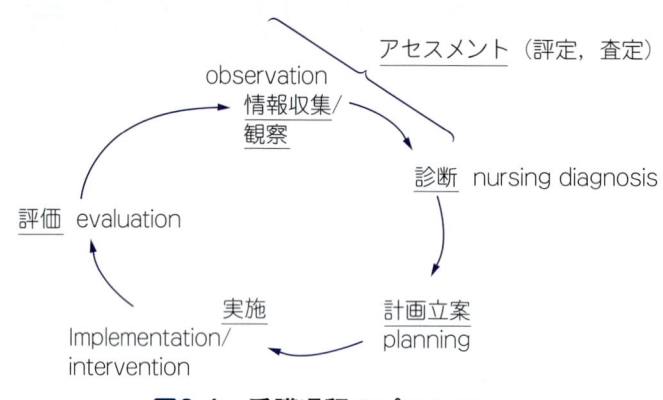

図2-1　看護過程のプロセス

❷ アセスメントの意義

（1）看護ケアを系統的に展開できる

アセスメントで看護の対象者の健康課題や強みを明らかにし，その結果によりケアプランが立てられ，プランにより看護ケアが提供され，実施後の評価がなされる，という一連のプロセスの展開が可能となる．

（2）質のよいアセスメントは質のよい看護ケアにつながり，またケアの質を保証できる

前述したようにアセスメントは，看護過程の一つの段階であり，正確で質のよい情報を収集できるかどうかは，その後に続く看護展開に大きく影響する．また，看護職は現存するアセスメントツールを使用し情報収集することによって，経験の長短にかかわらず一定水準以上の看護ケアを実践することができ，ケアの質の保証につながる．

（3）根拠のある看護が展開でき，記録された内容は保存できる

アセスメントで記録された内容は保存され，これによって，再評価をし次の看護ケアに活用したり，教育や研究，また他職種との連携に活用したり，法的な資料として使用することもできる．

表2-1 アセスメントツールの例

アセスメントの種類		ツールの例
1. 身体的・生理学的側面を焦点にしたアセスメント	・フィジカルアセスメント	・各機能の体力テスト 最大酸素摂取量（$VO_2 max$），健脚度，運動負荷テスト，筋力評価など
	・症状に関するアセスメント	・痛みスケール ・睡眠（不眠） ・失禁　　　　　　　など
	・疾患に関するアセスメント	
2. 心理学的側面を焦点にしたアセスメント	・知能に関するアセスメント ・心理、精神状態に関するアセスメント	・改訂長谷川式簡易知能評価スケール[注1] ・状態不安尺度 ・CMIテスト 　　　　　　　　　　など
3. 社会的・文化的側面を焦点にしたアセスメント	・ソーシャルサポートに関するアセスメント	・社会的不利の評価[注1] 　　　　　　　　　　など
4. スピリチュアル的側面を焦点にしたアセスメント	・スピリチュアルに関するアセスメント	・ジャレル式霊的ウエルビーイング尺度[注2] ・主観的幸福感，Q.O.L尺度　　など
5. 生活・総合的アセスメント	・生活機能に関するアセスメント ・生きがい，幸福感に関するアセスメント ・介護保険サービス判定のためのアセスメント	・ADL（Barthelインデックス）[注1] ・IADL ・Kat S. スケール ・WHOのQOL ・MDS/Raps ・MDS/Caps　　など

注1) 参考文献5参照，注2) 参考文献6参照

❸ アセスメントに必要な技術

　高齢者のアセスメントでは，多様な**アセスメントツール**を目的に応じて選択でき，そのツールを適切に使用できることが不可欠となる．目的に応じて選択できることに関しては，高齢者の健康を従来の医学的指標だけでアセスメントするのではなく，日々の暮らしをいかに充実して過ごすのか，そのための機能や能力がどの程度維持されているのかといった視点からのアセスメントが重要となる（表2-1）．
　これまで高齢者の健康課題の多くは，加齢による機能低下，疾病や障害に焦点があてられ，障害の除去や緩和のためのケアサービス提供について考えられてきた．日本の高齢化率が20％を超えた今日，施設で医療や介護を受けている高齢者は全体の約5％で，ほとんどが慢性疾患を抱えながらも在宅で暮らしている．
　荒尾[1]は，WHOの老化の疫学に関する専門家会議における「高齢者の健康は，生活の自立性を指標とするのが妥当である」という提言を紹介し，この生活の自立性が**QOL（生活の質）**に深く

かかわっていると述べている．したがってアセスメントの際には，高齢者の自立した生活を支援することをねらいとした自立性やQOL向上についての知識も不可欠である．

② アセスメントの課題

1 ツール適用の限界性

　高齢者は，すべてにおいて多様性，複雑性，個別性があり，作成されたアセスメントの視点に該当しない場合ももちろんある．したがってこのような場合は，開発されているアセスメントツールの限界を理解し，対象者の状態を具体的に観察し，対処することが重要である．

2 高齢者から情報収集する困難性

　高齢者は加齢による生理的・心理的機能の低下から，コミュニケーション能力に何らかの影響を受けている．老人性難聴の場合は，低音で話しかけ，補聴器など障害に対する補助具を工夫して使用することなどが考えられる．なかには，記憶力・集中力低下のために意味不明な受け応えをする高齢者もいる．このような場合は，非難したり拒否しないよう注意し，相手の言動を受け止め根気よく対応することが必要である．また認知症高齢者の場合は，その重篤度により本人からの情報収集が困難であることが多い．この場合は，家族や知人から情報を得たり認知症高齢者の非言語的（ノンバーバル）な面の観察を継続的に行うなどの工夫をする．時に高齢者は実際の健康状態より良好な状態として受け応えをすることもあるので，十分注意して観察する．

③ アセスメントの展開

1 アセスメントの手順

　高齢者のQOL向上を目指し質の高いケアを提供するために，目的に応じたアセスメントツールを選択し，質の高いアセスメントを行う．

[使用物品]
　アセスメントツール，測定用具，記録に必要な用具（記録紙，筆記用具など）
[手　順]
　表2-2に示す．

表2-2 アセスメントの手順

目的	理由・根拠	看護師の行動	注意事項
アセスメントの準備	対象の緊張感を緩和し，より正確なデータが収集できるようにする	・アセスメントに必要な知識・技術の確認，測定用具の準備 ・観察する部位，面接内容に応じた場所の準備，時間の確保をしておく ・対象の合意を得る ・対象の準備ができているかを確認する	・アセスメントの枠組み，観察ポイント，測定用具を確認しておく ・対象本人の合意を得，プライバシーの保護に努めながらすすめる ・必要時，了解を得て家族に面接する ・排尿をすませているかなどを確認しながら対象がリラックスできるようにする
情報収集 主観的データ（subjective data）の収集	対象にとって最適の看護ができるよう対象の視点からの情報が必要であるため	・アセスメント項目に従い，対象から情報収集する	・事実と推論（根拠なく仮定や思いこみにより判断すること）を区別する
客観的データ（objective data）の収集	観察の歪みをなくすため	・身体の生理指標などを参考にチェックする	・客観的な観察を行う（客観的な観察を歪めるものを理解しておく／看護者自身の傾向を理解しておく．例：知識不足，個人的な信念・思いこみ，偏見，その課題に関連する過去の経験，疲労など）
情報の解釈・分析・統合	対象の全体像から課題を見極めていくため	・主観的，客観的データの関連性，整合性を検討する ・データを整理し，ストーリーを考える ・仮説を立てる ・経験や理論と比較検討する	・課題の明確化／確認のために，さらに必要な情報を収集する（必要時継続的に収集する） ・健康課題に関わる重要なデータを見極める ・即刻対応すべき課題，遅れての対応でもよい課題を見極める
課題／強みの明確化	潜在能力，強みなどのより個別的な課題を見極めていくため	・実在する課題，潜在する課題（これから起こるかもしれない危険性のある課題），その課題に関連していることがら，対象の強み（健康課題に取り組むにあたり，エネルギーや資源となるようなもの：例，ものごとを肯定的にとらえる人柄，趣味がある，友人・家族との関係がよいなど）について明らかにする	・その課題は，看護の課題なのか，医師や介護職などとの共通の課題なのかを検討する ・最優先度の課題は何か，優先順位はどうかを検討する
看護診断	課題を特定し，看護介入計画を立案していくため	・看護診断指標を用いる場合は，指標と照らし合わせ，診断名を決定する	

❷ インタビュー法（面接技法）

質の高いアセスメントを実施するためには効果的なインタビュー（面接）技術が必要である．

[使用物品]
面接場所および環境の整備に必要なもの，アセスメントツール，測定用具，記録に必要な用具

[手　順]
表2-3に示す．

表2-3　インタビュー法

目的	理由・根拠	看護師の行動	注意事項
インタビューの準備 ①看護者の準備 質問方法の選択など	対象の緊張感を緩和し，より適切な面接ができるため看護者の十分な準備が必要であるため	・質問は，クローズドクエッション（closed question）かオープンクエッション（open question）のいずれで行うかを決めておく ・面接場所，時間を確保しておく	・クローズドクエッション（「はい」「いいえ」のような選択肢での回答を得る形式）は，症状があるかないかなどの質問に適している ・オープンクエッション（自由に話す形式：例「入院されて困っていることをお話しください」など）は，感情や認識を明らかにする場合の質問に適している ・場所は，対象のプライバシーを守り，くつろげる環境が望ましい ・時間は，面接を中断しなくてもいいように確保しておく
②対象の準備	心身の準備を行い対象が緊張感を緩和し，インタビューに応じることができるようにするため	・インタビューに先駆け，了解を得ておく．事前に排泄をすませたり，インタビューに臨める時間を確保できるようにお願いしておく	
インタビューの導入	信頼できる関係づくりとともにインタビューの開始の合図のため	・挨拶，自己紹介，面接の目的，要する時間などを伝える ・座る位置を確認する	・誠意ある態度で接する ・加齢によるコミュニケーションへの影響を考慮する（聴力，視力など） ・わかりやすく，平易な言葉を使用する ・ポイントは復唱したり確認する ・位置は，面と向かうよりも横に座る方が緊張しないといわれている．対象に確認するとよい ・対象の緊張感を緩和する
情報リストについての質問（アセスメントツールに基づく場合）	対象の負担を軽減し，より個別的な情報収集をしていく必要があるため	・対象の関心のあることから始める ・対象の語る内容について必要事項や不明瞭な内容を確認する	・話しやすい雰囲気を心がける ・受容的な対応を心がける ・対象の言うことを遮ったり否定したりしない ・対象のペースに合わせる ・沈黙の時は，その意味を考えながら，焦らず「間」をおく ・できるだけ具体的な情報を得る（例：時々→週に何回）

表2-3 インタビュー法（つづき）

目的	理由・根拠	看護師の行動	注意事項
課題と目標の明確化（必要時）	より正確で個別的な情報収集をしていく必要があるため	・対象が気になっていること，疑問に思っていることなどを確認する	・話しにくそうな時は，追いつめない ・長すぎる質問，誘導する質問，決めつけたような質問などは避ける
面接の終了	インタビューの終了の合図のため	・面接の内容の概要を確認し，終了することを伝える ・お礼を述べて，対象を見送る	・対象が伝えたかったことをきちんと受けとめているかを確認する ・ケアプランに活用するための情報として不足はないか，矛盾がないかなどを確認する
後片づけ			

研究してみましょう

1. 開発されているアセスメントツールの妥当性を検討してみよう．
   現在使用されているアセスメントツールには，実際の高齢者に適さない項目や表現のみられるものがある．また地域，年齢，性など高齢者の特性により，該当しない内容のものもある．さらに，どうすればより精度の高い情報が得られるかを検討するのも研究の視点となる．
2. 高齢者の健康に対する自己評価はどうか，検討してみよう．
   使用するアセスメントツールの種類や開発も研究の視点となる．高齢者の背景（年齢，性，ライフスタイルなど）による違いを明らかにすれば，高齢者理解が深まる．また看護職同士で同じアセスメントツールのデータを比較できれば，明らかになった不一致な点から看護実践への示唆が得られるだろう．
3. 高齢者の生活援助に関連するアセスメントを行い，ケア前後で比較検討してみよう．
   清潔，排泄，食事，睡眠などに関して，使用するアセスメントツールの種類や開発も研究の視点となる．効果があらわれた場合は，どのような看護実践が行われたのか考察し，効果に影響していた因子を明らかにする．これによって，望ましい看護実践への示唆が得られるだろう．

実証的な研究の紹介

「高齢者」「アセスメント」「看護」をキーワードに看護職の原著論文を医中誌（2007-2008年）により検索した結果，74件抽出され，年ごとに増加していることがわかった．その主なものは，セルフケアに関するもの18件，フィジカルアセスメントに関するもの12件，転倒・転落に関するもの6件であった．そのほかとしては，褥瘡に関するもの，せん妄に関するもの，排泄ケアに関するもの，家族支援に関するものなどであった．

・粟生田友子ほか（2007）一般病院に入院する高齢患者のせん妄発症と環境およびケア因子との関連，老年看護学，12（1），pp.21-31
・藤田淳子ほか（2007）誤嚥性肺炎の予防が必要な要介護者に対する訪問看護師の支援，老年看

護学，12（1），pp. 13-20
・古里恭子ほか（2007）服薬管理が自立する脳卒中患者の予測式　FIMの運動3項目と認知2項目を用いて，Brain Nursing，23（11），pp. 1155-1160
・大塚綾子ほか（2007）末梢皮膚温からみる血液透析患者の足浴効果，看護技術，53（10），pp. 881-885
・香月毅史（2007）高齢者介護施設における機能障害を持った認知症患者のアセスメント　ゴードンの機能的健康パターンの有効利用，日本保健福祉学会誌，13（2），pp. 29-35
・泉キヨ子ほか（2007）アセスメントツールと根本原因から分析した一病院の転倒要因，Osteoporosis Japan，15（2），pp. 303-304
・村山志津子ほか（2007）在宅版褥瘡発生リスクアセスメントスケールの開発，日本褥瘡学会誌，9（1），pp. 28-37

[引用文献]
1) 荒尾孝（1998）アクティブな生活を目指した高齢者の健康づくり，労働の科学，53（3），労研出版，p. 5

[参考文献]
1. Alfaro-LeFevre, Rosalinda（1995）江本愛子監訳（1996）アルファロ看護場面のクリティカルシンキング，医学書院
2. Alfaro-LeFevre, Rosalinda（1986）江本愛子監訳（2004）基本から学ぶ看護過程と看護診断 第5版，医学書院
3. Carlson, J. H., Craft, C. A. and Maguire, A. D.（1991）江川隆子，小野幸子訳（1996）事例で学ぶ看護診断，医学書院
4. メアリー・A. マテソン，エレアノール・S. マコーネル（1988）大川嶺子ほか訳（1995）看護診断にもとづく老人看護学4 心理社会的変化とケア，医学書院
5. 岩倉博光ほか（1995）老年者の機能評価と維持，医歯薬出版，p. 82，pp. 87-89，pp. 90-91
6. プリシラ・エバーソール，パトリシア・ヘスほか著，竹花富子ほか訳（2007）ヘルシー・エイジング―人間のニーズと看護の対応，エルゼビア・ジャパン，p. 870

3

生活を援助する看護技術

[学習目標]
1-1. 高齢者の経口摂取の意義をQOLとの関連で理解する．
　2. 加齢による経口摂取メカニズムの変化および諸特徴を理解する．
　3. 高齢者の摂食・嚥下機能に合わせた経口摂取の方法を学ぶ．
2-1. 加齢に伴う排泄機能の変化を理解する．
　2. 排泄の自立を妨げている原因を理解する．
　3. 排泄の自立に向けた援助について理解する．
3-1. 高齢者の睡眠の特徴を理解する．
　2. 日常生活での睡眠に関する問題を理解する．
　3. 高齢者の睡眠の重要性を理解し，適切な援助技術を学ぶ．
4-1. 高齢者の清潔ケアの特徴を理解する．
　2. 高齢者に対しての清潔ケアを行う意味を理解する．
5-1. 高齢者の活動の意義を学習する．
　2. 高齢者の活動を阻害する要因を理解する．
　3. 座位姿勢の保持，座位から歩行への援助方法を理解する．
6-1. コミュニケーションに関する高齢者の特徴を理解する．
　2. 看護における対象とのコミュニケーションの意義を理解する．
　3. 高齢者（聴覚障害のある場合を含む）との効果的なコミュニケーション技術を理解する．
7-1. 高齢者にとってのリラックス療法の効果について理解する．
　2. リラックス療法にはどのような方法があるかを知る．
　3. リラックス療法の原理を理解する．
8-1. 高齢者のエンパワーメントについて理解する．
　2. 高齢者のエンパワーメントに対する看護の役割を理解する．
　3. 高齢者の特徴をふまえたエンパワーメントへの援助方法を理解する．
9-1. 介護者・家族への介護支援のポイントを理解する．
　2. 介護者・家族の介護力の把握方法を学ぶ．
　3. 個別の状況に合わせた介護支援の方法を学ぶ．

1 経口摂取を促す看護技術

① 基礎知識

　看護師が高齢者の食べること（摂食）を促進・援助する技術を獲得するためには，まず高齢者の摂食に伴う生理的，心理的，社会的特徴を理解することが大切である．

〔1〕生理的特徴
　高齢者は加齢により**全身機能が低下**するとともに，食べる機能も変化（低下）する．その原因として，歯，特に臼歯の喪失により粉砕能力や固有口腔への移送能力の低下（粉砕能力を評価する指標である咀嚼能率は，歯の欠損がない場合高く保持される），嚥下筋の筋力低下，舌・舌骨・喉頭の下垂，口腔感覚や唾液分泌の低下，舌の運動機能低下等があげられる．

〔2〕心理的・社会的特徴
　食は人間の基本的欲求の一つである．食はエネルギーの供給であるとともに他者との交流をもたらす場であり，生きる楽しみ，希望を増進させる．一人暮らしによる孤食や友人・仲間との死別による会食機会の減少は，高齢者の**QOLを低下**させることにもつながる．

② 日常みられる問題

〔1〕感覚と嗜好の変化
　人は加齢とともにアミノ酸，塩，砂糖の**味覚閾値が上昇**する．その結果，苦味を感じやすくなるといわれる．また甘い物への嗜好が強くなり，砂糖などの単純糖の摂取が増える．単純糖の過剰摂取は中性脂肪を増加させ，反対にHDLコレステロールを低下させる．さらに嗅覚が加齢とともに低下し，味覚・嗅覚および視覚といった感覚機能の低下が食欲に影響を及ぼす．

〔2〕摂取（食）動作の障害
　視覚障害，精神障害，脳血管障害によって摂取（食）動作がうまくとれなかったり，他人の介助を要することが多くなる．これは自力での摂食を損ねる問題に発展しやすい．
　摂食・嚥下のメカニズムは，①先行期，②準備期，③口腔期，④咽頭期，⑤食道期——の5つの過程に分けられる（図3-1）．各期にみられる高齢者の問題は以下の通りである．

（1）先行期
　視覚，嗅覚の感覚器障害があると食物認知の困難や唾液分泌の減少を引き起こす．また脳血管

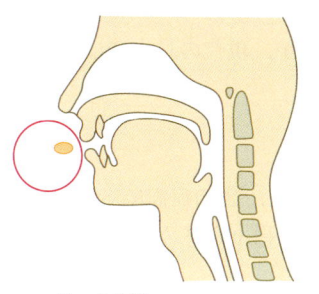

① 先行期
（食物を認識し，摂食の準備をする）

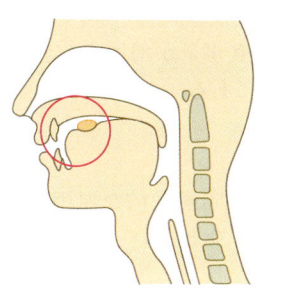

② 準備期
（食物を咀嚼し，飲み込みやすい食塊にする）

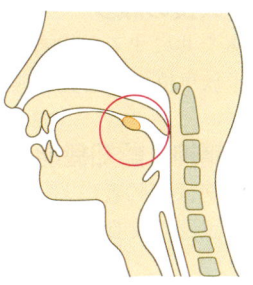

③ 口腔期（嚥下の第1期）
（食塊を舌の動きにより口腔の奥へ移動させる．鼻腔と咽頭が遮断される）

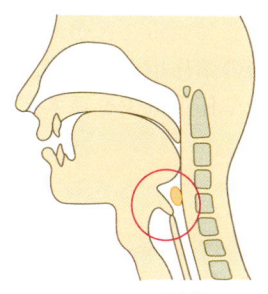

④ 咽頭期（嚥下の第2期）
（食塊が咽頭から嚥下反射により食道へ送り込まれる．喉頭は挙上し喉頭蓋が閉鎖する）

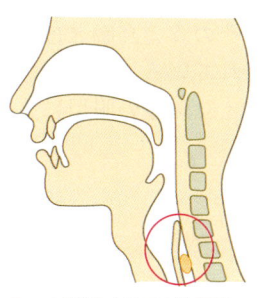

⑤ 食道期（嚥下の第3期）
（食道に入った食塊が胃に運ばれる．上部食道括約筋が閉鎖する）

図3-1　摂食・嚥下運動
（田中靖代編，廣瀬善清（2001）食べるって楽しい！看護・介護のための摂食・嚥下リハビリ，p.25，日本看護協会出版会より転載）

障害等により上肢機能が低下すると食事動作が正常に行えなくなる．

(2) 準備期
歯の喪失が多くなると咀嚼能力が低下する．また唾液分泌の減少により食塊形成が困難になる．

(3) 口腔期
歯槽骨の吸収により舌の運動が悪くなり，食物が口腔底に貯留しやすく嚥下の際の口腔期時間が延長する．

(4) 咽頭期
喉頭が下・後方に移動し，嚥下反射誘発時にも喉頭が十分に挙上せず喉頭蓋による気道閉塞が不完全となり誤嚥の可能性が高くなる．

(5) 食道期
食道の食物移送が遅れ，食道から食物が逆流する可能性が高くなり，姿勢に注意を要する．

〔3〕共食の減少

食事を共にする共食者数が増えると食事量が増加するといわれるが，現代の日本では，少なくとも家族単位での共食形態が縮小傾向にある．

〔4〕精神・認知機能の影響

うつ病は高齢者における体重減少の最も可逆的な原因の一つである．認知症高齢者の場合は，食物の誤認や異食，食べたことを忘れるなどといったことから摂食・嚥下のメカニズムに影響を受ける．

〔5〕薬物の副作用による食欲低下

加齢とともに生体内での薬物動態（吸収，分布，代謝，排泄）は変化する．肝臓における薬物代謝の減退，腎臓における薬物排泄の低下によって，薬物の血中半減期は延長し血中濃度は上昇する．そのうえ高齢者は同時に多数の慢性疾患を有していることが多く，多種多剤な薬物を投与されていることも少なくない．その結果，薬物の副作用が出現し，例えばジゴキシン，テオフィリン等の服用によって，高齢者は食欲不振や体重減少をひき起こすこともある．

③ 看護技術

❶ アセスメントのポイントとその根拠

食事の際の経口摂取のアセスメントには，①食習慣，②摂取動作，③咀嚼能力，④誤嚥についての情報が必要である．

〔1〕食習慣

人は過去－現在－未来の時間的流れの中で生きている．過去における高齢者の食習慣（例えば食事時間，嗜好，雰囲気，味付け等）を把握することは，経口摂取を促し，さらに健康保持・増進に向けた具体的な援助を行う上でも大切である．

〔2〕摂取動作

自力の摂取は，食事のおいしさに大きく寄与し心の安定をもたらす．摂取動作時の姿勢，上肢の麻痺，振戦，変形および握力低下等を把握することで，用具の選択も含めた自力摂取改善への方法が見いだせる．

〔3〕咀嚼能力

歯の喪失数は加齢とともに増加し，第三大臼歯を除く28歯は60歳代後半で半分以下になるといわれている．歯の喪失は咀嚼を低下させるばかりでなく，唾液分泌および舌運動にも影響を及ぼすため，歯の管理が重視される．

〔4〕誤　嚥

生体には誤嚥に対する咳反射や嚥下反射といった防御機能が備わっているが，脳血管障害や高

齢者はこの機能が低下するといわれている．誤嚥は嚥下の口腔期，咽頭期および食道期に障害がある場合に起こりやすいため，嚥下各期の観察およびアセスメントが重要である．また65歳以上の高齢者の主要死因のひとつが肺炎であり，特に誤嚥性肺炎との関係が大きいため，口腔内のケアが大切である．

❷ 看護目標

（a）経口摂取量の減少を防ぎ適切な栄養状態を維持することができる
（b）食事の自立を維持し食満足感を得ることができる
（c）誤嚥性肺炎および脱水等の合併症を予防することができる

❸ 実施方法

[使用物品]
　食事一式（摂食機能に応じた食形態，普通食，軟食，ペースト食，ムース食，ゼリー食を準備する），エプロン，タオル，手拭き，湯飲み茶碗または吸いのみ，歯磨きセット

[手　順]
　経口摂取を促進する援助方法を表3-1に示す．

表3-1　経口摂取を促進する援助

目的	理由・根拠	看護師の行動	注意事項
規則正しい食事のリズムを形成する	ホルモン分泌や物質代謝はリズムをもって活動している．食事摂取は生体リズムを形成する要因の一つである	・1日の中で食事の時間を決めておく ・食事の時間であることを伝える	食事はできるだけベッドと別の場所でとることが望ましい
他者と交流しながらなごやかに食事ができる環境をつくる	・他者と共食することは生活を楽しみ，活動性を高めることにつながる ・緊張は唾液の分泌が悪くなり，咀嚼・嚥下機能に影響するためリラックスした環境が必要	・食物の嗜好を取り入れる ・他者との会話の状態を観察する ・楽しめる雰囲気をつくる 〈位置関係〉 ・お互いに表情が見えて目の高さを同じにし楽しい雰囲気をつくる	認知症の人，嚥下障害がある人には，食事に集中できることが大切である

表3-1 経口摂取を促進する援助（つづき）

目的	理由・根拠	看護師の行動	注意事項
座位姿勢を保持する	座位は脳幹網様体を刺激し，意識障害の改善につながる．また口腔内が水平に保たれることで，誤嚥の防止になる	・安楽な座位姿勢を保持する ・痛み，食べやすさを観察する	・枕等を使用し安楽な姿勢を工夫する ・座位が困難な場合，ベッドを30度挙上し，頸部を少し前屈した姿勢とする（図3-2）
嚥下体操を実施する	体操は頸部や嚥下筋群の緊張を除去し，意識の覚醒も促す	・食前に行う ・方法は図3-3にもとづく ・体操の効果を評価する	・楽しい方法を工夫する ・個々の状態に応じて柔軟に体操を選択する
食事動作の自立を図る	1人で食べることは食事ペースを調整でき，満足感もある	以下の項目についてアセスメントを行う ①食欲，②食事器具の使用，③上肢筋力，④咀嚼・嚥下能力，⑤食事姿勢，⑥食事習慣	・食事器具の選択 日常生活にリハビリを取り入れる
誤嚥を予防する	・加齢により咀嚼・嚥下機能が低下し，誤嚥しやすい ・誤嚥は沈下性肺炎の原因となり，また心身の苦痛となる	・食事摂取状況を観察する ・時おり水分をすすめる ・咀嚼・嚥下状態を観察する ・栄養管理士との連携	・誤嚥の予防は姿勢，体操と関連する ・飲み込んだことを確認する ・むせたとき咳の誘発，背部をタッピングする
口腔ケアを実施する	口腔内の清潔は，不顕性肺炎や口腔内疾患を予防する．また，口臭を防ぎコミュニケーションを円滑にする	・口腔内のケア ・義歯ははずし，洗浄する 〈歯磨きの一例〉 ①姿勢は座位が望ましいが無理な場合側臥位にし頭の下にバスタオルを入れる ②水を含ませたガーゼで口腔内を湿らせる ③指で口唇を開き磨く ④奥歯は頬の方に歯ブラシをくっつけ，ゆっくりと奥に滑らす ⑤舌苔は歯ブラシにガーゼを巻いて清拭する	・食事前と後の口腔内の清潔が重要．歯磨きが望ましいが，困難であればうがいだけでもすすめる ・口腔ケアに関しては，参考文献10を参照されたい
食後座位姿勢をとる	腹圧が上がっていると，胃内容物が逆流することがある	・食後30分の座位をすすめる	

〈前屈位と咽頭と気管の関係〉

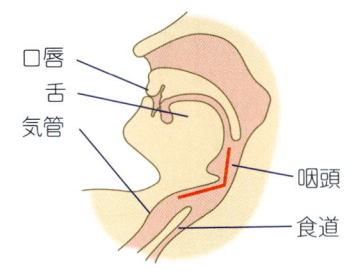

口唇
舌
気管
咽頭
食道

頸部を前屈すると，咽頭と気管に角度がついて誤嚥しにくくなる

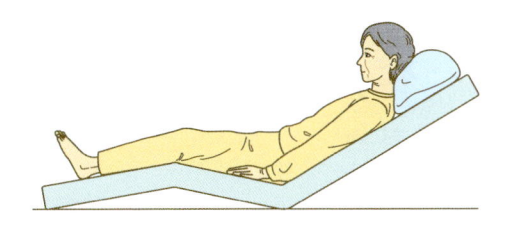

図3-2　経口摂取する際の姿勢

❹ 観察・評価の視点

食事前・中・後の観察および評価の視点を表3-2に示す．

表3-2　食事前・中・後の観察・評価

食事段階	観察・評価の視点
食事前	・本人が食べることを認識しているか ・口腔内，手は清潔か ・食形態および自助具は適切か
食事中	・正しい食事姿勢が保持されているか ・誤嚥の症状はみられないか ・食べ物は偏りなく多くの副菜に手をつけているか ・よく噛んでいるか ・口腔期が長くないか ・身体的痛み，疲労等の訴えはないか ・食事中の会話はあるか
食事後	・摂取量および栄養のバランスは満たされているか ・食事の満足感があるか ・口腔内はきれいか ・食後の座位姿勢は維持できるか ・栄養状態（高齢者の状況に応じて，痩せ，血液生化学検査等）

④ 健康教育

　人の摂食行動は大脳辺縁系で行われており，味覚は脳を刺激し精神活動を賦活化する．また口から食道を通って胃に運ばれた食物は消化吸収がよいといわれ，口から食べることは人がよりよく生きることにつながる．したがって，加齢とともに生じる経口摂取のリスクを予防し，経口摂取を促す教育が求められる．

〔1〕嚥下リハビリテーションの効果と方法の教育

　食事前に嚥下体操を実施することで顔や口唇の緊張をとり，嚥下の心構えを形成する．食物の誤嚥は食事開始時に多いことから，嚥下体操は食事前に行うことが望ましい（図3-3）．首に障害

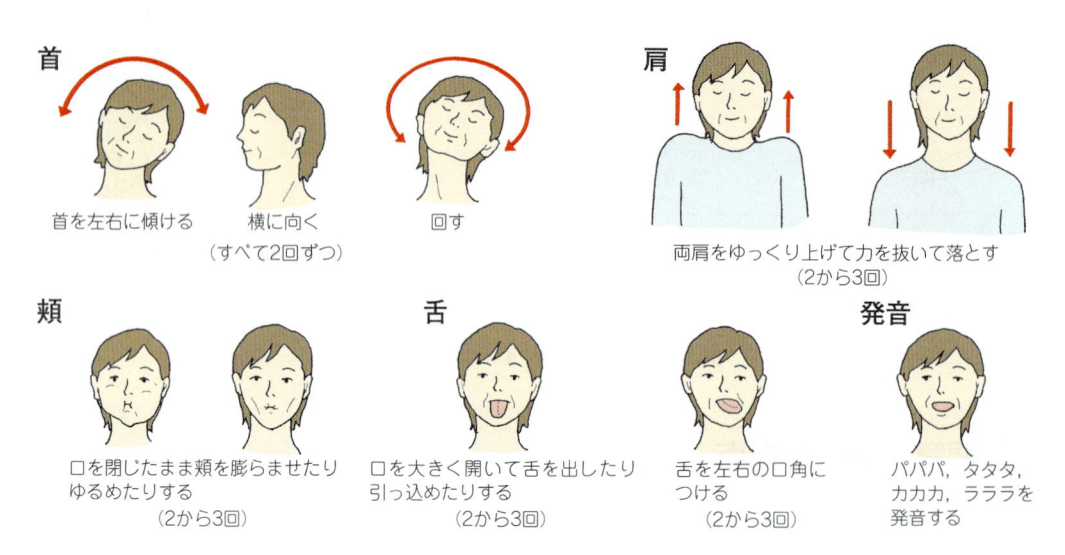

図3-3　嚥下体操

がある場合は，首・肩の運動を控えることが大切である．

〔2〕食生活を生活リズムに組み入れる

身体機能の恒常性を維持するホルモン分泌や物質代謝はリズムをもって活動しており，特に食事摂取のリズムは生体リズムの形成に関連する．したがって1日の生活時間において規則的な食事は，加齢によって低下した身体諸機能の低下を遅らせる上で重要である．

〔3〕口腔衛生および歯科治療のすすめ

歯の欠損は高齢だから仕方がないと解釈し，歯科治療に消極的になりやすい．合わない義歯をそのまま放置することも少なくない．その結果，高齢者は摂食にリスクを伴い食べられるものが制限される．さらに口腔内が不潔になると味覚が低下し，ますます食生活は味気ないものとなる．好きな物を好きな時に食べられるということは，生きている実感とともに活動性を高める．

また，誤嚥性肺炎は生体の防御機構と誤嚥および口腔内の細菌の相互作用によって発症する．口腔ケアの徹底によって誤嚥性肺炎はかなり予防できることが明らかになりつつある[1]．これが，口腔内の衛生管理の重要性が強調されるゆえんである．

〔4〕薬物管理とリスクマネジメント

高齢者は視力低下，上肢の振戦，理解力不足，意思疎通の困難等により薬物の飲み間違い，飲み忘れ，飲み過ぎがしばしばみられることから，食欲低下や精神活動の低下等の薬物の副作用が出現することも少なくない．そこで高齢者が自己管理をしている場合，身体諸機能や認知機能に応じて薬剤の正しい取り扱いに関して十分説明することが重要であり，また家族が管理している場合も同様に薬物の管理に関する教育指導を行い，経口摂取の低下を予防する．

2 排泄の自立への援助

① 基礎知識

　排泄という行為はプライバシーを保って行うものである．それゆえ，一人で排泄ができなくなると自尊心が傷つき，行動範囲が狭くなり生活全般にわたって消極的になりやすい．
　排泄が自立した状態とは単に失禁しないということではなく，失禁があってもパッドなどをあてることによって積極的な生活ができ，活動範囲が広がることをも含めた状態をいう．

〔1〕排　尿

　人は加齢によって膀胱の平滑筋が繊維化し萎縮するため，膀胱容量が減少し頻尿が起こりやすくなる．特に老年者は，臥床により血液循環がよくなるため，夜間に尿が生産されやすく夜間頻尿が問題になる．また排尿筋の萎縮と膀胱の収縮性が低下するため残尿が起こりやすくなる．女性では閉経後骨盤腔内の支持組織が萎縮し，尿道を閉鎖する力が弱くなるため，尿失禁を生じやすい．男性では前立腺が肥大し，尿道が圧迫され排尿困難になることが多い．また薬によって尿閉を生じることもある．排泄という行為は，便意や尿意を感じてから，トイレに行く，下着の上げ下げをする，便座に座る，排泄をして後始末をするというように多くの動作や認知を必要とする．認知症やADL機能の低下やケアの悪さによって排尿自立困難となっている高齢者が多いが，これらを機能性尿失禁という．

〔2〕排　便

　老年者では大腸の蠕動が起こりにくく，腸管の緊張が低下する．大腸に流れる下腸管膜動脈の硬化により十分な血液が大腸に流れなくなると，粘膜が萎縮，繊維化するため，便秘が生じやすい．便意を我慢していると直腸壁の緊張が低下し，便意が消失する．これを繰り返していると習慣性の便秘になる．反対に加齢により咀嚼筋の随意運動や反射運動が低下し，歯が悪いことからよく噛めないことが多く，消化管の気質的変化や消化酵素の減少により消化機能が低下し，下痢になりやすい一面もある．排便の自立が困難な老年者は尿失禁を伴っていることが多い．一度に両方の自立を目指すことは困難であり負担が大きいので，排便の自立を先に図る方がよいであろう．排便は回数が少なく，失禁をした場合に本人の苦痛が大きいことや，便失禁の改善が尿失禁の改善につながりやすいためである．

② 日常みられる問題

〔1〕身体上の問題
①排泄に失敗した場合，周囲が気がつかずそのまま放っておくと寒さで風邪を引いたり尿路感染症等の合併症を起こしやすい．
②便秘や頻尿があると，水分や食事を控えることが多い．
③便秘により腹部膨満感が強くなると食事摂取量が少なくなりやすい．トイレに行くことが困難になると，排泄回数を減らそうとして水分を摂らず，脱水になることもある．
④排泄の失敗は不快感を伴い，行動制限をきたす．
⑤排泄障害がない場合でも，ADLの低下により失禁がみられることがある．

〔2〕精神上の問題
①排泄が自立できなくなると人間としての尊厳が保たれにくい．高齢者本人が自信を喪失し，そのことを機転として生活範囲が狭くなり，しだいにADLが低下し，認知症その他の疾患にかかりやすい状態をまねく．
②認知障害になると尿意がわからず，排泄場所がわからないことや便への認識がなく，生活上の問題が大きくなりやすい．
③排泄に失敗した時，周囲に隠すことがあるため，問題が大きくなりやすい．

③ 看護技術

1 アセスメントのポイントとその根拠

〔1〕膀胱，直腸障害の有無
排尿障害については「5．尿失禁に対する看護技術」を参照．

〔2〕排泄障害をきたしやすい薬剤使用の有無
α－アドレナリン刺激薬や抗コリン薬（睡眠剤，鎮痙剤，向精神薬，パーキンソン病治療薬），α－アドレナリン遮断薬，β－アドレナリン作動薬，ムスカリン作動薬（筋弛緩薬，高圧薬，血管拡張薬）の使用の有無．

〔3〕排泄動作・姿勢の問題査定
排泄に至るまでに時間を要し失禁に至ることがあるので，歩行に時間を要するか，排泄時動作がスムーズか査定する．

〔4〕排泄動作と衣服
厚着などのため下着の上げ下げが困難となり時間を要し，失禁に至ることがあるので確認が必要である．

〔5〕認知障害の有無
排泄場所がわからずトイレ以外で排泄したり，尿意を認識できないことがあるので確認する．

〔6〕環境の問題（排尿機能と環境，排泄動作に関連する環境，転倒の危険，認知と環境）

排泄場所が暗い，段差がある，水でぬれているなどにより転倒しやすく，混乱しやすい．

〔7〕清潔の保持と皮膚の状態の査定

排泄後のふき取りが不十分な場合や，清潔を維持できない場合は感染を繰り返し起こし失禁に至ることがある．

〔8〕水分や食事摂取量と排泄量，間隔の確認

排泄リズムが形成されているか確認する．水分摂取量が少なすぎると排泄リズムが形成されない．

〔9〕一日の生活リズムの確認

生活の中に水分をとる時間や活動時間，排泄時間などを上手に取り込むことにより排泄がスムーズにできる場合が多いので，一日の生活リズムを査定することが大切である．

〔10〕排泄が自立しないことに対する心理状態

排泄に失敗し，気分がふさぎ自立への意欲が低下することがあるため，心理状態への注意が必要である．

〔11〕介護状況の確認

介護が必要な高齢者の場合には，尿意があっても介護者に積極的援助の姿勢がないと，我慢をしたり，失禁を隠すようになることが多い．介護者のみならず家族の排泄への関わり方の確認が必要である．

〔12〕家族の理解とサポート状況の確認

失禁の改善にあたっては，家族のサポート状況によって展開方法が異なるため，家族状況の査定が必要となる．

❷ 看護目標

排泄の自立（おむつ使用の有無や排泄障害の有無のみが問題ではなく，QOLの高い生活ができることを目指す）

❸ 実施方法

病的排尿障害については尿失禁の節で説明しているため，本節では高齢者に多い機能性の排尿障害，また弛緩性便秘を中心に述べる．

[使用物品]
ポータブル便器や便・尿器，パッド，皮膚の清潔に関する物品，トイレまでの移動を安全に行う場合の歩行器や杖，車いすなど，内履靴

[手　順]
機能性尿失禁への援助技術を表3-3に，便秘への援助技術を表3-4に示す．

表3-3 機能性尿失禁への援助

目的	理由・根拠	看護師の行動	注意事項
排泄動作について，現在の自立度，自立の可能性についてアセスメントし，対象とともに目標を設定する		・以下の点についてアセスメントし，自立に向けた方法の選択と，対象自身が実施すること，看護者が援助することを提示しながら話し合い決定する ①排泄リズム，尿意，量を確認 ②排泄動作の自立度を確認 ③環境の適切性を査定 ④一日の生活行動の確認	・ここでは常時おむつ排泄から，トイレ誘導を試みる段階に焦点をあてて展開する
対象の残存能力を活用した排泄方法を選択し排泄の援助を行う	余裕をもってトイレ誘導をすることにより，落ち着いて排泄ができ，排泄できた体験をもつことによって自信や排泄への意欲につながる	・尿意がある時には排尿誘導する．尿意がない時には排泄誘導計画にそって早めにトイレ誘導をし，下腹部を圧迫するなどして排尿を試みる．トイレまで移動がスムーズにできるように履物や移動の道具を必要に応じて準備する．衣服の着脱など自分で実施できる部分が拡大するように援助する ①車椅子，ポータブルトイレ，採尿器など個人に応じた適切な道具の選択 ②上げ下げしやすい衣服の選択 ③活動時間の前後などに排尿誘導を組み入れる	・排尿に失敗しても責めない
転倒・転落予防	夜間は覚醒が不十分であることや，見えにくいことなどが加わり環境が調整されていないと転倒の危険が大きい	・起立，歩行，座位バランスを保持できるように援助する．不安定な時には援助者が支え，安定した状態になってから行動する．安全な環境の設定をする	・夜間は特に注意が必要
自立できる環境の調整	個人のADLに加え，自立できる環境かどうかによって自立度が左右されることが多いので，環境を十分考慮する	・トイレや移動空間へ手すり等を設置．夜間の照明の確保．水その他のものが移動空間に落ちていないように清掃する．移動空間に物を置かない．トイレが寒くないように調整	・PT（理学療法士），OT（作業療法士）などが家庭環境を確認することも有効
認知障害のある場合には適切な場所で排泄ができるように援助する	認知障害により，トイレの場所や尿意の認知が困難となることがある	・トイレに目印をつけたり，「便所」と漢字で書いて表示し，誘導する．活動の前後にトイレ誘導することによりスムーズに誘導できることが多い	・誘導のタイミングを計ることが重要
プライバシーの確保	プライバシーが保てないと，落ち着いて排泄することができない	・トイレは個室になるように，個室が無理であるならばカーテンで他の人の目に触れないようにする	・援助者は危険や羞恥心に配慮する

表3-3 機能性尿失禁への援助（つづき）

目的	理由・根拠	看護師の行動	注意事項
排泄に影響している心理的ストレスの軽減	排泄を人の手に依存することは恥ずかしさを生じ人間としての尊厳が傷つきやすい	・気持ちよく排泄できるように一緒に取り組むことを伝え，悩みに共感できるように関わる．排泄自立への意欲を高めるため，できた体験や部分を伝える．排泄への不快感を減じるための援助をする．ほかに自立している部分を認め本人に自信をもってもらう	
排泄動作の自立を促進するためにADL自立訓練を行う	ADLが向上することにより，排泄動作が向上する	・訓練として実施することは困難なことが多いので，座位保持訓練や歩行訓練，手先の訓練など排泄に関連する動作を生活の中に自然に取り入れる	・疲労に注意しながら行う
800mL/日以上水分を摂取し，規則的に排泄時間を作る	排尿するためには200〜400mLの尿が膀胱に貯留する必要がある	・活動終了時などタイミングを見計らって水分摂取をすすめる．本人が飲みやすい飲み物を，取りやすい位置に準備する．水分摂取との関連を配慮し排尿誘導する．水分摂取制限のない場合には1000mL/日程度とる	・取りにくい位置に置くことにより，摂取しないか，あるいは転倒する危険が生じる
一日の生活リズムを活動的かつ規則的に作り出し，排尿リズムを作る	生活リズムに排泄行動を組み込むことにより，無理なく行動化できる	・十分睡眠がとれるように援助する．活動と休息時間の区別を明確にする．座位時間や歩行距離の拡大を計画的に行いながら生活リズムを作る	
援助者の教育をする	援助者のケアの不適切性が排泄の失敗に導いていることがあり，援助者の対応が悪い場合には，遠慮して尿意を訴えないことや自立が進まないことがある	・排泄に失敗した時の対応方法，自立に向けた援助方法，残存能力を活用した援助方法について教育する	

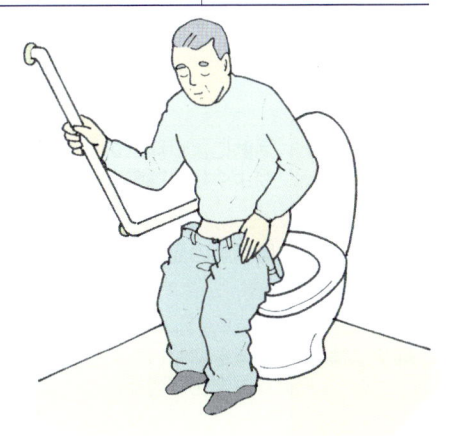

表3-4 便秘への援助（痙攣性便秘は除く）

目的	理由・根拠	看護師の行動	注意事項
快適に排便ができるように本人と目標，計画を立案する	実現可能な方法で実施するためには高齢者自身の習慣，計画への参加意識が重要である	・本人に目標・方法を提示し，習慣，好み，希望などについて話し合いながら計画を立案する．セルフケア能力が高まるようにする ・便の性状や排便間隔，トイレ動作，認知障害の有無，便意の有無，内服薬による影響，水分摂取量，肛門周囲の病変をアセスメントし，便の性状と間隔以外上記に異常がない場合には下記の方法をとる	
排泄しやすい時間に排泄	・朝食後は最も腸蠕動が高まる ・入浴後も腸蠕動が促進する	・本人の排便時間に合わせて対応 ・朝食を規則的にとり，朝食後排便を試みる ・食後の歯みがき終了後に誘導すると誘導しやすい ・入浴後に排便を試みる ・認知障害のある場合には便意がある時のサインを読み取る	
座位で排泄	臥位よりも座位のほうが，重力を上手に活用でき腹圧がかかる	・安定した座位が保持できるようにする．必要時に道具で姿勢を整える	・転倒・転落に注意，頃合いを見計らって確認
ゆったりした環境で排泄する	落ち着かない環境は便意が喪失しやすい．それが習慣化し，便秘になる	・プライバシーを確保する ・清潔な環境を確保する ・保温に注意する	
肛門部を刺激する	特に直腸性便秘では肛門部刺激が効果的である	・洗浄付き便座や市販の洗浄器を用いて温水を肛門部にあてる	
見せかけの下痢への対応	嵌入便（かんにゅう）がある場合には肛門付近に便が溜まり少しずつ便が漏出している状態である	・少しずつ便が付着している場合には腹部膨満感を確認する．排便を促す．摘便や浣腸を行う	
食事を調整する	便の形成と硬度の調整のために必要である	・水分を十分にとり，繊維の多い食品，発酵食品（納豆，ヨーグルト）を多く摂取する．特に直腸性便秘にはプロバイオティクス（乳酸菌飲料）を摂取すると効果的	
活動量の調節	活動により腸への血液循環がよくなり蠕動が促進する	・翌朝に疲労が残らない程度に活動量を増やしていく ・腹筋，肛門括約筋を増強する	
保温，マッサージの実施	腸蠕動の促進	・腸の蠕動運動にそって「の」の字を描くように腹部をマッサージする	・食直後や睡眠前は行わない
排便習慣をつける	便意を抑制しない生活により習慣化が可能	・最も排便しやすい時間を見計らって，便意がない時でも，決まった時間にトイレに行かせる，あるいは誘導する	・便失禁と尿失禁の両方ある時には便失禁から改善を試みると効果的

❹ 観察・評価の視点

〔1〕実施前
　排泄リズム，尿便意，量，性状，日中と夜間の排泄回数，排泄動作の自立度，陰部の状態，腹部膨満，環境の適切性，一日の生活行動，食事内容と摂取量・水分摂取量の確認，認知症の程度と服用薬剤，心理状態の確認．
　評価：上記の状態によって排泄方法を決定する．

〔2〕実施中
　排泄リズム，尿便意，量，性状，排泄動作の自立度，環境の適切性，一日の生活行動，食事内容と摂取量・水分摂取量の確認，認知症の程度，座位・立位・歩行バランス．
　評価：安全性や残存能力の査定を行う．

〔3〕実施後
　残尿・残便感の有無，疲労感，排泄間隔，量，排泄動作の自立度の変化，セルフケア能力，援助者の援助技術の安全性．
　評価：排泄の自立度，セルフケア能力，援助者の援助技術の向上の程度，高齢者のQOLの向上の程度を評価する．

④ 健康教育

　排泄の自立のためには，排泄行動を改善するだけではなく，生活行動そのものを視野に入れて考える必要があることを指導する．食事や水分摂取を十分に行い，座位保持時間の拡大を図ることが重要であること，入浴が便秘や排泄動作の改善につながることなどを理解してもらう．
　介助者にとっても排泄の介助は負担の大きいものであるが，不適切な対応により高齢者の自立が困難になり，かえって負担を増大させることを理解してもらい，適切な援助技術の習得にむけて指導する．

3 良眠を促す看護技術

① 基礎知識

❶ 日常生活における睡眠の位置づけ

　我々の日常生活は，神経を使い体を動かす活動と休息の2つの側面で成り立っている．休息の中で最も心身ともに緊張をほぐしゆったりできるのは睡眠である．睡眠とは「周期的に活動を休み，生理的に意識水準を低下させること」[1]と定義されており，心身の緊張を軽減し，次へのエネルギーの源となり，健康な生活を送るための基本ともいえる．高齢者は十分な睡眠がとれない場合が多く，健康維持に影響を及ぼしやすい．

❷ 睡眠—覚醒リズム

〔1〕サーカディアンリズム（概日リズム）
　人は生物時計を有し活動と休息のリズムをつくり出しており，最近ではその周期はおおよそ24時間程度と考えられている．サーカディアンリズムは体温リズムや睡眠・覚醒リズムなどの生体リズムによって形成され，1日約24時間の周期にわれわれ自身が合わせて生活していることになる．これを同調といい，生体リズムを同調させるために必要な環境因子を同調因子という[2]．人にとって光が最も強力な同調因子であり，その他食事をする，出かける，人と会う，学校に行くなどの社会生活も重要な同調因子となる．

〔2〕睡眠パターン
　睡眠中の脳波を観察すると，睡眠には一定のパターンがありそれを繰り返しているといわれている[3]．入眠時はノンレム（NREM）睡眠から入り，第1段階（浅い眠り）～第4段階（深い眠り：徐波睡眠）に分かれ，第4段階の睡眠の後レム（REM）睡眠に移行し，再度ノンレム睡眠になり，このパターンを繰り返している．明け方になるにつれレム睡眠が多くなり，レム睡眠から覚醒する．
　生下時はレム睡眠が多いが，成長するにつれてレム睡眠が減少し，ノンレム睡眠の増加がみられる．ノンレム睡眠の推移には大脳皮質の発達・老化現象が関連しているといわれており[4]，老年期ではノンレム睡眠中の深い睡眠が減少するのが特徴である．
　ヒトの24時間の睡眠パターンについて図3-4に示すように，新生児期では16～17時間眠っており，哺乳や排泄のために短時間で目覚めるという多相型睡眠を示すが，成長に伴い昼間睡眠時間が減り，10歳では10時間くらいの夜間睡眠時間となる．さらに成人では1日に1回の単相型睡眠になるが，高齢者では早寝早起きで，昼寝をするようになり，乳幼児期の多相型睡眠と同じ現象がみられるようになる．

幼い頃の多相型睡眠は，成長に伴い単相型睡眠に移り，高齢になると再び多相型睡眠に戻る．

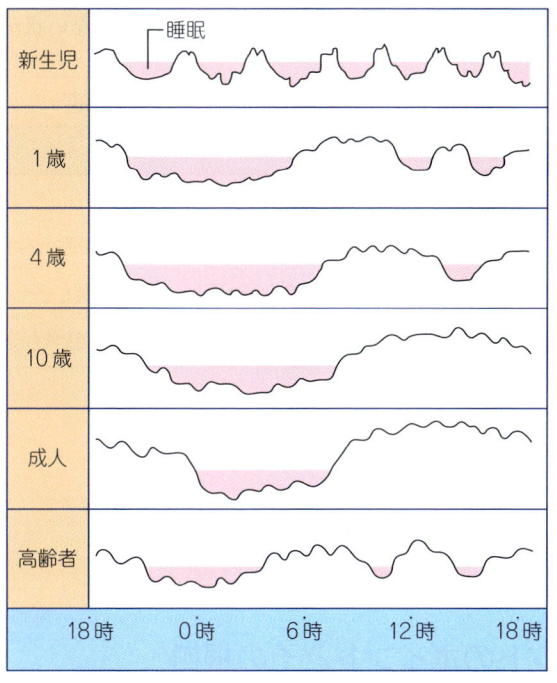

図3-4　ヒトの年齢発達にともなう睡眠・覚醒リズムの変化
(大熊輝雄(2004)睡眠とは，総合ケア，14(7)，p.15，医歯薬出版より転載)

② 日常みられる問題

加齢による睡眠障害は以下の通りである（表3-5）．

(1) 入眠困難
高齢者は比較的早い時間に就寝することが多いが，加齢とともに入眠困難が増強する．

(2) 中途覚醒
入眠後の中途覚醒（覚醒回数と時間）は睡眠期間中の覚醒に費やした時間を意味し，高齢者にはよくみられる現象である．一夜では睡眠前半よりも後半の方が入眠後覚醒が増加するが，その原因の一つに夜間排尿があげられる．

(3) 早朝覚醒
もっと眠りたいと思っていても早朝に覚醒してしまい，熟睡感が得られないということは高齢者がよく訴える現象の一つである．何時に就寝するか，入眠するまでにどのくらいの時間を要するかの睡眠状態や昼間の活動状況など，多面的な要因が関連する．

(4) 熟睡感の欠如

　高齢者は，入眠困難，中途覚醒や早朝覚醒などを体験しやすく，就寝時間を早くしても全睡眠時間が減少することになり，結果的に熟睡したという感覚がもてない状況になりやすい．

表3-5　高齢者にみられる睡眠障害

睡眠障害の型	特徴
入眠困難	寝つきが悪くなかなか眠れない
中途覚醒	一晩のうちに何度も覚醒しその後眠れなくなる
早朝覚醒	希望の時間の2時間以上前に覚醒してしまう
熟睡感の欠如	起床時にぐっすり眠れたという感覚がない

③ 看護技術

❶ アセスメントのポイントとその根拠

　不眠はその人にとってつらいものであり，なるべく早い解決がのぞまれる．そのためには基本的なこととして睡眠がどのような因子の影響を受けるのかを知り，その知識をもとに不眠の原因をアセスメントすることが必要である．

〔1〕睡眠に影響を与える因子の観察

　睡眠に影響を与える因子を4つの側面から表3-6に示した．身体的側面では，疾患そのものが示す症状によって不眠の原因となる場合がある．また，症状による苦痛や違和感があることで入眠できなかったり睡眠が中断され，不眠状態をつくってしまう．高齢者は疾病の治療や症状の緩和を目的とした薬物の使用による影響も受けやすいため，注意を要する．

〔2〕不眠の原因の追究
(1) 高齢者自身の睡眠に対する受け止め方を知る

　睡眠は主観的なものであり，客観的にみることは難しい．したがって睡眠状態がどのようになっているか，患者自身が状況をどのように受け止めているかを知る必要がある．高齢者は一般に入眠するまでに時間を要し，よく眠れないことや眠りが浅いことを訴えることが多い．全体的な睡眠時間は多少減少するものの，ベッドにいる時間は長いので休息に関してはそれほど問題にはならないかもしれない．しかし，高齢者は眠れないことに固執しやすく，そのことが不眠に拍車をかける場合もあるので，本人の気持ちを尊重する必要がある．昼間の活動による疲労感の有無も関係するが，不眠や頻回の覚醒は夜間頻尿や不安，ひいては身体機能の低下につながることがあるので十分な状況把握が求められる．

表3-6 睡眠に影響を与える因子の観察

側 面	影響を与える因子
身体的側面	①疾患：呼吸器疾患（肺気腫，気管支喘息など） 　　　　循環器疾患（狭心症，高血圧など） 　　　　下肢むずむず症候群 　　　　内分泌・代謝性疾患（甲状腺機能障害など） 　　　　感染症，悪性腫瘍 　　　　脳神経疾患（睡眠時無呼吸症候群，認知症など） ②症状：呼吸困難，咳嗽，喀痰，鼻閉，動悸・息切れ，疼痛，瘙痒感，発熱・悪寒，腹部膨満，下痢，頻尿，尿失禁，空腹感，悪心・嘔吐，口渇，発汗，無理な姿勢・圧迫など ③薬物の使用 ④飲酒・喫煙 ⑤加齢
精神的側面	①疾患：神経症，うつ病，統合失調症など ②状態：ストレス，不安，緊張や恐怖，心配，寂しさ，不満，睡眠に対する考え方など
環境的側面	①寝具の状況（これまでの生活と同じような寝具かどうか，ベッドの高さ，マットレスの硬さ，枕の高さ・硬さ，寝具の重さ，清潔度など） ②室内の環境（室温，湿度，照明，換気，騒音） ③病室が個室か多床室か，プライバシーが守れるか ④同室者との人間関係 ⑤自宅での睡眠環境と現在の環境との相違
生活習慣の側面	①就床・起床時間の変化 ②昼間の生活状況（活動や昼寝の状況） ③就寝前の生活習慣の変化（入浴，家族団らん，少量の飲酒，飲み物など）

（2）1日の活動状況と睡眠パターンを知る

睡眠は生活スケジュールの影響を強く受けるので，24時間の生活スケジュールを把握し，これと睡眠の関係を調べる必要がある．そのために睡眠状態がわかる睡眠日誌に，寝床の中で過ごした時間帯，自覚的に睡眠がとれていた時間，食事や服薬の時間，日々の体調や自覚的な睡眠感などを記入してもらうことが効果的である．

❷ 看護目標

(a) 熟睡感を得ることができる
(b) 不眠であることにとらわれることなく，自分自身で原因を見いだし適切な方法を選択することができる

❸ 実施方法

[手　順]
　表3-7に示す．

表3-7　良眠を促す看護技術

目的	理由・根拠	看護師の行動	注意事項
睡眠環境を整える	睡眠に関してマイナスな条件をできるだけ除去し、安楽で安心できる環境を提供することが必要	①対象に合った着やすい寝衣を選択する ②適切な寝具を選択する ③適切な室温・湿度の確保 ④光の遮断 ⑤静かな環境の確保 ⑥不快な匂いの除去 ⑦リラックスできる香りの使用	・締めつけないデザインで、吸湿性があり保湿に富む材質の寝衣を選択する ・慣れている清潔な寝具、硬さや高さの好みを考慮する
サーカディアンリズム（概日リズム）にそった生活リズムの確保	体内時計により、夜間は眠り日中は起きるという睡眠のタイミングを調節することで概日リズムを維持しているため、規則正しい生活が基本である。午前中に日光にあたることで、24〜25時間の概日周期が短縮し、入眠の時間を早めることで、24時間の環境変化に生体リズムを同調させていると考えられている	以下の内容について指導する ①規則正しい生活をする ②規則的な睡眠習慣を守る ③毎日、規則正しく軽い運動をする ④なるべく午前中に太陽の光を浴びる ⑤日中や夜就寝前の良好な覚醒状態の確保 ⑥日中はできるだけ人と接する機会をもうけるように努力する ⑦夕食後は居眠りや仮眠をとることは避ける	・24時間の生活全体を把握することが重要 ・どうしても夕食後に眠くなってしまう人には、計画的な昼寝の習慣を身につけるよう指導する。夜間主睡眠の8時間以上前の昼寝は、睡眠内容に重大な影響を与えないものと考えられている ・午後3時前の20分〜30分程度の昼寝が有効である
身体的な苦痛や不快感の除去	身体的苦痛（疼痛、発熱や瘙痒感）は不眠の直接的原因となる。また高齢者の場合、不眠の要因として夜間頻尿があげられることから、保温や水分の管理も重要である。入浴や足浴については、実施後一時的に体温は上昇するがその後低下し、入眠時の生理的変化と関係し、入眠しやすくなる	①疼痛、発熱や瘙痒感を除去、もしくは軽減するための対症療法を行う ②同一体位などによる苦痛に対しては、体位変換やマッサージなどを行い、苦痛の緩和につとめる ③四肢に冷感がある場合は、就寝前の入浴、足浴、湯たんぽの使用や靴下をはくなどの方法をとり、保温につとめる ④夜間頻尿の場合は、保温につとめるとともに午前中の水分摂取を十分行い、夕方からの水分摂取を控えるようにする	・適切な薬物の使用
心理的不安要因の軽減	高齢者は環境への適応が困難な場合が多い。また、さまざまな心配事などが原因で不眠になることも多くみられる	①急激な環境の変化による不安については、十分な説明や折に触れて声をかけるなど配慮することで、対象の安心感を得るようにする ②検査や病気に関する不安に対しては、十分な説明を行う ③同室者や医療関係者との人間関係が円滑にいくよう配慮する ④経済的な問題や退院後の不安などがあれば傾聴する	・眠れないことへの執着心が不眠を助長することがあるので、眠れないつらさを理解するとともに、1日全体でみれば休息できていることへの理解を促し、安心感を得る

表3-7 良眠を促す看護技術（つづき）

目的	理由・根拠	看護師の行動	注意事項
リラクゼーション法の活用	身体の緊張を軽減しリラックスすることで，睡眠への移行をスムーズにし入眠時間を短縮する．また，リラックス効果は不安の軽減や夜間覚醒の回数が減少することへの影響もみられる	①リラックスできる香りの活用 ②筋弛緩法を活用 ・静かで，できれば薄暗い環境を準備する ・臥位または座位で，安楽な姿勢をとらせる ・緊張の生じやすい部位を緊張させ，その感覚を確認してもらう ・目を閉じ，口は力を抜いて半開きにしてもらう ・四肢の力を抜き，ゆっくり深呼吸させる ・全身の筋を弛緩させる ③睡眠導入に音楽を用いる	・好みの香りを活用し，入眠しやすい環境を整える ・入眠時に音楽を静かに流す
催眠剤の使用		使用せざるを得ない場合には，医師の処方により正確に与薬する	・高齢者の場合，排泄機能の低下により薬が体内に蓄積される場合があるので，十分な観察が必要である

❹ 観察・評価の視点

　睡眠に影響を与える因子の項目をもとに，特に，①熟睡感が得られたかどうかの確認，②肩こり，頭痛などの随伴症状などの主観的情報の確認，③睡眠状況の観察，④昼寝の有無や程度の観察――などの客観的情報から，アセスメントや援助方法が適切であったかどうかを評価することが必要である．

④ 健康教育

　これまでの学習の中で，高齢者は熟睡感を得にくい状況にあるということが理解できる．その要因として生理的，心理・社会的なことなど様々な視点が考えられるが，睡眠は生活習慣の一側面であることから，不眠の原因を自覚し自分自身でコントロールすることが，健康な生活を維持することにつながる．そのためには規則正しい生活スタイルの習慣化がもっとも重要である．
　具体的内容としては，以下の3点が重要となろう．
　① 規則正しい食生活と規則的な睡眠スケジュールを守る．
　② 規則正しい軽い運動を毎日行う．
　③ できるだけ午前中に太陽の光を浴びる．

4 清潔・身だしなみを促す看護技術

① 基礎知識

　身体の清潔を保持することは，健康的な生活を営むための条件の一つである．清潔であることは身だしなみを整えることにもつながり，その人自身が爽快であるばかりでなく，他人にもよい印象を与え，社会生活での他の人々との交流を活発にするきっかけにもなる（表3-8）．しかし老化や季節・気温の変化に伴う乾燥や不清潔などのために，皮膚の乾燥，瘙痒感，皮膚炎，かぶれ，褥瘡などが発生しやすい．したがって高齢者が清潔を保持するための援助を行う際には，①清潔に対する対象の意思や習慣を尊重しつつ，必要とされる清潔の保持を図る，②清潔の保持が自力でできるように援助の方法を工夫する（自力で清潔の保持が不可能なときは，適切に援助する），③皮膚の状態に配慮し，皮膚トラブルを解消・予防する――が必要になる．また高齢者は様々な運動機能障害のために，自分で身体の清潔を保持する行為が難しいうえ，認知症などによって身体や身辺の清潔に対する関心や意欲の減退などがみられるので，個々のニーズをとらえ，適切な援助を行うことが必要である．本節では，清潔および身だしなみのケアとして入浴，口腔，足浴（爪の手入れ），耳・眼・鼻のケアならびに衣類の選択・服装について述べていく．

表3-8　清潔ケアによってもたらされる意義

一般的な清潔意義	〈生理的意義〉 ・疾患に対して改善の方向性をもつ ・体が楽になり，気持ちがよくなる ・新陳代謝の促進（体の働きを整え，自然治癒力を促進させる） ・人間の代謝によって生じた分泌物を取り除くことで，人体の正常な働きを促すことができる ・皮膚の「保護作用」「知覚作用」「体温調節作用」「呼吸作用」「分泌作用」「吸収作用」などの機能を促す ・感染予防（皮膚疾患の予防） 〈心理的意義〉 ・気分転換（リフレッシュ）が図れる ・生活習慣としての行い ・行楽（嗜好・娯楽）のため→温泉を楽しむなど 〈社会的意義〉 ・社会性の維持（対人関係を円滑にする，他者に対して不快感を与えない）
対象に対して清潔ケアを行う意義・目的	〈生理的意義〉 ・皮膚，粘膜，運動機能を観察する ・廃用症候群，褥瘡の予防 〈心理的意義〉 ・生きる意欲や闘病意欲を促す ・対象とのコミュニケーションを通し関係性を深める，情報を得る

② 日常みられる問題

　高齢者は，加齢により心身の機能が低下し免疫力の低下も伴うため，感染症を引き起こしやすくなる．また顕著にみられる症状として，皮膚の弾力・伸展の低下に伴う瘙痒症や不顕性の誤嚥による肺炎があげられる．これらは高齢者が健康を維持していくうえで日常生活に大きな影響を受ける．一方，清潔観念の変化や清潔についての関心・意欲の減退や日常習慣動作である清潔行為を他者に頼んで「してもらう」ことへの遠慮なども生じ，身だしなみへの関心が薄くなってくる．さらに，加齢による運動機能障害によって清潔を保持するための行動を自分で行うことができなかったり，認知症によって清潔を保持する意思が低下したりすることがある．そのため，高齢者に対しての清潔の援助は非常に重要なケアになってくるが，高齢者の様々な変化は長い日々を重ねて積み上げられてきたものであるため，いきなり「清潔が大切です」といって援助を行うことが，その人の清潔を保持することにつながるとは限らない．なぜならば，清潔行為は毎日の日常生活の中で培われる行為であり，十人十色のこだわり行為であるからである．看護師はそのことを肝に銘じて高齢者に関わることが必要である．

　ケアの目的を達成するだけの援助では，対象の満足感や達成感，爽快感を得ることはできない．したがって，看護師として様々な看護技術の手順や方法を自らのスキルとして蓄えておくことは，ケアを行う際にバリエーションをもたせ，臨機応変な対応が可能になることから，非常に大切なことである．

　しかしながら，高齢者の援助においてそれ以上に重要なことは，その人のこれまでの生活背景や生活スタイルを把握した上で，ケアが生活の中に「うまく溶け込むように」すること，あたかも「ついでに」できてしまったかのように，「さりげなさ」を演出すること，時には「見守る」ことである．すなわち，看護師のケアそのものが一人歩きをしてはいけないということである．対象の持っている力を最大限に生かし，自分でできていることは継続してもらい，できないことはできるように工夫をすることで生活レベルを維持してもらうことが大切である．看護師は常に対象を知るためのアンテナを張り巡らし，個々の対象がもつニードをとらえ，適切な援助を考え，行っていくことが必要である．

③ 看護技術

　高齢者の清潔・身だしなみを促す看護技術の中で，入浴，口腔（義歯），足浴・爪の手入れ，耳・眼・鼻，衣類の選択・服装について以下に述べる．

入　浴

1 アセスメントのポイントとその根拠

　入浴援助は全身状態の観察を行うよい機会になる．また，入浴援助でのコミュニケーションを通じて対象の精神状態を把握することもできる．必要な情報を得て適切なアセスメントを行い，援助につなげることが重要である．

〔1〕全身状態の把握

（1）入浴前のバイタルサインの測定

　入浴は全身への生理的影響が大きく，エネルギーの消耗が激しく，循環器系への影響も大きいため，健康を障害した高齢者の場合は特にバイタルサインが安定しているかを確認する．入浴中に呼吸や顔色の変化，意識消失，動きの変化など（歩き方・手の動かし方など）の症状がみられる場合には，すみやかに入浴を中断する判断が必要である．

　特に既往歴として循環器疾患，呼吸器疾患，脳血管疾患のある高齢者にとっては，脱衣室と浴室の温度・湿度の差や浴槽内の湯温の高さが身体へ大きな影響をまねくことがある．ただし，入浴による発汗や老廃物の体外排出などの生理作用は個々によって違いがあり，決して一律ではない．一人ひとりの高齢者にとっての適度な度合いを知りつつ援助することが必要である．

（2）身体状態の把握

　疲労していないか，運動直後でないか，飲酒直後でないか，食事直後でないか，空腹時でないか，気分がすぐれない状態でないか，などを把握する．

（3）皮膚の観察

　高齢者の皮膚は老化に伴い皮膚感覚が鈍磨するため，自覚症状がはっきりしないことがある．乾燥・発赤・湿疹・ただれ・かゆみの有無など，自覚症状および他覚症状の観察を行うことで褥瘡の予防や早期発見につながる．仙骨部，肩甲骨など褥瘡ができやすい部位は特に注意して観察することが必要である．入浴時のこれらの観察が皮膚疾患や感染症，褥瘡，尿・便失禁による皮膚トラブルなどの早期発見につながる．皮膚の観察を行うことができない場合は，観察のポイントを援助者に伝え，観察したことを報告してもらえるよう常に情報交換しあえる体制をつくることも重要である．

（4）身体レベルの確認

　浴室内転倒などの危険を防止するために，対象の健康状態，歩行の安定度，握力の程度，姿勢保持の程度，麻痺の有無を適切に把握しておく．また入浴が生活リハビリを兼ねている場合においても，対象自身ができること，できないこと，援助することで可能になることを把握することによって，より効果的な方法を選択することができる．

〔2〕精神的・社会的効果

　入浴は直接体を湯で洗い流すため，皮膚の生理機能を十分に発揮させることができ，新陳代謝が活発になる．さらに温熱刺激により心身をリラックスさせる効果があり，爽快感を得ることができる．対象にとっての入浴へのこだわりや魅力，求めるものが何かを把握しておくことは，その人の生活習慣・価値観を理解することにつながる．また，入浴は緊張をやわらげる精神安定効果があるため，普段の生活ではなかなか人に話せないことも入浴中には話せてしまうこともある．そのため対象との円滑なコミュニケーションが図れる場の一つとなるため，大いに活用し日常生活の援助に役立てることができる．

❷ 看護目標

（a）清潔の保持ができる

（b）安全・安心・リラックスして入浴することができる
（c）生活習慣にそって入浴を楽しむことができる

3 実施方法

[使用物品]
　下着，寝衣，バスタオル（1枚），
　フェイスタオル（1枚）

[手　順]
　表3-9に示す．

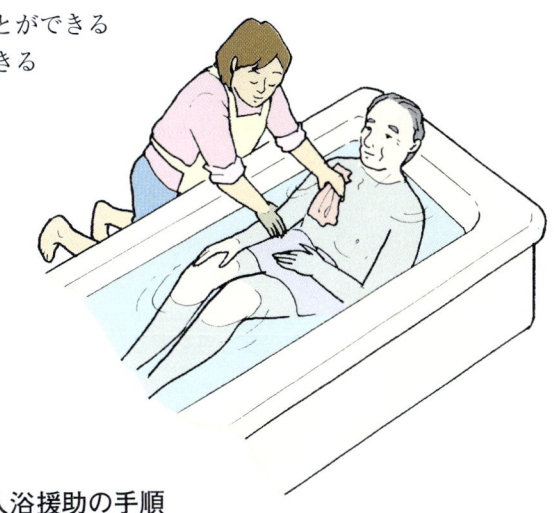

表3-9　入浴援助の手順

目的	理由・根拠	看護師の行動	注意事項
入浴に関する情報収集	入浴習慣を維持することが入浴を楽しむことにつながるため	・今までの入浴習慣について，入浴する時間帯（朝夕）・所要時間・湯温・湯量・入浴に対する思いなどの情報収集を行う ・浴室・脱衣室の室温を確認する	・意識的な情報収集にとらわれず，さりげない会話の中から必要なことを把握する
入浴の準備		・対象の入浴習慣を尊重し，入浴の承諾を得る ・バイタルサインの測定，身体の状況や気分など異常がないことを確認し，入浴できる状態かどうかの判断をする ・排尿・排便の有無を確認し，必要な場合は済ませておく	・脱水が起きないように，食前・食後1時間の入浴は避けることを確認する
入浴環境の整備	安全・安楽な入浴のため	・安全の確認，物品の確認，周囲の整理整頓を行う ・脱衣室・浴室内の物品の配置や距離，手すりの位置，ナースコールの位置を把握する ・入浴可能な湯温・室温（湯温40度程度とし，浴室温度は22〜25度）が保たれたら浴室へ誘導する ・脱衣を行い，露出する部分をバスタオルで保護する	・42度以上の湯に入ると交感神経が刺激され，末梢血管が収縮し，血圧が上昇し，心臓に負担がかかるため，高血圧や動脈硬化のある対象には高温の入浴は好ましくない．また，温熱刺激が強すぎると疲労をまねくため注意が必要である ・皮膚温の低下の予防につとめ，寒気を感じさせないように配慮する

表3-9 入浴援助の手順（つづき）

目的	理由・根拠	看護師の行動	注意事項
浴室内での事故予防	安全・安楽な入浴のため	・対象が転倒しないように注意する ・手すりを使うこと，滑らないように石けんを流すことを伝える	・浴室環境は危険が多い．やむを得ず介助から離れる時は，介助を代行してもらうように他の人に伝え，本人にもこの場を離れることを必ず伝える
コミュニケーションをとりながら，身体を洗う	対象の安心感を得るため	・洗う順番は本人と相談し，自分自身で清潔を保持できるように，対象ができること・できないこと・援助を必要としていることを判断しながら援助する ・皮膚の観察を行う	・入浴時間は5〜15分ほどが適切である．時間を見計らいながら援助する度合いを考慮する
脱浴と着衣の援助	入浴での疲労に配慮するため	・適切な入浴時間を伝える ・本人のペースに合わせながら，湯冷めしないようにすばやく水分をふき取り皮膚をよく乾燥させて着衣をすすめる	・入浴時間が長すぎると疲労をまねく ・脱浴後，身体のバランスをとりにくい場合には，椅子に座るようすすめ，安全に配慮する
身体症状のアセスメント	身体への影響の早期発見のため	・保温に留意し，30分ぐらいはゆっくり休むように告げる ・入浴後の身体の状況，気分などを確認し，水分をとることをすすめる	・温熱作用による血圧変動，循環促進（脈拍の増大），多量の発汗による身体への影響に留意する
入浴後の整容	爽快感や満足感を得るため	・頭髪を乾燥し，整髪する	・本人に鏡を持ってもらい，身だしなみを整えることへの意識づけに働きかける

❹ 観察・評価の視点

〔1〕実施前
以下のような項目について観察する．
　①バイタルサイン
　②呼吸状態
　③全身の皮膚の状態
　④前日・当日の体調の状態
　⑤対象の入浴についての受け止め方
　⑥入浴についての生活習慣情報
評価：入浴でき得る状態であるか判断する．

〔2〕実施中
以下のような項目について観察する．
　　①呼吸状態
　　②脈拍
　　③顔色，表情，対象の訴え
　　④身体の汚れが除去できているか
　　⑤姿勢の変形
　評価：入浴を継続するか，シャワー浴に切り替えるか，あるいは入浴時間を短縮するかを判断する．

〔3〕実施後
以下のような項目について観察する．
　　①バイタルサイン
　　②呼吸状態
　　③全身の皮膚の状態
　　④顔色，表情，疲労感，対象の訴え
　　⑤ふらつきの有無
　　⑥口渇の有無
　評価：身体の汚れが除去できているか，爽快感の有無について確認する．また，①〜⑤の程度によって，次回の入浴援助の改善点を考える．

口腔（義歯）ケア

1 アセスメントのポイントとその根拠

　口腔の清潔を保つためのケアの目的は，齲歯や歯周疾患などの口腔疾患の予防，舌苔や口臭を防ぎ爽快感を得ること，呼吸器疾患などの二次感染を予防することなどである．また口腔内唾液分泌を促し歯垢の除去を行うことで，口臭や細菌繁殖を予防する．日常的に誰に対しても行われるケアであるため，生活のリズムを整え，食事の摂取量を増し栄養状態を良好に保つ役割もある．
　さらに，歯牙の欠損によって義歯を使用している高齢者への口腔ケアは，対象の口腔内の状態を十分に観察するとともに，義歯の取り扱いについても留意する必要がある．以下に，義歯を装着している対象への口腔ケアを説明する．

2 看護目標

（a）口腔の清潔を維持（齲歯・歯周疾患を予防）することができる
（b）唾液の分泌を促し，口腔内の自浄作用を促進する
（c）爽快感・満足感を得ることができる

3 実施方法

[使用物品]

歯ブラシ（毛先のやわらかいもの，柄付きスポンジ），歯磨き粉，コップ，タオル，手袋，（必要時綿棒，ガーグルベースン）

[手　順]

表3-10に示す．

表3-10　口腔（義歯）ケア

目的	理由・根拠	看護師の行動	注意事項
口腔ケアに関する情報収集	適切なケア方法のため	・ケアの方法（体位・物品・方法）について確認する ・本人に協力が得られる行為や動作については承諾を得る	・負担のない体位をとるようにし，側臥位の場合は背部が安定するよう枕を用いて姿勢の保持を行う ・体位によって使用する物品や方法が異なるため，安全性に配慮する
口腔ケアの準備	安全に行うため	・ベッドや衣服が汚れないようにタオルを敷く ・対象が自分で義歯をはずせるときは，はずしてもらう．はずすのが困難な場合は，介助者が必要に応じて手袋を使用し，歯肉と義歯の間に空気を入れるように左右に少しずつずらしてはずす ・コップに水または微温湯を入れて含嗽し，口腔内を湿らせる	・プライバシー保護のためスクリーンをする ・義歯は高価で代用がきかないので，破損・紛失には十分注意する ・義歯を取りはずす際にいきなり引っ張ると，破損したり口腔内を傷つけることになるため丁寧に扱う ・湿っていないと，口腔内を傷つけるおそれがある ・含嗽時に誤飲や誤嚥することを考慮し，一度に多量の水を含ませないようにする ・ガーグルベースンは口の近くに置き，含嗽後すぐに吐き出せるようにする
口腔・義歯の洗浄		・義歯を取りはずしたら，歯ブラシで丁寧にブラッシングし，残存歯や歯肉，頰内を洗い，食物残渣を除去する ・取りはずした義歯は，歯ブラシ（義歯清掃用歯ブラシ）で洗うか，または義歯洗浄剤などで掃除をする ・自分で歯磨きができる時は，あとで磨き残しがないか確認する．鏡を渡し，本人にも確認してもらう	・対象の反応を確かめながら行う ・義歯の取りはずしを見られることに対しての羞恥心に配慮し，自分で取りはずせる場合には協力してもらう ・義歯の洗浄が不足すると，カンジダの増殖・床下粘膜の義歯性口内炎を起こすことがある ・歯みがき粉を用いて掃除すると義歯を研磨し，破損の原因になる ・義歯洗浄剤を使用する時は，洗浄液を誤飲しないよう，ふた付き容器に入れ，さらに「洗浄中」などのメモをつけておくとよい ・金具の接続部やバネ付近など汚れがつきやすいところは特に丁寧に洗う ・歯磨きが自分でできない場合は，対象の状況に合わせて少しずつ進める ・出血の有無および磨き残しがないか，歯肉の状態やかみ合わせ，ぐらつきの有無の観察を行う

表3-10 口腔（義歯）ケア（つづき）

目的	理由・根拠	看護師の行動	注意事項
義歯の保管	紛失防止	・夜間の義歯の取り扱いは，乾燥を防ぐために水の入った容器に保管し，氏名の記載をしておく	

❹ 観察・評価の視点

〔1〕実施前
以下のような項目について観察する．
　①口腔内の状態の観察：残歯配列の確認，かみ合わせ，歯茎の状態，出血の有無，齲歯の有無，口内炎の有無，舌苔の有無，歯垢の有無など
　②口臭の有無
　③残渣物の有無
　④義歯による歯肉の刺激の有無
　⑤口腔清潔の生活習慣情報を得る
　⑥対象の意欲
評価：口腔内の状態をアセスメントし，適切な口腔ケアの方法を考える．

〔2〕実施中
以下のような項目について観察する．
　①歯ブラシの使い方
　②残渣物の有無
　③出血の有無
評価：歯ブラシを正しく使用できているか，口腔からの排出物の性状（残渣物・出血など）を観察しながら，ブラッシング方法を工夫していく．

〔3〕実施後
以下のような項目について観察する．
　①口腔内の状態の観察：残歯配列の確認，かみ合わせ，歯茎の状態，出血の有無，齲歯の有無，口内炎の有無，舌苔の有無，歯垢の有無など
　②口臭の有無
　③残渣物の有無
　④対象の反応
評価：対象と一緒に口腔内の残渣物除去，出血の有無，爽快感が得られたかどうかなどの確認を行う．

足浴・爪の手入れ

1 アセスメントのポイントとその根拠

　足浴は，必要物品が少なく短時間で行えるケアのため，入浴ができず清拭だけで清潔を保持している対象にとっても入浴気分が味わえ，気分が爽快になり精神的な安らぎを得る効果がある．また，足を直接温めることで末梢循環を促進し新陳代謝を高めることができる．

　爪の役割は，手足の指先の保護・手足の指先の形を整える・手足の指の腹に加わる力を支えバランスをとる・細い物をつかむ・指先の感覚を鋭感にする，などがあげられる．

　高齢者の爪は肥厚していることが多い．これは爪への血液供給の減少ならびに栄養不良から起こりやすいとされており，爪は縦の線状が増えて硬く，もろく割れやすい状態になる．また，足の爪が3mm以上肥厚すると爪の役割が機能しにくくなる．そのため，足浴と爪の手入れを同時に行うことで相乗効果があるといえる．

　認知症高齢者の場合は裸足で歩くことがあるので，常に足部全体の観察を行う必要がある．寝たきりの高齢者の場合は足に体重をかけることができないため，陥入爪を引き起こしやすく，爪のケアをしっかり行っておくことは，将来歩くことのできる健康な足づくりの基本につながるため，留意しておく必要がある*．

2 看護目標

（a）足の清潔の保持ができる
（b）足をセルフケアすることができる
（c）爽快感を得ることができる

3 実施方法

[使用物品]
　バスタオル（1枚），たらい（バケツ），防水シーツ，ガーゼ，石けん，やすり，ニッパー

[手　順]
　表3-11に示す．

---

*2007年6月，北九州市の病院で看護師が入院患者（認知症高齢者）の爪をはがす虐待があったとして同看護師が傷害容疑で逮捕，起訴された．この事件に関し，日本看護協会は関係者らから情報収集した結果，「当該看護師の行為は虐待ではなく看護実践から得た経験知にもとづく看護ケアであり，患者によりよいケアを提供したいという専門職としての責任感に基づいた積極的な行為である」という見解を表明した．また，川嶋みどり日本赤十字看護大学教授は「足の爪のケアは優れて療養上の世話であり，萎縮せずにケアを実践してほしい」と訴えた．
　裁判では，一審で懲役6カ月，執行猶予3年の有罪とされたが，控訴審で逆転無罪となった．
　足（爪）の特徴やそのケアの特殊性はまだ広く周知されていないのが現状である．十分に確立されていないケアは日々の看護実践を積み重ね・検討を重ねた上で，より適切なケアに結びつけていく必要がある．また，ケアについての患者や家族のコンセンサス，看護師同士の情報交換・共通認識を図っておくこともリスク回避の上では不可欠となる．

表3-11 足浴，爪の手入れ

目的	理由・根拠	看護師の行動	注意事項
足浴実施前の準備	生活習慣を把握した上での足浴方法（体位・洗い方・時間帯）を考える	・どのような方法で足浴を行うのが最も適切なのかを対象と一緒に考え，足浴への説明と承諾を得る	
足浴の実施	スムーズなケアと異常の早期発見のため	・必要物品を準備し，使いやすいように配置する ・膝部まで衣類をあげ，バスタオルで膝部周辺を覆う ・身体の異常を早期発見できるように，対象の顔を観察できるようなセッティングをする ・防水シーツの上にたらい（湯温39〜40度）を用意する ・湯の温度が適切であるか確認する．若干ぬるめの湯を準備し，さし湯をしながら温度調節をしていく ・足をゆっくり湯につける ・爪の周囲・踵部・趾間は，特に丁寧に洗う．趾間を洗う際は，ウォッシュクロスでは細部まで十分に洗えないため，趾間を開いてガーゼで丁寧に洗う ・片手で踵部を固定し下腿を下側から支持し，片足ずつ湯をかけ，バスタオルの上に両足を置き，たらいを取り除き，水分を拭き取る ・足部の観察（発赤・色・乾燥・浮腫）を行う	・足を他人に見られたり触られたりすることは，恥ずかしいことであるため，羞恥心に十分配慮する（必要時はスクリーンをする） ・足の露出は，体温の低下につながるため，バスタオルをかけるなどして保温に配慮する ・安定した体位がとれているか確認する ・麻痺があったり意識のない対象の場合は，ピローなどで足を固定する ・直接肘を湯につけて温度を確認する．特に足背は，温度に敏感であるため，湯の温度が40度以上であると熱く感じる ・足にクロスをかけ湯をかけることで保温効果が得られる ・臥位の体勢で行っている時は足元は視界外であるため，予期しない動作に驚き，循環動態に変化が生じることがある．そのため一つひとつの動作を行う際には，必ず動作の説明をする ・足の皮膚が柔らかくなっており，傷つきやすくなっているため注意する ・洗う時に両足を一度に上げると対象に負担をかけることになる ・バケツを使用する際は，手技範囲が広がることから周りに湯が飛び散ることを防ぐことができ，また短時間で行えるなどの利点がある．深底のため洗いにくい場合は片足ずつ入れて洗うなどの方法をとる
足浴後の爪の手入れ	深爪にならないよう，体重を支えられる程度に爪を整える	・必要時ニッパーで爪を切り，やすりで爪の形（スクエアオフ・カットは爪の強度を保つことができる）を整える（図3-5〜3-7）．この時，やすりの往復がけは行わず，爪に対して90度の角度で，一方方向にやすりを動かす	・爪切りを用いると二重爪の原因になる可能性がある．また肥厚した爪に亀裂が入り，歩行を妨げる原因になることもある．爪は体重を支える機能をもっており，深爪によって爪に過度の体重がかかることがあり，陥入爪を引き起こす可能性があることから，爪の切りすぎには注意する

表3-11 足浴，爪の手入れ（つづき）

目的	理由・根拠	看護師の行動	注意事項
保湿	足浴による足の水分・油分の減少防止	・保湿液，保湿クリームの順に塗布する	・皮膚の老化から保湿機能の低下が著しく，皮膚の乾燥から起こるひび割れを防ぐためにも，意識的に保湿を心がけることが必要である

＊やすりの作り方
細い平板を用意し，板の両表面に紙やすりを張り付ける．やすりは，感染予防のためにも1人1本専用のものを作っておく．

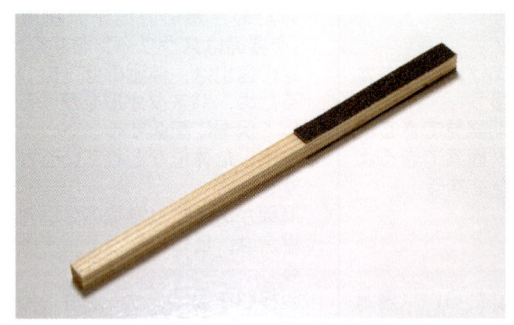

片面ずつ目の粗い紙やすりと，目の細かい紙やすりを両面テープか木工用ボンドで張る．紙やすりの表面がすれてきたら，新しい紙やすりに張りかえる．

図3-5 やすり

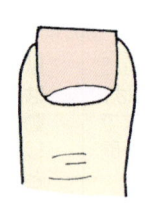

角を少し落とす

スクエア・カット　　スクエアオフ・カット

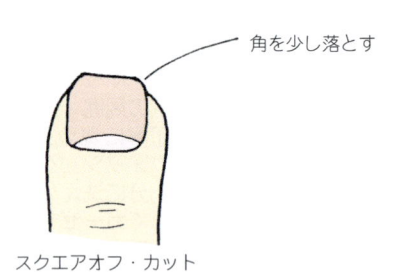

図3-6 爪の形

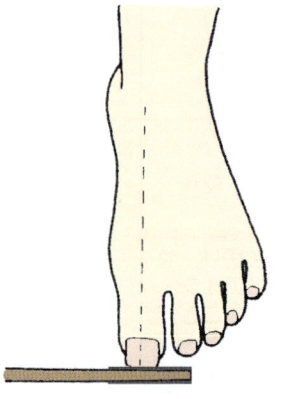

爪に対し90度にやすりを当てる．
深爪は，陥入爪になる可能性があるため注意する．

図3-7 やすりの当て方

4 観察・評価の視点

〔1〕実施前
以下のような項目について観察する．
　①血圧
　②足の状態（皮膚の色・伸展，傷の有無，足の形・外反母趾などの有無，爪の色・形）
　③白癬の有無
　④対象の顔色・反応
　評価：足の状態をアセスメントし，どの部分をケアしていくかについて伝える．

〔2〕実施中
以下のような項目について観察する．
　①対象の顔色・表情・反応
　②対象が足に力を入れる度合い
　③足の状態（皮膚の色・温度）
　④疼痛の有無
　評価：血圧低下に注意し，顔色不良に注意する．気分が悪くなった時は横になって休んでもらうよう配慮するか，あるいは足浴を中止することを判断する．

〔3〕実施後
以下のような項目について観察する．
　①血圧の変動
　②足の状態（皮膚の色，傷の有無，足の形・外反母趾などの有無，爪の色・形）
　③疲労感，対象の訴え
　④湯の汚れ具合
　評価：足の汚れ（角質・ほこり）の除去が行えたかどうかや対象の爽快感の訴えなどにより，足浴の効果を確認する．

耳・眼・鼻のケア

1 アセスメントのポイントとその根拠

　耳は老化によって耳道腺の数および分泌の減少がみられ，これに伴い外耳道が乾燥しやすくなり，耳垢の排出を妨げることがある．また，耳垢は乾燥しやすく外耳道をふさぎ伝音性難聴の原因にもなるため，定期的に取り除くことが必要である．
　眼については，眼脂の量や色，眼の周辺の皮膚の状態の観察が大切である．眼疾患によって眼脂が多くなり，涙の量も多くなることから，感染予防のためにも眼周辺のスキンケアにつとめることが必要である．

2 看護目標

耳・眼・鼻の清潔を維持することができる

3 実施方法

[使用物品]
　フェイスタオル（1枚），たらい，ガーゼ，石けん，綿棒，ティッシュペーパー

[手　順]
　表3-12に示す．

表3-12　耳・眼・鼻のケア

目的	理由・根拠	看護師の行動	注意事項
耳・眼・鼻のアセスメント	耳・眼・鼻の状態を観察し，どの部分の汚れが顕著であるかを把握するため	・耳を観察する時は，側臥位にすると室内の採光によって，外耳道の観察がしやすい ・座位の場合は，ペンライトを用いるとよい	・他人に顔を触れられることをとても不快に感じる人もいるので，必ずこれから行うことを伝えてから触れるようにする
対象のセルフケア能力の把握		・毎日行う洗顔後，入浴時や入浴後に耳・眼・鼻の手入れをすすめる ・このとき，対象の行動をみながら，汚れが取りきれていないところがあれば本人に伝え，必要時に援助をする	・入浴時や入浴後は，浴室内の湿気で耳・眼・鼻の汚れがふやけて除去しやすくなっている
耳の清潔ケア	聴力保持や身だしなみを整えるため	・絞ったタオルで耳介および外耳道を拭く ・耳垢の除去は粘膜を傷つける可能性があるため，力の入れ具合や，道具（耳かきなど）の挿入の程度を本人に確認しながら行う ・耳毛は聴力保持や身だしなみのためにもハサミで切る	・耳垢は綿棒か耳かきでそっととるとよい ・綿棒を使用する時は，外耳道に沿うよう除去する（太い綿棒を使用すると耳垢を奥に押し込むことになるので注意する．） ・耳垢が乾燥して固くなっている場合は外耳道を傷つけることがあるので，無理に除去しない

3．生活を援助する看護技術　55

表3-12　耳・眼・鼻のケア（つづき）

目的	理由・根拠	看護師の行動	注意事項
眼の清潔ケア	感染予防と身だしなみを整えるため	・眼脂や涙で眼の周辺が汚れやすいため，眼を閉じてもらい，ガーゼを微温湯に浸して，目頭から目尻の方向に拭き取る． ・洗顔後に微温湯を含ませたガーゼを目頭あたりに置いておくと痛みを伴うことなく，拭き取りやすい	・起床時には眼の汚れがひどく眼脂が乾燥し除去しづらくなっていることがある ・眼の状態，および眼脂の性状の観察を行うことで眼病の発見につながるため，対象の眼の状態を知っておく
鼻の清潔ケア	感染の予防と身だしなみを整えるため	・鼻汁の分泌がみられる時は，ティッシュペーパーまたはやわらかい布で鼻をかんでもらう ・鼻垢が乾燥していて取りにくい時は，綿棒を湿らし，鼻粘膜を傷つけないように丁寧に掃除をする ・鼻毛が伸び過ぎている時は安全バサミ（先の丸いハサミ）で切る	・鼻の状態および鼻汁の性状を知っておく．また，鼻出血がある時は，貧血やその他の症状が関係していることがあるため，鼻出血の量および回数の観察が必要である

❹ 観察・評価の視点

〔1〕実施前
以下のような項目について観察する．
　①耳・眼・鼻の状態（耳垢・眼脂・鼻垢の有無やそれらが湿潤しているか乾燥しているかの観察，色・性状）
　②耳・眼・鼻周辺の皮膚の状態（発赤・湿潤の有無・ただれの有無・スキントラブルの範囲）
評価：汚れが多い部位や性状を確認し，ケアの方法・手段を考える．なおデリケートな部分のケアのため，周囲に対しての配慮に心がけ，安全に行える環境づくりを考慮する．

〔2〕実施中
以下のような項目について観察する．
　①疼痛の有無
　②出血の有無

③対象の反応
④除去したものの性状

評価：痛みがないように，慎重かつ時間的余裕を持って行う．疼痛が生じた場合はしばらく時間をおき，様子をみて再度行う．

〔3〕実施後

以下のような項目について観察する．
①汚れが除去できたか
②出血の有無
③対象の反応

評価：汚れが除去できたかを対象に確認してもらう．一度だけでは汚れの除去が困難な場合，時間をおいて再度行うとよい（ただしこのケアのためにあえて時間をつくるのではなく，洗顔・入浴などの生活行動の中で一緒に行うことにより，対象が快くケアを受け入れてくれる場合がある）．

衣類の選択・服装

1 アセスメントのポイントとその根拠

家庭や施設では，寝衣のままで1日を過ごすことになりがちである．また，人と会う機会が少なくなると衣服や身だしなみへの関心も薄くなる．1日中同じ服装で過ごすと，昼夜の区別があいまいになり，生活リズムが崩れる可能性がある．そこで，起床後には着替えをし，洗顔・整髪というように身だしなみを整える行動を繰り返すことによって，生活にハリやリズムをもたせるようにする．自分の身だしなみに気を配ることは，積極的に自分らしく生きることにつながり，日常生活によい意味での緊張感をもたらしてくれる．TPOに合った衣類を自分で選び，自力で着替えを行うことが高齢者の喜びにつながるならば，日常生活はより豊かになるであろう．看護師はこれまでの生活習慣やその人が大切にしてきたことを十分に汲み取り，本人と話し合いながら着替え・服装への援助をしていくことが必要である．

2 看護目標

（a）自分に似合う衣服を選ぶことができる
（b）気候・季節に合った衣服を着ることができる

3 実施方法

[使用物品]
　表3-13の手順の中に示す．
[手　順]
　表3-13に示す．

表3-13 衣類の選択

目的・条件	理由・根拠	衣類選択のポイント	注意事項
対象に合った衣類を用意し，本人あるいは家族に情報を提供する	衣類は個性を演出するものであるため	対象の体型の変化に応じた衣服を準備する ① 着脱が楽で，生活行動に支障をきたさなくて便利なもの ② 温度調節のできるもの ③ 安全な素材・デザインのもの ④ 洗濯がしやすく丈夫なもの ⑤ おしゃれで，心が華やぐもの ⑥ 本人が気にしている体の欠点をカバーできるもの	・高齢になると，「肩幅が狭くなる」「胸・腰囲が同寸法になる」などの体型の変化があらわれてくる．そのため，着脱が楽で着心地がよく，その人らしさを表現できるようなおしゃれを援助することが必要である
着脱がしやすいもの	着脱はできるだけ自分で行えるようにする	① 前開きあるいは衿ぐりにゆとりのあるもの ② ボタンは大きく平らで中央にくぼみがあり，指にひっかかりのあるもの	・ボタンは最小で直径1.5cmくらいのもの
着ていて楽なもの	体に合わない衣類は，着ているうちに不快になるため	① 適度にゆとりのあるもの ② 軽いもの ③ 体型や施設に合わせたデザイン	・体力のない人には服の重さが負担になる．厚手のものを1枚着るよりも，薄手のものを2枚着る方が暖かい．また，綿，麻は重いので，軽いナイロンやアクリルとの混紡にすると軽くなる
温度調節が簡単にできるもの	高齢になると，体温調整の機能が衰え，体温の変化を感知する能力が低下するため	① ケープ，ベスト，ひざ掛け，スカーフ，帽子などを用意しておく	・麻痺側は血行が悪く冷えやすくなるため，手軽に着脱ができるものをそばに用意しておく必要がある
安全性に問題がないもの	衣服による事故を防止するため	① 衣服による転倒がないように，裾の長さを短めにしたり，すべらない靴下を用意する ② 袖の形が小さいもの ③ 化学繊維の割合を多く含んでいる素材は避ける ④ 蛍光塗料のついたシールを衣服の一部につけておく	・袖が手関節まで長いと，ガスコンロの火が衣服に点火したり鍋をひっくり返すことにつながる危険がある．また，化学繊維は火災時に熱傷の被害が大きい

表3-13 衣類の選択（つづき）

目的・条件	理由・根拠	衣類選択のポイント	注意事項
明るい色柄	顔の近くに明るい色があることで，顔色がきれいに見えるため	加齢とともに皮膚色がくすんでくるため，本人と相談の上，その人に合う明るめの色を用意する	
体型をカバーするもの	本人が気にしている体の欠点をカバーするため	着やすさだけでなく，体型をカバーしてくれるものなど，効果的な服装の選び方をアドバイスする	・衣服にプリーツがついているものを選んだり，スカーフ・アクセサリーを使うことで気にしているところへ他者の目線をそらす効果がある
おしゃれをする喜びへの援助	他者からよい評価を受けることによって，おしゃれに磨きがかかり生活の彩りになるため	① 1日に数回（排泄後など），鏡の前に立ち，身だしなみのチェックを手伝う ② 「素敵ですね」など，その人の服装についての言葉をかける ③ 対象の好みや本人の個性を引き出せるような衣服選びに配慮する	・一人ひとりの身体状況を考慮し，個性に合った似合うものを選ぶことが，対象のおしゃれをする喜びを引き出し，生活に彩りを添えることにつながる

④ 健康教育

　高齢者の全身の清潔保持について述べてきたが，以下は口腔ケアが生活全体におよぼす効果について述べる．

　上述の看護技術（口腔ケア）では，口腔の清潔を保つケアの目的として細菌除去を目的とした内容を盛り込んだ．では口腔の清潔を保持していくことによって，日常生活にどのような変化がもたらされるのであろうか．それは第一に，口腔内の保清による口腔機能の回復・促進があげられる．このことにより唾液分泌が促進され，咀嚼・嚥下機能の改善につながる．第二に，口腔感覚が亢進し，触覚・味覚などの感受性を高めることができる．第三に，舌の動きがよくなることから発音がしやすくなり，言葉が明瞭になるとともに審美性の維持回復につながる．

　以上のことは，口から食物を食べること，おいしく食べること，楽しく話すこと，表情が豊かになること，他者との円滑なコミュニケーションをとることに結びつき，高齢者の生活により豊かさと彩りを添えるものとなる．したがって看護師は対象者やその家族に対し，生活リズムにそった口腔ケアを推進し，その中で工夫改善すべき点をともに考えていく姿勢をもち，高齢者の日常生活の充実へ向けた援助を行うことが必要である．

5 活動を促す看護技術

① 基礎知識

〔1〕生理的特徴
　人は加齢とともに反射や筋肉運動が鈍くなり，精神運動機能（例えば反応時間，手・指の器用性）が低下する．その背景には，運動機能の発揮を支える筋肉，骨・関節，脳神経の機能低下がある．筋肉は筋線維の数の縮小および萎縮により，筋重量が減少する．骨は海面骨で菲薄化および皮質骨での内膜面の海面下や，ハバース管の拡大により強度が低下し骨折しやすくなる．関節は，退行性変化をきたし可動域が低下する．脳においては，脳神経間の連絡の悪化および前頭葉の萎縮により，意欲低下や情報処理能力の低下が起こる．

〔2〕心理的・社会的特徴
　高齢者は配偶者や友人との死別，仕事および社会的役割の縮小や喪失等を体験することが多くなる．そのうえ身体的健康の危機が増大し，活動が不活発になりやすい．
　その一方で，高齢期に友人関係やスポーツ・趣味仲間との新たなネットワークが形成された場合，生き生きとした活動的な生活を送ることができる．ある調査によると，60歳以上のほぼ半数が社会参加活動への意欲を示しており，その理由に「生活に充実感を持ちたい」とする者が半数を超えていた[1]．つまり高齢者において社会参加がQOLを高める要因であるといえる．
　島崎[2]は，仲間と一緒に生きていることの生きがいは「居がい」であり，ボランティアなどに自分から進んで参加していくことの生きがいを「行きがい」としている．「居がい」とは，友人などといると居場所を感じ，自分の人生には生きる価値や意味があると実感できることであるといえる．

② 日常みられる問題

〔1〕転　倒
　寝たきりを身体的原因別にみると脳卒中，老衰に次いで第3位が転倒・骨折であり，高齢者の転倒は年間在宅で10～20％，施設で13～37％にみられる．
　転倒による骨折を引き起こす要因として骨粗鬆症があるが，運動によって転倒の割合が低下したという報告もある[3]．

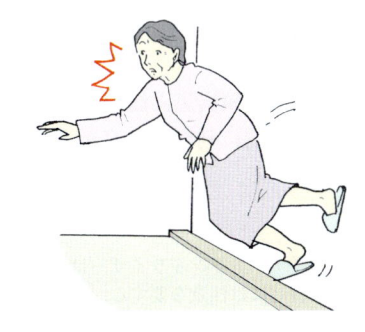

〔2〕腰　痛

　腰痛は高齢者の最も多い訴えであり，その原因は多様である．痛みの程度も，体動がまったく不可能な激しいものからある動作を継続する際に限定されるものまで様々ある[4]．

3 看護技術

1 アセスメントのポイントとその根拠

　活動の効果を高めるために，①活動と休息のパターン，②高齢者の身体的機能，および③心理的要因の3つの側面からの情報が必要である（図3-8）．

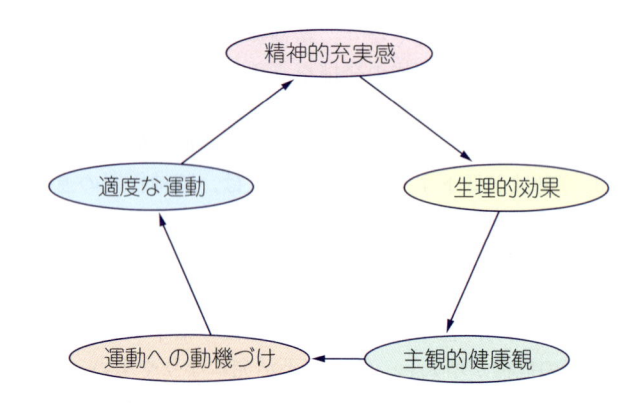

図3-8　適度な運動が高齢者の心身に及ぼす良循環

〔1〕活動と休息のパターン

　人は，昼間活動し夜間睡眠するといった習性をもっており，**活動－休息の生体リズム**がある．このリズムは不眠や疲労を体験しても適度な睡眠や休息で自然に回復し，一定のリズムを維持している．高齢者の運動の目的には趣味で行う運動，糖尿病や肥満等の治療の一環として実施される運動療法，そして日常生活の自立の維持・向上によるものがある．いずれにしても，高齢者の運動および休息のパターンは運動の効果を評価するうえで重要である．

〔2〕高齢者の身体的機能

　高齢者の**身体活動**は元気な長寿に貢献するといわれているが，その一方で過度な運動は逆効果をもたらす．
　心臓や腎臓疾患，筋力の低下，平衡感覚障害，視力低下，トランキライザー*の薬物与薬の有無等を総合的に判断し，高齢者の個々の身体活動能力に応じた運動を生活の中に取り入れることが重要である．

---

*マイナートランキライザーは，ふらつき，めまい，立ちくらみなどの副作用があらわれることがあり，運動，歩行時には注意を要する．

〔3〕心理的要因（生活志向，意欲）

　生活の意欲はその人の価値観，人格，情緒状態が交差し，最終的に個々の意欲といった心的エネルギーのありようとして表出される．高齢者が活動に意欲を持ち続けるためには，まず活動することで高齢者が楽しみや活力を得られることが大切であり，何が何でも体を動かさなければならないといった運動は慎まなければならない．ゆえに，個々の価値観，幸福感，情緒的状況は重要な情報である．

❷ 看護目標

（a）身体的機能の低下を最小限にとどめ，活動を活発的に行うことができる
（b）高齢者が他者との交流によって生きがい感およびQOLを高めることができる

❸ 実施方法

　脳血管障害や心筋梗塞発作後，または手術後に不動状態が長引くことで体調が悪化し，その結果ますます不動の状態を維持するといった悪循環を繰り返す（図3-9）．看護師は動くことの効用を認識し，身体の一部は安静にしながらも自動・他動運動を積極的に実施し，この悪循環を断ち切らなければならない．大脳が最も覚醒する姿勢は直立位である．姿勢を保つためには多くの筋肉が関与するが，立った姿勢が一番全身の筋肉を動かすことになる．座位は腰から上の筋肉を動かすので立位に比べて覚醒への影響は少ないが，寝た状態より活動する筋肉量が多い．そこでまず座位の生活を維持し歩行へとすすめる．

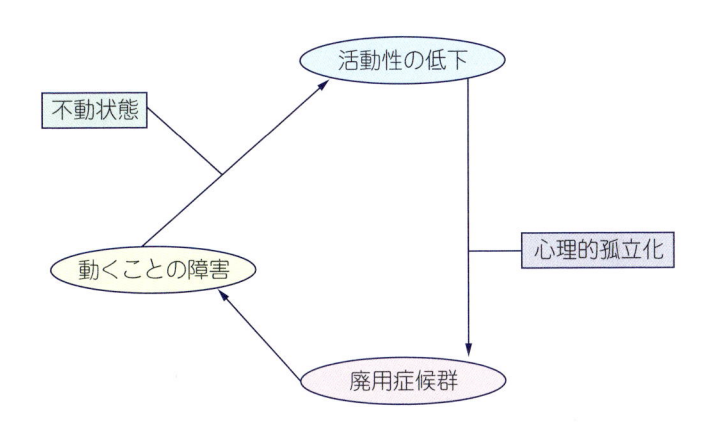

図3-9　動くことの障害によって生じる悪循環

　高齢者の寝たきりのほとんどは，座位の姿勢になることが可能であるといわれている．座ることは精神活動を活発化し，筋力低下や関節拘縮を予防し，ADLを拡大するといった効果が得られる．つまり座位の姿勢は，あらゆる活動の原点である．
　人は他者との関係のもとで自分らしさを実感できる．病院および施設入所高齢者にとっては，病棟や居室が生活の場であり，看護師は高齢者の活動の促進において大きな役割を担っている（表3-14）．

表3-14　座位から歩行への援助

目的	理由・根拠	看護師の行動	注意事項
座位の姿勢を保持する	脳幹網様体を活発化し、また、下肢の関節可動域訓練となるので、立位から歩行への移行を早める	・目標（どのようになりたいか）を話し合う ・日中普段着に着替える	・本人の意思を尊重する ・1日の生活リズムをつくる ・足関節が90度になるようにベッドの高さを調節するか、床に台を置く ・ゆったりとした姿勢を工夫する
「できる」動作をすすめる	「できない」動作の訓練に集中すると、「できる」動作の低下を引き起こし、意欲の減退にもなりうる	・可動域をアセスメントする ・食事、排泄は座位の姿勢で習慣化するよう協力を求める ・他職種と連携をとる	・疲労と健康状態により座位の時間、回数を決める ・リハビリ室で機能訓練を行っている場合、日常生活の中で生かす
転倒を予防する	転倒事故によって骨折を起こし、それが寝たきりの誘因となる。また、転倒の経験は予防を重視するあまり、生活行動範囲を縮小させる	・転倒防止のアセスメントをする ①健康障害の種類と程度 ②移動能力と歩行レベル ③服用薬物 ④排泄状態 ⑤過去転倒の経験 ⑥環境の変化 ・リスクの評価および介入	転倒の原因は多様で、複雑に絡み合っている
安全な歩行を援助する	転倒リスクがなくなり、歩行への確信がもてると、活動範囲が広がる	・歩行への動機づけを行う ・バイタルサインをチェックする ・麻痺がある場合、歩行補助具の選択をする 〈歩行介助〉 ・麻痺のある後方から介助する 他職種と連携をとる 手すりの設置や床などに転倒を防ぐ環境をつくる	・リハビリの成果を本人、家族と共有する ・起立性低血圧に注意する ・麻痺側の後方に立つ ・ゆっくりと一定のリズムをとる ・正面を向くよう声かけする ・その人に合った物を選ぶ 〈歩行補助具〉

④ 観察・評価の視点

〔1〕運動実施前
①心臓および腎臓疾患等の有無の把握
②コミュニケーション能力（視力および聴力の低下）
③筋力低下
④関節可動域（ROM：range of motion）のチェック
⑤一般状態（体温，血圧，情緒状態など）

　留意点として，高齢者が身体活動の目標を了解しているか否かを確認しておくことは，運動を楽しく継続する上で大切である．

〔2〕運動実施中
①最大酸素消費量（$VO_2 max$）50％前後．この目安はうっすら汗をかく程度，あるいは負担にならずに楽に感じる程度，心拍数100〜110/分の運動がよい．
②胸部・腕・首・顎の痛み，息切れのひどさ，頭がフラフラする，眩暈，不整脈，吐き気・嘔吐の有無を観察する．これらの症状が出現したときは運動を中止する．

〔3〕運動実施後
①疲労度および循環機能状態
②健康観の変化，快適さ
③生活レベルの変化（進歩）

④ 健康教育

〔1〕身体能力に合わせた運動の習慣化
　運動は効用がある一方，その方法を誤ると逆効果となる．急激な運動は，血圧の上昇や心筋虚血をまねく危険性がある．また糖尿病，腎疾患，骨関節疾患等の疾患および症状の増悪に影響することもあるため，自分自身の体力，健康状態を十分把握することの必要性を教育する．

〔2〕生活習慣病の予防と管理
　運動機能障害や認知障害は高齢者の生活の活発化を低下させる．平成12年度から「健康日本21（21世紀における国民健康づくり運動）」が開始された．「運動」「食事」「休養」は健康づくりに大切な要素であり，高齢者には自身のライフスタイルに適した方法で生活習慣を改善し，生活習慣病の予防あるいは適切な疾病管理をすすめる．

〔3〕地域ネットワークを生かした他者との交流
　高齢者の社会活動の活発さは，友人および近隣関係を基盤としている．友人および近隣関係が多いほど，社会活動に参加しているといわれる[5]．これはネットワークが高齢者のQOLに深く関係していることを示唆するものであり，高齢者には家庭外に関心を持つよう意識化を図り，他方地域社会においては住民に密着したコミュニティづくりが要求される．

6 コミュニケーションを高める看護技術

① 基礎知識

〔1〕コミュニケーションとは何か

斉藤[1]はコミュニケーションについて，生物学者M.スワンソンの人間の存続に不可欠な物理的要素4つのうちの1つであり（他の3要素は，空気，水，食べ物），「人間の温かさの交換」であるということを紹介している．天津[2]は，人と人との相互作用を基盤とし，対象を認識し表現するプロセスと述べている．さらに看護におけるコミュニケーションは，対象へのかかわり方そのものであり，看護の出発点，過程であり，ケアの効果として癒す力にもなり得る，まさに力強い武器であると解説している．コミュニケーションは，図3-10に示したようにメッセージの送り手と受け手が，両方向に反応し合いお互いの情報，意味，感情や価値などを共有するプロセスである．このプロセスには，外的要因（環境的要因），内的要因（各人の心身の状態，生活信条・価値観，生活背景，相手に関するイメージなど）が影響する．

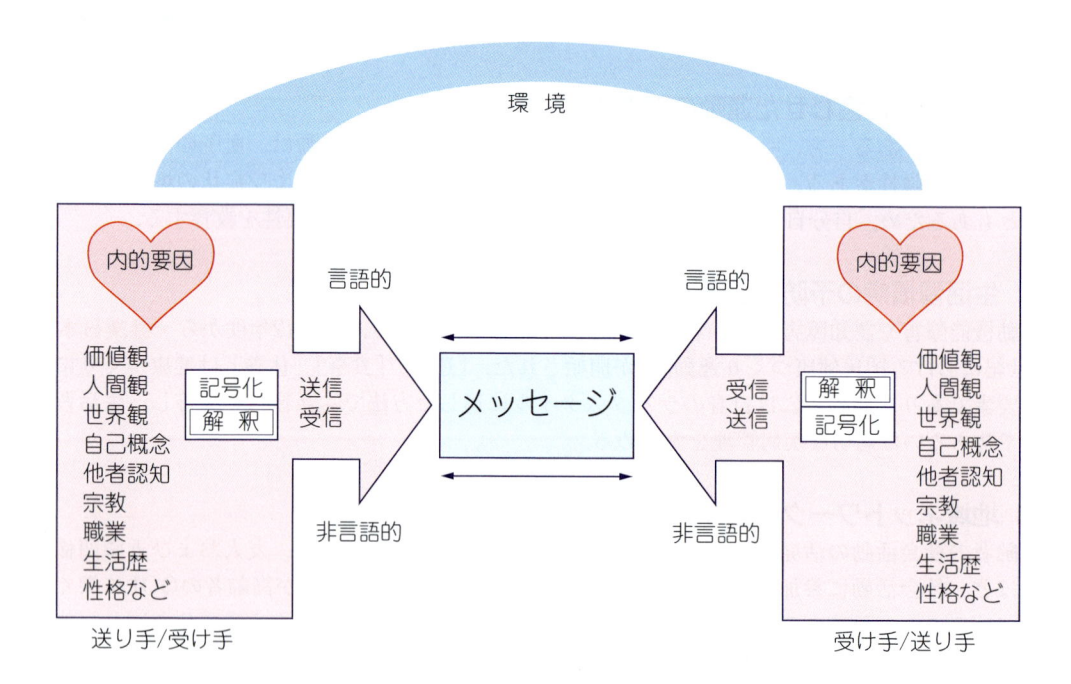

図3-10 コミュニケーションのかたち

〔2〕コミュニケーションの意義

コミュニケーションの意義として，①人と人との意思疎通，相互関係を築くことができる，②自己認識を高めたり，自分の存在を確認したりすることができる，③看護では，情報を把握したり伝達したりし，看護の目的を達成する手段となり，また看護者の行うコミュニケーションは対象と相互関係や信頼関係を築き，対象の不安の緩和や闘病意欲を高めたりするケアそのものにもなる——などがあげられる．

② 日常みられる問題

❶ コミュニケーションに影響を与える要因

〔1〕感覚機能（聴覚，視覚など）の低下

加齢に伴い視力や聴力は，70歳以降になると20〜30歳代頃の50％近くに低下するといわれている[3]．コミュニケーションは，他者と情報を交換し合う際，感覚機能を駆使して互いのメッセージを伝受し合う．視覚は，外界からの情報を約70〜80％受け取るといわれている．高齢者は，加齢変化に伴う老視や老人性白内障などによる視力低下のために，情報の伝受に影響を受け，コミュニケーションが困難となる．また高齢者は，加齢に伴い耳鳴や老人性難聴による聴力低下が生じる．ほかの疾患がなく純粋な加齢による老人性難聴は，個人差があるが高周波音（1,500〜4,000Hz）の聴取が困難となり，徐々に低周波音（500〜1,500Hz）の聴取も低下してくる．また，音としての聞こえはよくても一つひとつの言葉の聞き取りが困難で「会話を聞き取るのが困難」という特徴があり，周囲の騒音などの環境にも影響される．また，家族の話し声は日常聞き慣れておりよく理解できる，ということもある．

〔2〕口腔，歯牙の変化

加齢に伴い歯牙の喪失，総入れ歯などにより発音が不明瞭になったり，唾液分泌量の減少から舌の動きが悪くなったりすることから，コミュニケーション困難を体験する．

〔3〕知能や記憶力の低下

高齢者の加齢に伴う知能低下は個人差が強いが，結晶性知能（問題を解決する力や創造的にものごとを考える力）よりも流動性知能（計算能力や暗記能力など）が低下するといわれている．また，長期記憶よりも短期記憶が低下するといわれている．これらのことは，記憶の過程である「記銘」「記憶保持」「想起/再生」の3つのレベルに何らかの影響をもたらす．すなわちコミュニケーションプロセスでは，新しい情報を的確に認知・解釈すること，覚えておくということ，以前のことがらを思い出そうとすることなどが遅延したり不明瞭になったりする．高齢者の会話には，人や場所の名前などの固有名詞が思い出せず「あれ・これ・その」など抽象的なやりとりがよくみられる．

〔4〕これまでの生活背景，信条や価値観

コミュニケーションは，当事者の物事に対する受けとめ方や様々な体験，信条や価値観，教育背景，職業や生活背景などが影響する．高齢者はこれまで生きてきた年月で蓄積されたものを数多く抱えており，その体験には個人差が大きい．したがって，高齢者のコミュニケーションに影

響する個人差を考慮しておく必要がある．

❷ コミュニケーションに必要な技術

コミュニケーションの図り方については，言語的（バーバル），非言語的（ノンバーバル）コミュニケーションの2方向から考える．言語的な技術としては，日常よくみられる「声かけ」「応答」「きく」の3つを取り上げる．また非言語的な技術に関しては，ボディランゲージ（身体的表現）といわれる笑顔などの表情，落ち着いた行動（身振りやしぐさなど），スキンシップ，服装，場所・時間などの環境について，コミュニケーションへ与える影響を後述する．

③ 看護技術

❶ アセスメントのポイントとその根拠

コミュニケーションのアセスメントは，医学的側面の評価として大脳皮質による失語症（表出能力と言語了解）の評価，神経筋疾患による麻痺性構音障害（発声・発語器官の運動障害を起因とする発声，発語，発話の障害）の評価のほか，「ろれつが回っているか否か」「声の質や高さ」「話す速さや話し方」などが観察される．難聴は，中等度レベルから補聴器があるとききやすい状態となり，やや高度レベルからコミュニケーション上補聴器が必要となる（表3-15）．

❷ 看護目標

心身機能を高め，社会的交流を広げ，生きがいをもって自分らしく生活に取り組めるようコミュニケーション能力を高める

❸ コミュニケーション技術

〔1〕言語的技術

高齢者とのコミュニケーションでは，「高齢者を尊重した態度で接する」「個別性を理解して関わる」「対象の関心あることを理解して関わる」「対象に理解できることばを使用する」などが基本的な姿勢であり，心がけたい視点である．表3-16〜3-19に看護場面でよくみられる「声かけ」「応答」「きく」「老人性難聴」の4つの場面の技術について述べる．

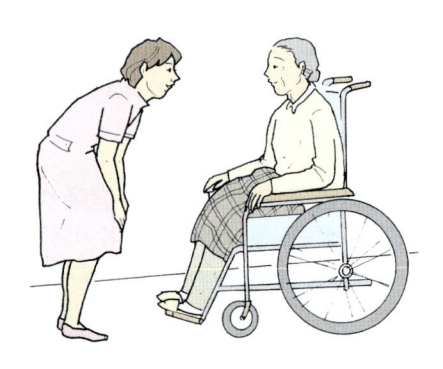

表3-15 世界保健機関（WHO）による聴力の分類

聴力レベル	難聴の分類	症状
26dB未満	正常	普通の会話に不自由することはない.
26-40dB	軽度	普通の会話に不自由することはないが，ささやき声や小さな声での会話は聞き取りにくい.
41-55dB	中等度	普通の会話や会議での話し声が聞き取りにくくなる.
56-70dB	やや高度	大きな声は聞き取れるが，普通の声は聞き取りにくい．後方で行われている会話に気づかない．補聴器が必要となる.
71-90dB	高度	耳もとの大きな声はなんとか聞き取れる．会話には補聴器が必需品となる．聴覚のみでは理解できないことが多い.
91dB以上	非常に高度	ほとんど音を聞き取れない.

表3-16 声かけの技術

目的	根拠	看護師の行動	注意事項
あいさつ 　人間らしい生活の継続に不可欠であり，また高齢者への肯定的なストロークにつながる	対象の緊張感を緩和し，信頼できる関係づくりを図るため	・必要時に朝夕や時候のあいさつをする	・対象の眼を見て，声をかける ・高齢者の背後から声かけをしない．名前を呼ぶときは，姓か氏名をきちんとよぶ（おじいちゃん，おばあちゃんの呼び方は望ましくない） ・不快な印象を与えないようにする ・できる限り平易な言葉を用いてわかりやすく説明する
看護行為の協力を得るための「声かけ」	対象が心身の準備ができ，整えることができるため	・看護ケアの前・最中に，その目的や効果，方法や要する時間などを伝える ・ケアが終了したことを伝える	・高齢者の好みやペースにあった説明の仕方を工夫する ・高齢者が，やりたいという気持ちになるように，説明を工夫する ・用事が終了した時のあいさつは，そのことを伝え，協力に対して感謝したり，次の約束などあればきちんと伝える

表3-17 応答の技術

目的	根拠	看護師の行動	注意事項
共感	対象の気持ちに添うため	・相手の話す言葉・内容よりも，感情・気持ちに対して関心を示し反応する	・技法にとらわれずに，高齢者の感情・気持ちをありのまま受け止める ・目の前の高齢者の立場に立って，考えたり感じてみるよう試みる

表3-17 応答の技術（つづき）

目的	根拠	看護師の行動	注意事項
フィードバック	対象の話の内容や気持ちを受け止めていることを伝えたり，確認するため	・高齢者の話す言葉や体験している感情・気持ちを言葉で反復する	・高齢者の言葉を大切にし，そのまま返した方がよいと判断した時には，それを試みる．時には，高齢者の言葉に近い言葉に置き換える工夫をする ・繰り返しのやりとりを，機械的に連続して行わない（不自然にならないように）
沈黙	対象が自分の問題を考えたり，自分自身の言葉で表現する機会を待つため	・相手の言葉，動きを黙って待つ	・高齢者が，言いたいことを言えずに焦ったり考え込んでいる時など，余計な口をはさまずに，しばらく待って様子をみる ・看護者が，沈黙に耐えられなくなった場合「今どんなことを考えておられましたか？」などのような言葉をかけてみる
対決[注]	対象自身が自分の矛盾に気づく機会をつくるため	・相手を否定・非難しないやり方で，看護者の考えや気持ちを伝える	・対決は，高齢者に対する看護者の考えの違い，矛盾について伝える場合に用いられる ・看護者は，まず高齢者の言動を受け止める反応や応対を示すことにより，緊張感が緩和する
質問 クローズドクエッション オープンクエッション	問題の核心を明確にするため 対象が自由に語れるようにするため	・質問する内容に応じて，クローズドクエッションかオープンクエッションのいずれで行うかを決める	・クローズドクエッション（「はい」「いいえ」のような選択肢での回答を得る形式）は，症状があるかないかなどの質問に適している ・オープンクエッション（自由に話す形式：例「入院されて困っていることをお話しください」など）は，感情や認識を明らかにする場合の質問に適している ・コミュニケーションにより相互関係・信頼関係を築くには，自由に語ってもらう方法が適している ・平易で簡潔な質問法を工夫する ・高齢者のペースを大切にする ・看護者の勝手な判断をしない

注）高齢者が抱えている問題を否定したり無理に隠したり我慢することで心身の不安定な状態を増幅していくような場合，看護者は問題解決を願って対応をする必要もある．このような対応のことを「対決」と表現した．この対決には，看護者と対象となる高齢者の信頼関係があることが前提であり，また看護者は，自分自身を信頼し，自己開示して高齢者に向き合うことが大切である．

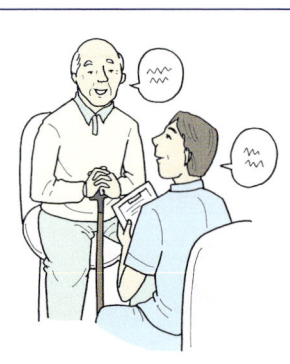

表3-18 「きく」ことの技術

目的	根拠	看護師の行動	注意事項
聞く/訊く	対象のことを全体的に知ろうとするため	・高齢者の健康に関することが、看護を実施するにあたり必要なことがらについて、質問する/尋ねる	・表3-17の「質問」を参照
聴く	対象の存在そのものに関心を示し受け止めるため	・高齢者が語る言葉・内容だけでなく、体験している感情・気持ちの世界にも関心を持ち、またそれらをくみ取ったり、受け止める	・不明なことは確認する ・早合点したり、評価的な態度で臨まない ・中途半端な対応をしない ・看護者の興味本位にならないように注意する

表3-19 「老人性難聴」の高齢者とのコミュニケーション技術

目的	根拠	看護師の行動	注意事項
加齢に伴う聴力障害を把握する 1）感音性難聴の場合 高周波音（1,500～4,000Hz）の聴取が困難になり、徐々に低周波音（500～1,500Hz）の聴取も困難になる．（成人の正常な聴力は、300～3,500Hz）	加齢に伴う難聴の特徴を理解しておく必要がある	・口もと、表情などがわかるように正面から話す ・特に低めの声でゆっくり、歯切れのよい声かけ、単純明快な話し方をする ・相手の反応を待つ時間を長く取る ・必要時、何度かくり返したり、違う言い回しで内容を伝える ・周囲の騒音（テレビやラジオの音など）や、集会場における騒音がある場合は、音量を増幅し、聞こえるかを高齢者に確認する	・高齢者の背後から声をかけたり、話したりしない ・高齢者のグループ活動時においては、必要時耳元で話しかける ・視力の活用も試みる（ジェスチャー、筆談など） ・補聴器導入時 ①専門医の診断を受け使用するよう指導する ②最初は、ボリュームを低く、1日数時間静かな所で使用、徐々に時間や話す相手の数を増やしていく
2）伝音性難聴の場合 ①高齢者は、耳垢による外耳道閉塞を確認する ②伝音性難聴は、あらゆる周波数の音の聴取に障害がみられる．主な原因は、外耳道、鼓膜、中耳の耳小骨などの損傷（耳垢、角化症、湿疹など）で、治療が容易である	難聴の原因に基づき対応をする必要があるため	・耳垢を除去する ・必要時、耳垢の除去法を指導する	・外耳道や鼓膜を傷つけない（市販の点耳薬を使用するのもよい） ・②について必要な場合は、治療をする

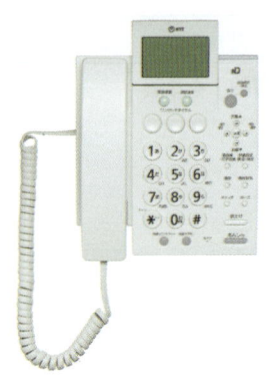

シルバーホン
骨の振動で声を伝えられるほか，受話音量を大きくできたり，低音の強調や受話速度を遅くできたりと，電話の声を聞き取りやすくしてくれる

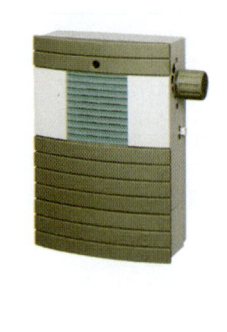

シルバーベル
呼び出し音を通常の周波より低周波（300Hz・500Hz）に変えて聞き取りやすくしてくれる

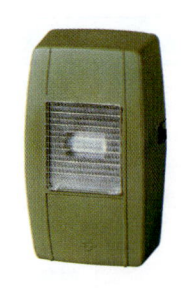

フラッシュベル
電話がかかってきた時，ベル音の代わりにライトの点滅で知らせてくれる

図3-11　老人性難聴の高齢者の自立を支える電話機器
(写真提供：NTT東日本)

〔2〕非言語的技術のボディランゲージ（身体言語）

コミュニケーションにおいては，言語的コミュニケーションと非言語的コミュニケーションである身体的表現（ボディランゲージ）とを切り離すことはできない．日頃の会話で，非言語的コミュニケーションにより約7割が相手に伝わっている，という報告もある．看護者が高齢者に対してどのようなイメージを持っているかが，コミュニケーションの送り手・受け手としてボディランゲージに表出される．より望ましいコミュニケーションを築いていくには，どのようにボディランゲージを行うかよりもまず自分を知り，自分の対人認知の傾向を理解することが肝要である．

〈ボディランゲージの例〉

①声の調子：高低，速さ，イントネーション，強弱などがあげられる．高齢者が看護者から，検査前に高めの声で早口に，しかも押しつけのような強い調子で「心配ないですよ」と言われたら，どのように受け止めるだろうか．

②表情：目の表情や視線の位置，顔の表情などがあげられる．看護者が，視線をそらして，落ち着かない表情で「心配ないですよ」と言って，高齢者に受け入れられるだろうか．

③態度：手の位置やしぐさ，身振り，うなづき，タッチング，沈黙，落ち着いた身体動作などがあげられる．看護者から手や肩などに優しくタッチされ，黙ってそばにいてもらえるだけでも，非常に気持ちが安らぐ．また高齢者は視力や聴力が低下している場合が多いため，背後から声をかけないように気をつける．

④環境：会話や面接の場所や座り方，時間，周囲に置かれている物や状況，騒音，照明，室温，湿度などがあげられる．高齢者は，看護者から適温・適湿の明るすぎない部屋で，静かで慌ただしくない雰囲気の中，緊張感のない適度の距離・方向から目の高さで声をかけられたら，リラックスするだろう．

7 リラックスのための看護技術

① 基礎知識

　高齢者は同じ年齢でも社会で活躍している人もいれば，寝たきり状態で介護を受けている人もおり，個人差が大きいことは周知の事実である．これには個人の遺伝的要因，環境・生活要因，過去の体験が大きく関わっている．しかし一般的に加齢・老化を述べる時，身体・生理機能の変化（運動系，感覚系，自律機能，睡眠－覚醒リズム，高次の神経系，免疫系等の低下），精神状態の変化（寂しさ，孤独感，神経症，うつ症状，認知症症状等），社会生活の変化（親役割の終了，社会活動からの引退，慢性疾患との共生，配偶者・友人との死別などから人間関係や行動範囲が狭くなる）が生じることは無視できない．このうちどれか一部分にでも機能低下・障害が生じれば，その人全体の機能低下へとつながる．それは，ストレス状態に抵抗する能力低下が生じることでもある．言い換えると，老化とはストレスに対抗する能力が低下し，ストレスから生じる機能障害・損傷の回復が遅れるということであり，できるだけこの状態を阻止し，健康維持・向上をしていくことが求められる．

　ストレスに抵抗する能力を高めるためには，食事，運動，基本的ニーズの充足等があるが，その他の方法として，自然治癒力あるいは免疫力を高め，全身機能を高める効果のあるリラックス療法がある．

② 日常みられる問題

　高齢者は2〜3日という短い期間でも寝込んでしまうとADLレベルの低下につながる．ADLレベルの低下が生じると，精神機能（感覚，知覚，情動，記憶，思考等）に影響を及ぼし，精神衛生が悪くなる．また社会生活における人間関係や行動範囲が狭くなると，精神状態にも影響を及ぼし神経症，うつ状態，認知症状態になりやすい．さらにこの状態が運動・活動を低下させ，身体機能の低下に影響し，ADLレベルを低下させることになる．このように，高齢者の身体と精神は互いに密接に関係しており，どちらからでも悪影響を及ぼす関係にある．逆によい影響を与える関係にもあり，身体を動かすことで精神の高揚が図られたり，精神状態をよくすることによって運動・活動への参加傾向がみられることがある．その支援としてのリラックス療法のうち漸進的筋弛緩法と音楽療法について以下に述べる．

③ 看護技術

漸進的筋弛緩法

　漸進的筋弛緩法とは，ストレスのある状態からその軽減を図ったり，健康レベルを維持・向上したりするために役立つ方法である．ある筋肉の緊張や弛緩の動作を繰り返し，その時の感覚の違いを識別する．そして無意識のうちに筋弛緩状態を保持することを学習し，ストレスの軽減や健康維持を目的としている．筋肉の緊張を軽くすることによって，脳への刺激を減らし，精神を落ちつかせることができる．この筋弛緩法を行う場合には，①指導者の声かけで行う，②カセットテープなどを使用する，あるいは③グループで行う，などの方法がある．心身リラックスの漸進的筋弛緩法として，ジェイコブソン法が広く活用されている．

① アセスメントのポイントとその根拠

　対象が漸進的筋弛緩法に適しているかどうか，さらにその人がやる気があるかどうかを知る必要がある．
①幻想や妄想のある人には現実離れした反応を増長するため，この方法は適さない．
②糖尿病や高血圧で治療を受けている人は低血圧や低血糖になりやすいため，リラックス療法をする前にデータをチェックをする必要がある．
③四肢麻痺のような身体損傷のある人は筋肉の緊張・弛緩が困難であるため不適切である．
④やる気のない人は継続して行うことが難しく，リラックス効果も期待しにくいため，無理にすすめないことである．
　以上のことから，その人にとってリラックス療法が有益かどうかをアセスメントし，その後，実施の同意を得ておくとよい．

② 看護目標

　対象自身が漸進的筋弛緩法を実施し，心身のリラックスを得，ADLやQOLを高める

③ 実施方法

[使用物品]
　ベッド/畳/マットレス，身体を支える肘掛け椅子，必要時漸進的筋弛緩法のガイドが入っているカセットテープなど
[手　順]
　図3-12，13，表3-20に示す．

3．生活を援助する看護技術　73

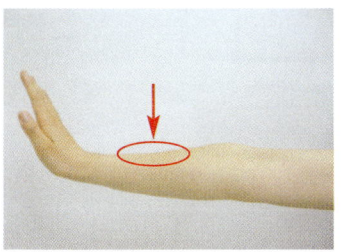

①手関節伸筋
手関節を背屈し，前腕部の緊張を感じる（矢印が示す部分）．手関節の背屈をやめると，手掌は下に落ち，前腕の緊張感が消える

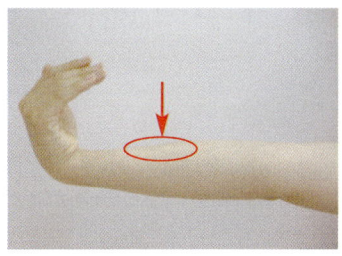

②手関節屈筋
①の要領と同様に手関節を強く屈曲する

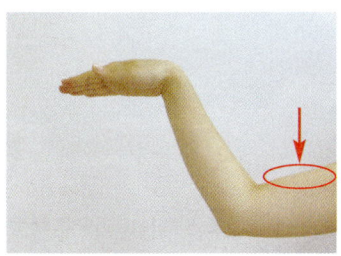

③肘関節屈筋
肘を強く屈曲すると，上腕部に緊張感を覚える

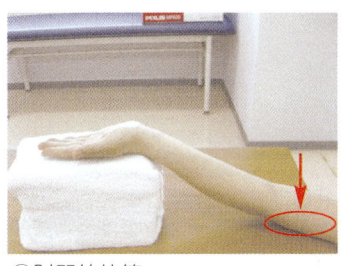

④肘関節伸筋
手を台などの上におき肘を伸展する

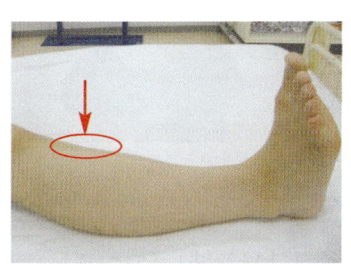

⑤足関節背屈筋
足関節を強く背屈（伸展）する

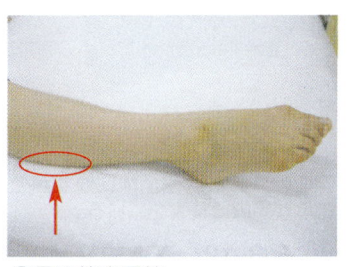

⑥足関節底屈筋
足関節を強く底屈（屈曲）する

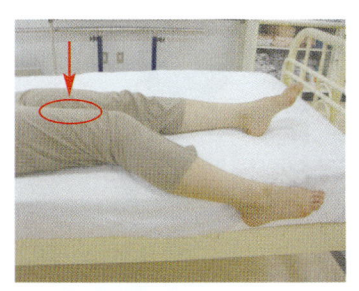

⑦膝関節伸筋
膝より下をベッドの縁から出して足を伸展すると，大腿前面に緊張感を覚える

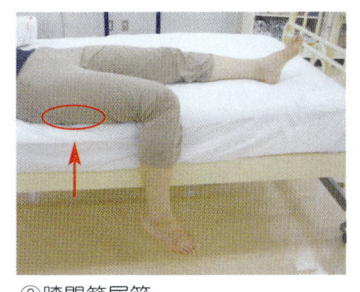

⑧膝関節屈筋
ベッドの端から膝より下を下垂して屈曲をはじめると，大腿後面に緊張感を覚える

図3-12　漸進的筋弛緩法（ジェイコブソン法）

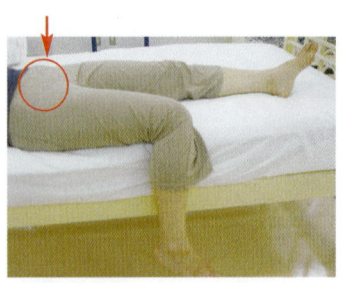

74　3. 生活を援助する看護技術

⑨股関節屈筋
下腿を下垂して股関節で少し屈曲すると緊張感を腹部の奥に感じる

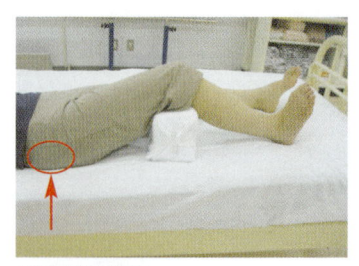

⑩股関節伸展
膝の下に物を置くと，殿部に緊張感を覚える

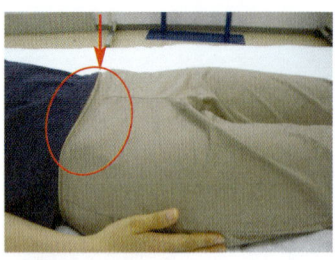

⑪腹筋
腹をひっこめるようにすると腹部全体に緊張感を覚える

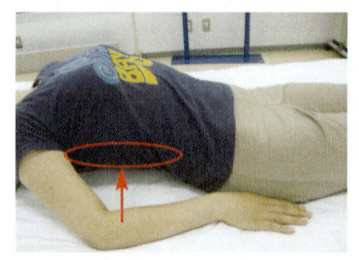

⑫腰筋
背をそらせると脊柱の両側に緊張を覚える

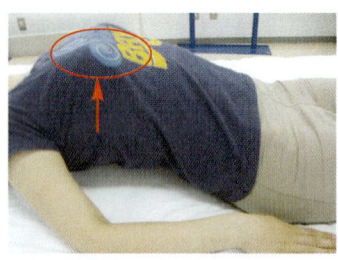

⑬呼吸筋
深呼吸すると胸部全体にかすかであるが，広く緊張を感じる

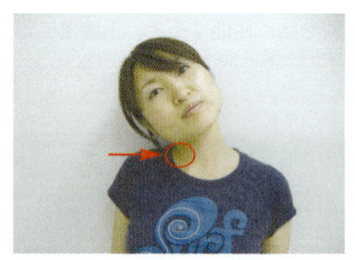

⑭頸筋
側屈すると屈側に緊張感を覚える

図3-12　漸進的筋弛緩法（ジェイコブソン法）（つづき）

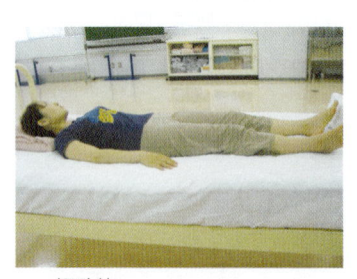

a. 仰臥位
頸部を安定させるために枕を深くする（肩にはかからないように）．肘・手・指・膝のそれぞれの関節はやや屈曲位をとる．両脚はわずかに開き，足も少し外旋した状態とする．バスタオルや軽い毛布などをかけ羞恥心を起こさないような配慮をする

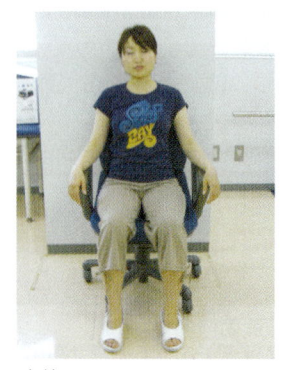

b. 座位
背もたれと肘かけのあるいすに奥深くゆったりと腰かける．両腕は肘かけあるいは，下に置き安定させる

図3-13　筋弛緩法における姿勢

表3-20 漸進的筋弛緩法への援助

目的	理由・根拠	看護師の行動	注意事項
リラックスできるように効果的に筋弛緩を行う	筋弛緩を行うことで脳への刺激を減らし，精神を落ちつかせる	・わかりやすくその効果や方法を説明する	・無理にすすめず患者の意思を尊重する
		・気が休まる適度な温度・湿度，やや暗く静かな部屋にする．衣服をゆるめ，眼鏡などは外すことを説明する	
		・安楽な仰臥位をとり，上下肢を少し開き自然体になるように説明する（ベッドの場合）．椅子の場合，奥深くゆったり腰掛ける．両足を少し開き，床につけ，安定させるように説明する	・バスタオルをかけるなどの配慮をする
		・以下の要領で指導する ①目を軽く閉じる ②ゆっくり深呼吸する．1対2の割合で，息を吸い，そしてゆっくり吐く．3〜4回繰り返す ③筋肉群を順次に緊張・弛緩させ，それを繰り返す．各筋肉群に力を入れ緊張させる（約7秒間），そして力を抜いて筋弛緩を行いリラックスする（約10秒間）．そのときの感覚の違いを認識する ④終了した後は，深呼吸を2〜3回繰り返す	・カセットテープの場合は，そのガイドに従って行う

4 観察・評価の視点

〔1〕セルフトレーニングかグループ指導か

　漸進的筋弛緩法を実施する際に，指導者が直接言葉をかけて行う場合と，カセットテープなどによる場合がある．指導者による生の声で行う場合は，指導者がそのテクニックを個々人に合わせて変えることができるため，二者間の相互関係がうまくいけばよい結果へとつながる．この方法では，指導中にテクニックの効果評価や問題点を認識することができ，変更も可能である．テープを使用する場合では，いつでも個人の好きな時間にできるため時間が節約でき，一人でテープを聞きながらすることが好きな人にはよい結果を期待できる．自立した意志の強い人であれば成果が期待できるが，そうでなければ，中断してしまい，成果が得られにくい．そのため初回は指導者により導かれ，その後一人で数回カセットテープで練習する．その後テクニックが修得できたかどうか，継続できるかどうかの評価を指導者から受ける．高齢者はグループで行う方がお互いの刺激になり成果が出やすい場合もある．

〔2〕スケジュール表の作成

　テクニックを身につけ継続していくためには，スケジュール表を作りそれに記録をつけるとよい．できれば空腹時に1日2〜3回することが望ましい．

〔3〕漸進的筋弛緩法の効果評価
①手足が温かくなったか
②筋緊張がとれ，気分が楽になったか
③生理学的に評価する場合は，血圧低下，脈拍低下，呼吸数低下，皮膚温上昇，そのほかにも脳波，筋電図などで測定される．主観的評価ではストレス，不安，QOLなどに関する質問紙を使用することができる．

音楽療法

　音楽療法とは，簡単にいえば「音楽による心理療法」である．音楽は様々な病気の治療法として昔から使用されてきた．村井[1]は「音楽療法は，音楽が持つ様々な音楽と人との関係を使って，病気の治療や障害の経験に役立てようとする広い意味での精神療法である」と定義している．音楽を聴くだけでなく，実際に楽器を演奏したり歌をうたう行為によって，個人が経験する生理的・心理的作用に加え演奏者同士のコミュニケーション，感覚訓練や協応運動，情緒性の育成等が図られる．
　音楽療法は精神障害者施設，高齢者施設，特殊教育施設，医療施設（手術室，歯科医院等）などで使用されており，ストレス緩和としてのバックグランドミュージック，自閉症などに対するリズム刺激による反応の活性化，自己表現を図る表現療法，合奏を通じてのコミュニケーション化，言語・身体機能障害のリハビリテーションへの音楽応用などがある．音楽療法には個人，あるいはグループで歌う，楽器を演奏する，あるいは聴くなどのいろいろな方法がある．

1 アセスメントのポイントとその根拠

〔1〕音楽の好き嫌いと過去の音楽体験
　嫌いな曲を聴くことにより状態を悪化させたり，ストレスになったりすることがある．そのため個別性を基本に考える必要があり，個人に適した音楽とその使用方法を選定していく必要がある．過去の音楽経験が個人的反応に影響するため，過去の音楽体験の情報を得ることが重要である．

〔2〕精神状態に応じた音楽
　個人の気分に応じた音楽のテンポを使用することを同質原理といい，気分がいらだっている時は，静かでゆったりした音楽は合わない．また，不安な気分でいる時に元気のよいマーチも合わない．それぞれの気分に応じた同質の音楽を使用することが大切である．しかし，同質の音楽だけでは治療されないため，同質の音楽から次第に反対の極へと心の状態が移行することが重要である．

〔3〕受身的か能動的か，個人あるいはグループが適しているか
　音楽療法を使用する場合，音楽を聴いたり（受身的），自分で楽器を演奏したり歌ったりする（能動的）ことが考えられる．看護の場では，生演奏の音楽療法は準備や調整をしなければならないので実際的ではない．テープ，ラジオ，ＣＤ等は簡単に持ち運びができ便利である．また，グループでの楽器演奏は人々の交流を活発にし，社会性を高めることにも役立つ．楽器を演奏することは，関節の動きや整合を高める効果もある．

❷ 看護目標

自身で積極的に音楽療法を行い，心身の調和を図りADLやQOLを高める

❸ 実施方法

[使用物品]

いろいろな種類の音楽テープ・CD，レコード，CDプレーヤー，楽器類，ラジオなど

[手　順]

表3-21に示す．

表3-21　音楽療法

目的	理由・根拠	看護師の行動	注意事項
対象の状態や気分に適した音楽を選択する	音楽には同質原理がある	対象の気分の状態をアセスメントし曲目を選択し，すすめる ①対象の好みの音楽を選択する ②対象に合った，あるいは求めている音楽を選択する ③親しみのある曲を選択する（童謡，ナツメロなど） ④そのときの気分や調子に合った曲を選択する．不安やイライラを感じている時はなめらかな音楽を選択する．繰り返すリズムが中枢神経の機能抑制になりストレス軽減になる．環境音楽，動物・鳥の鳴き声の自然音など	・無理強いをしない．対象の意思を尊重する
動きをよくするための音楽を選択する	音楽には同質原理がある	・マーチやワルツなどの曲をすすめる ・マーチは足を踏みならす動作を，ワルツは身体をゆっくり揺り動かす動作を誘い出す ・骨格筋機能や循環機能をよくするためにゆっくりしたテンポの曲が効果的である	・指導者のリードが必要になる
グループで音楽療法を行う	社会性を高める	グループの状態をアセスメントし，参加者が楽しめる音楽を選択する ①全員が知っている歌を歌う ②各人が楽器を演奏したり，演奏しながら歌う ③カラオケ教室を開く	・生演奏は準備や調整を十分に行う必要がある ・グループでの楽器使用は，グループメンバーが知っている曲を選択することが重要である

❹ 観察・評価の視点

音量のコントロールは大切である．高い音にさらされることで不快や疲労を感じたり，聴力障害を起こしたりする可能性がある．また同じタイプの音楽を連続的に使用すると，聴神経の適応が起こり療法効果がなくなってしまうことがある．また，個人の音楽の好みを評価せずに使用することは危険なことである．音楽を看護技術として使用する時は，看護師は音楽についての知識

や音楽による効果を知る必要がある．使用する音楽のタイプ，いつ使用するか，どれくらいの時間使用するかについて考慮することが大切である．単にベッドサイドにラジオをおくことが音楽療法をしていることにはならない．症状に対して効果のある曲名を表3-22に示す．

表3-22 音楽療法に用いる名曲リスト

1. イライラ，欲求不満がある時
   - ビバルデイ：四季・秋
   - ラフマニノフ：ピアノ協奏曲第3番
   - メシアン：鳥のめざめ
   - ドボルザーク：弦楽四重奏曲
2. 憂鬱な気分から抜け出せない時
   - チャイコフスキー：憂鬱なセレナード
   - リムスキーコルサコフ：シェラザード
   - ロッシーニ：ウイリアム・テル序曲
   - ベートーベン：コリオラン序曲
   - スッペ：詩人と農夫序曲
3. 不安な気持ちが強い時
   - ゴセック：ガボット
   - ブラームス：ハンガリー舞曲第2番
   - ヴェルデイ：鎮魂ミサ曲
   - メンデルスゾーン：序曲フィンガルの洞窟
   - ショパン：スケルツオ第1番
4. 身体に痛みがある時
   - ラフマニノフ：ピアノ協奏曲第2番
   - バッハ：G線上のアリア
   - ベートーベン：ピアノソナタ・月光
   - ベートーベン：弦楽四重奏曲第10番・ハープ
   - シューマン：幻想曲ハ長調
5. 眠れない時
   - シューベルト：子守歌
   - ラヴェル：亡き王女のためのパヴァーヌ
   - ベートーベン：ロマンス・ヘ長調
   - ショパン：前奏曲・雨だれ

（引用文献2）をもとに作表）

④ 健康教育

　高齢者は，他の年齢層と比較すると一般的に生理的機能低下がみられ，さらに何らかの疾患を抱えながら生活している．したがって高齢者にとっての健康とは，生理的機能低下や疾患をもっていても精神的安定を保持し，ADLやQOLが維持・向上することである．それには精神刺激療法が大切であり，それが身体機能にも影響を与えることになり，ADLやQOLの維持・向上に役立つ．また逆に，運動などを行うことにより精神状態の安定を得，ADLやQOLを維持・向上することにつながっていく場合もある．そのために，個人に適したリラックス療法を見つけ，それを日常生活の中に取り入れていくことは高齢者の健康維持に貢献する．現在，種々のリラックス療法があるので，個人に合ったものを選択していくことが重要である．

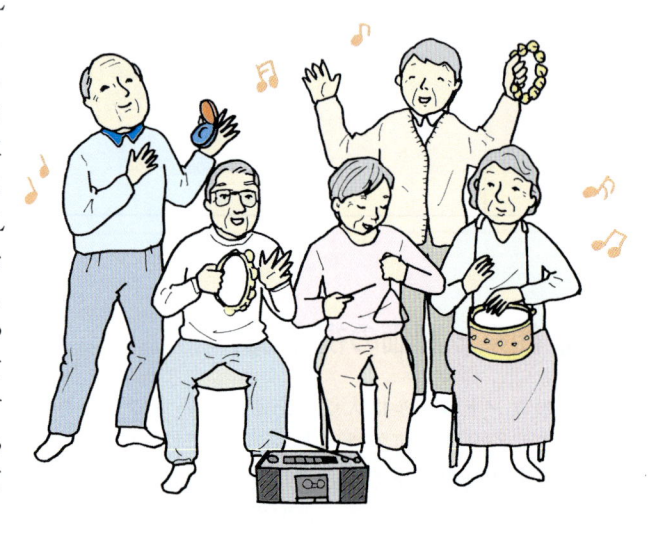

8 エンパワーメントを高める看護技術

① 基礎知識

〔1〕エンパワーメントとは何か

　パトリシア・アンダーウッド[1]によると，エンパワーメント（empowerment）は「権限を与える」「認可する」という意味の法律用語であったが，1980年代初頭から看護や社会科学分野においても「パワー（力）を与えること」と定義され，広く用いられるようになった．本項では，組織や家族などの集団におけるエンパワーメントではなく，高齢者個々に対して「力を与える」という意味で用いる．1986年WHOのオタワ憲章で定義されたヘルスプロモーションでは，人々がウェルビーイング（well-being）な状態に到達するために個人が自己の目標を確認し，健康確保の努力が必要であると強調されている．また，ヘルスプロモーションの戦略の一つに「enable（能力の付与）」があげられており，一人ひとりが自分への信頼感や自己効力感をもつことができるような健康教育が重要である，とされている．自己効力感は，ある技能・行動をしようと思っている際，自分はそのことができるという根拠のある自信や意欲や確信として，バンデューラ[2]により説明されている．

〔2〕高齢者のエンパワーメントに対する看護職の役割

　看護職は，高齢者がその人らしい質の高い生活を営むことができるよう「力を与える」ことをめざし，支援する．高齢者個々のエンパワーメントを高めるには，高齢者が自分自身や人生を振り返ることを契機に，自分に対して自信や信頼感をもつことや自己効力感を高めることが重要である．自己効力感は，意思決定の過程に重要な役割を果たすだけでなく行動の導入や保持においても重要であるとされている[3]．すなわち何らかの不適応状態に陥った時，自己効力の高い者の方が低い者に比べて行動修正しやすいと考えられる．

　このようなことから看護職は，対象となる高齢者が自己信頼できているか，自己効力感はどの程度であるのかなどを把握する努力が必要となる．これは高齢者のエンパワーメントに関わるうえでの第一歩といえる．そのうえで，個々の高齢者に合ったエンパワーメント向上のためのプログラムを検討し提供することが求められる．

　エンパワーメントを高めるためのプログラムは様々で，高齢者一人ひとりに対応した個別のプログラムもあれば集団を対象に提供されるものもある．個別プログラムは高齢者個々の状況に応じて細やかに対応できるメリットがあり，集団プログラムではグループダイナミクスによって個別プログラムでは得られない多くのフィードバックが得られるというメリットがある．いずれにしても，どのようなプログラムをどのように提供するかは高齢者一人ひとりの状況に応じて検討することが大切である．

　また，高齢者の自己効力感を理解するにあたり，看護師自身が自分に対する自己信頼はどうな

のか，あるいは自分の自己効力感はどのようなときに高まったり，低くなったりするのかといった傾向を理解しておくことは，高齢者理解を助けることにつながる．

② 日常みられる問題

〔1〕心理的，社会的，スピリチュアル的側面への影響

井上[4]は，高齢期に「身体と精神の健康」「経済的自立」「家族や社会とのつながり」「生きる目的」の4つの喪失を体験すると述べている．このような高齢者には，心身機能を高め，生きがいをもって生活できるように自己効力感を高めるような働きかけが重要となる．

〔2〕精神保健上の問題

心理的に閉じこもったり，孤独感，抑うつ状態，無力感や厭世感を抱きやすくなったりするなど精神保健上の問題が顕在的，潜在的にみられる．

〔3〕高齢者の多様性を考慮したプログラム

ユングによれば，高齢者は「個性化の」時代といわれる．高齢者は個々人の生活歴により，好みも当然多様性を増し，個別性が顕著になってくる．したがって，エンパワーメントを高めるための各種プログラムはこの高齢者の個別性や好みの多様性を考慮して企画運営されることが望まれる．しかし高齢者ケア施設では，画一的なプログラムで活動が行われているという現状もある．この背景には，職員数の不足や多忙，高齢者に対するステレオタイプ的見方（例：お年寄りは子ども返りをするので，子どものころの遊びを好むに違いない）などが考えられる．エンパワーメントのためのプログラムには，高齢者の意向を十分にくみ取り，選択できるような多様な企画の工夫が望まれる．

③ 看護技術

1 アセスメントのポイントとその根拠

①エンパワーメントを高めるためのプログラムが対象の身体的・認知的機能に適しているか，②対象の好み，個別性を配慮できているか，教育背景や価値観，これまでの人生に関連しているかを十分に確認する，③個別の活動（アクティビティ）がよいのか，集団的活動がよいのかを検討する，④プログラムの前・後に作成された尺度を使用する場合には，その測定尺度の内容，測定方法，判定方法を十分に理解して使用する．また本人の了解を得て実施することが重要である．

2 看護目標

心身機能を高め，社会的交流を広げたり深めたりすることにより，生きがいをもって（対象が）自分らしく生活に取り組めるようになる

③ 実施方法

以下に「お目覚めストレッチ」「回想法」「タッチング」「ゲーム」の4つのプログラムを紹介する．

〔1〕お目覚めストレッチ

ストレッチ（stretching）は柔軟体操の一種で，筋肉の伸展運動を意味している．この方法は，反動をつけたり痛みをこらえて行うのでなく，筋肉をゆっくり伸ばしてその状態を維持するのが一般的である．ストレッチの目的には，①筋の緊張をやわらげる，②生活行動や運動を安全で楽に行えるようにする，③自分の身体感覚を向上させ，身体全体をよく理解できるようにする，④関節可動域を拡大する，⑤気分を爽快にする——などがあげられる．

お目覚めストレッチ[5]は，中高年齢者が起床時に行うことで円滑な離床を可能にすることを目的に作成されている．つまり，無理のない体位交換による血圧変動の少ない能動的ストレッチを中心に構成されている．高齢者は，このストレッチを布団から起きあがる前に行うことによって，睡眠中に緊張した身体をリラックスさせ，なまった身体を目覚めさせることが可能になる．以下表3-23，図3-14に，高齢者に教示する場合の方法を紹介する．

表3-23　ストレッチの方法

目的	理由・根拠	看護師の行動	注意事項
事前準備 環境の準備 対象者の準備 看護師の準備	参加者全員の安全の確保 ・適切な空間の確保により，ストレッチの効果を最大限得る	・寝ころんで，手足を伸ばせる空間にマットなどを敷く ・動きやすい服装（伸縮可能なもの，下はズボン）を身につけさせる ・排泄の援助をすませておく ・看護師は，開始前に下記留意点の下線部①—④を説明しておく	・集団で行う場合は，人数に合わせた空間を確保する ・みんなに声が届くように必要時マイクを準備する
ストレッチの実技 楽に寝ころぶ （起床時は臥位の状態で行う） 手・足の握手（図3-14①） 足指，足首のストレッチ	楽に寝転ぶことで， ・朝目覚めたときのリラックスした状態に気持ちを近づける ・ストレッチ運動に意識を集中できる ・身体感覚に意識を集中できる	a.片方の膝を立て，その膝の上にもう片方の足首を乗せ，その足指の間に手指を挿入する b.手と足を握手した状態にし，回旋し広げる動作を繰り返す（10回程度） c.もう片方を同じように行う d.aからcを2〜3回繰り返す	留意点 ＊下線は，すべてのストレッチに共通する ①急がずゆっくり，大きく回す ②反動（はずみ）をつけないで，筋をゆっくり動かす ③静止している時は，息を止めないで，ゆっくり呼吸を合わせる．息を吐くときは，ゆっくり吐く ④痛くなるまでやらない ・手指が挿入できない場合は，足指を手指で握る

表3-23 ストレッチの方法（つづき）

目的	理由・根拠	看護師の行動	注意事項
背伸び（図3-14②） 全身の筋のストレッチ	四肢末梢の小さな動きから、徐々に体全体を使った大きな動きに移行させる	a.仰臥位で両手を頭上にあげ、両足は下に伸ばし、全身を大きく伸ばす（5秒前後） b.力を抜いてリラックスする（10秒前後） c.aからbを2〜3回繰り返す	・両手があがらない場合は、途中までの挙上でよい
背中曲げ（図3-14③） 体幹背面のストレッチ	・少しずつ体をほぐすため ・急激な動きを避けることでけがの防止につながる ・ストレッチとリラックスする効果を図る	a.仰臥位の状態のまま両手で両膝を抱え（腹部の上）、頭を膝に近づけるように挙上し、背中を曲げる（10秒前後） b.力を抜いてリラックスする（10秒前後） c.aからbを2〜3回繰り返す	・腰・頸痛のあるときは、無理をしない
腰の捻転（図3-14④） 腰部のストレッチ		a.両手を左右に広げ、両膝をそろえたまま足を片方に倒す（30秒前後） b.両膝を元に戻し、力を抜いてリラックスする（10秒前後） c.もう片方を同じように行う d.aからcを2〜3回繰り返す	・腰を無理に捻らずに側腹部の緊張を感じる所で止める ・肩を浮かさないように気をつける
上肢伸び（図3-14⑤） 上肢，体幹背面のストレッチ		a.仰臥位から腹臥位になり、立て膝の姿勢をとる b.両腕を前方に伸ばし、手のひらを床につける c.顔を床に近づけ、上肢・肩・背中を反らせる（10秒前後） d.力を抜いてリラックスする（10秒前後） e.aからdを2〜3回繰り返す	・猫が寝起きにとるような姿勢をイメージするとよい
背中丸め（図3-14⑥） 体幹，肩，首のストレッチ		a.⑤の姿勢から、両膝を曲げ腰を起こす（四つん這い状態） b.背中を丸め、頭を胸に近づけるようにし、静止する（10秒前後） c.引き続き⑦に移る	・猫が立ち上がるときのような姿勢をイメージするとよい
背中反らし（図3-14⑦） 体幹，肩，首のストレッチ		a.背中を反らして、頭を上にあげ静止、殿部を後ろに突き出す（10秒前後） b.⑥と⑦を2〜3回繰り返す 腰を曲げ、ゆっくりと頭部を挙上する	
*立ち上がり	十分なストレッチの後にゆっくりと立ち上がる ・急激な血圧の変動の予防が期待できる ・転倒予防となる ・けが防止が図れる ・立ち上がりに対する意識を集中できる		・立ち上がりの際には膝に手を置いてもよい

3. 生活を援助する看護技術　83

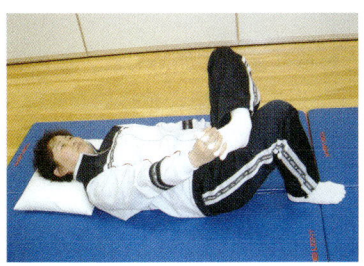

①片方の膝を立て，その膝の上にもう片方の足を乗せ，手と足で握手するように手の指を足の指の間に入れる．

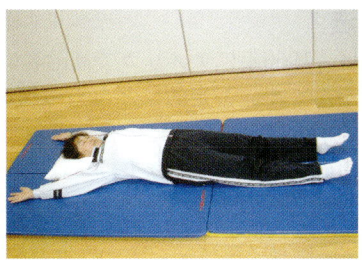

②両手を頭の上にもってくる．全身の筋肉を伸ばす（このとき足のつま先までしっかりと意識して伸ばす）．

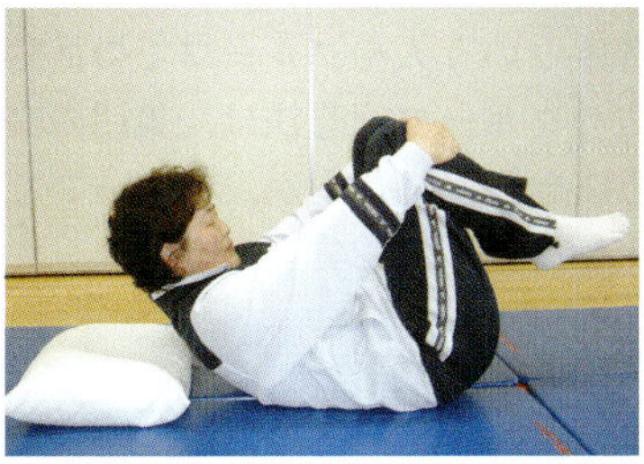

③両膝を抱えて丸くなる（おへそを見るような感覚で）．

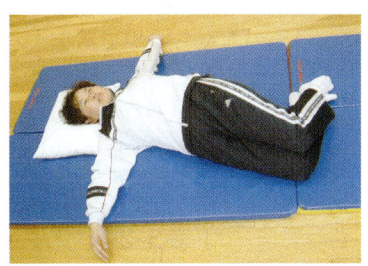

④両手を左右に広げる．両膝をそろえたまま，足を両側に倒す（このとき肩を浮かさないように気をつける）．

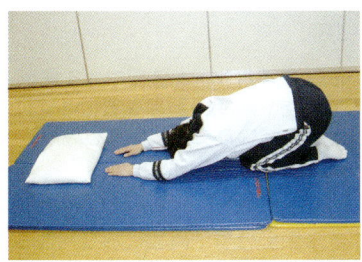

⑤両手をそろえて伸ばし，おでこを床につける．

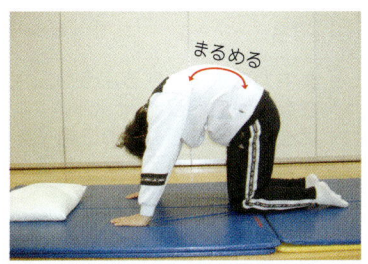

⑥上体を起こす．おへそを見るつもりであごを引き，背中を上方に持ち上げるようにする．手は床と垂直になるようにし，肩を少し前方に出すつもりで上体を支える．

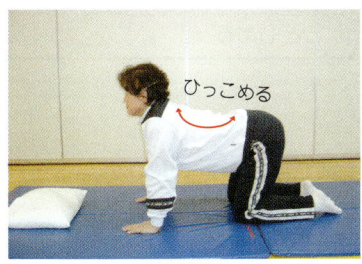

⑦顔をあげて視線はまっすぐ前方を見る（背中を反らせて，おしりを突き出すように）．その後，ゆっくりと立ち上がる．

注意事項
・息を止めないように行うこと
・痛くなるまでしないこと
・できるだけ毎日続けましょう

指導：野坂俊弥・長野県看護大学
　　　体育学講座准教授（当時）

図3-14　お目覚めストレッチ

〔2〕回想法

　回想法とは，1960年にアメリカで高齢者に対する心理療法として始められ，その人の過去の思い出に焦点をあてて，否定的にとらえられがちであった過去の回想に積極的な意味を見いだし，共感的な聞き手の存在によって人生の再吟味を行おうというものである．近年，高齢者支援の場における援助の一つとして取り上げられ，介護予防をねらったグループ回想法の取り組み[6]や抑うつ状態の高齢者への支援の一つとして回想法を用いる試み[7]が報告されている．方法として，複数のメンバーで行うグループ回想法と個別に行う個人回想法の2つがあるといわれている[8]．

(1) 個人回想法とグループ回想法

　個人回想法は，落ち着いた雰囲気の中でじっくりと対象者の話を聴くことができるという利点がある．特に，多くの人たちの中で話をすることが苦手という人やグループでの活動を否定的にとらえている人には，適している方法といえる．一方のグループ回想法は，集団の交流を促進し仲間意識の形成などの効果が期待されている[9]．回想法を個人で行うか，グループで行うかについては，対象の特徴に合わせて選択するのがよいといえよう（表3-24）．

表3-24　グループ回想法と個人回想法

	グループ回想法	個人回想法
対象	高齢者5〜8名	高齢者1名
スタッフ	4〜8名	1名
場所	・集中力を維持できるような広さと静けさを確保できる場所 ・ほどよい広さで，円形に椅子を並べる ・中央に小さめのテーブルを置く	・プライバシーを確保できる場所 ・時間や周囲の動きを気にせずにすむような落ち着いた雰囲気のある場所
使用道具	・生活に密着したもの ・季節の行事や風物にちなんだもの ・慣れ親しんだ音楽，昔の写真など	・生活に密着したもの ・季節の行事や風物にちなんだもの，アルバムなど
特徴	・集団での交流の促進 ・仲間意識の形成 ・プログラム以外の場での交流の促進	・個人の関心事へ話題を向けることができる ・集団の中に入りづらい人にとって参加しやすい ・心理療法といった治療的意味で用いられることもある

(2) 実施方法

　グループ回想法，個人回想法ともに，どのような目的で行うかを話し合い，ゴールを定めておく．プログラムは通常1回ではなく，ゴールに到達したと判断できるまで，各回テーマを変えて実施される．プログラムの実施方法を表3-25に示す．

表3-25 回想法実施方法

目的・手順	理由・根拠	看護師の行動	注意事項
事前準備 回想法の適応についてアセスメントする	・アセスメントを行うことで適切なプログラム作成が可能となる ・対象者のより主体的な参加が可能となる ・アセスメントに基づいたプログラムにより，効果を評価する視点が明らかになる	アセスメント内容 ・対象者の日常生活の様子 ・活動性，グループ活動への参加の程度 ・対象者の生活歴，その人が大切にしているもの，信念や価値観 ・どのような内容の回想ならば効果的と考えられるか ・個別回想法か，グループ回想法か	・回想法を行うことによる効果をどのような視点で評価するのかを検討しておく ・グループ回想法の場合，スタッフの中から，ファシリテーター（グループ運営の促進者）を決めておく
テーマの決定		・回想法への参加を呼びかける ・参加者の決定 ・参加者の共通した話題となるような内容でテーマを決定する	・対象者，参加メンバーの生活歴などから，テーマを決定する
テーマに関連した会場づくり なじみのある，居心地のよい場の提供をすることで，回想をより促進させる	・参加者の緊張をやわらげることができる ・対象者の回想を促進させることが可能となる	・参加人数相当の十分な広さを確保できる場所をとる ・テーブルの配置 参加者のリストから座席順を決めておく ・テーマに関連した小物や小道具，音楽などを用意する	・参加者の話がそれぞれ十分に聞こえるような人数，広さ，場所を確保する ・参加者がなごやかな雰囲気の中で話を進めていけるような座席配置を心がける
導入・進行 自然ななごやかな雰囲気をつくり，回想を促す 初回のみ自己紹介を行う	・グループ回想法の場合，会を重ねるごとに参加メンバーの関係性が深まる ・メンバーの自然な流れに任せることでメンバー相互の交流が深まる	・参加者に簡単に自己紹介をしてもらう ・話題が途切れたときには，テーブルの小物等の道具を使って，回想を促すよう働きかける ・参加者の話が全体に理解されて展開していけるように，話をまとめてわかりやすくしたり，質問をしたりする	・自己紹介は短時間で終わるように進行する ・話題はテーマにこだわらず，グループのあるいは対象者の話の自然な流れに任せる ・認知症の程度が重度だったり，難聴で話の中に参加しづらい高齢者には，話題の中に入れるような環境を提供する
回想が展開できるよう傾聴する	・そのつど受け止め，問いかけることで回想の展開が促されることが多い	・繰り返される回想をそのつど受け止める	・繰り返される回想に留意しておく

表3-25 回想法実施方法（つづき）

目的・手順	理由・根拠	看護師の行動	注意事項
終了 予定していた時間で終了する	・予定時間を守ることで高齢者の疲労感への配慮が可能になる ・次回からの参加者の確保につながる	・参加者に対して貴重な話を提供してくれたことに感謝し，次回への参加を呼びかける	・話の中に出てきた話題を参考に，次回のセッションのテーマを検討しておく ・参加者それぞれの反応や発言内容などの記録を残しておき，セッションの方法の検討材料や日々のケアへ活用できる情報とする

(3) 回想法実施後の評価

　回想法をケアとして取り入れていくためには，回想法参加の効果やケアのどの部分に有効であるかなどを評価していくことが必要であろう．何のために回想法に参加するのかを明確にしておくことで，評価する対象を明確にすることができ，評価もしやすくなる．また，目的を明確にもつことによって，参加者もより積極的にプログラムに参加できるであろう．

(4) 日常生活支援への活用

　回想法のように，あらかじめ計画されたプログラムを高齢者に提供するということは，高齢者のエンパワーメントを高めるための援助方法の一つといえる．しかし，ふとしたタイミングをつかんで，例えば散歩に出た際の周辺の景色をヒントに，あるいは食卓へ上る季節の食べ物，行事にちなんだ郷土料理などをきっかけに，その人のかつての姿を生き生きと語ってもらうような場を提供することも日々の生活における大切なケアといえよう．

　小野[10]は「老年者の有する豊かな感情は何かをきっかけとして発せられるが，そのことに看護者が注目し，話題にしたり意図的に引き出したりしなければ容易に失われてしまう．感情表出は自我発達するうえで重要である」と述べている．プログラムとして提供される回想法は，高齢者の自我発達を促す豊かな感情表出のためのきっかけ作りとして有用であると考えられる．

　また野村[11]は，個人回想法の応用として日常的なケアの場での活用を提案している．看護師の姿勢としては，回想法を行うことによる高齢者へのエンパワーメントのみに関心を向けるのではなく，このような回想法を通してより高齢者への理解を深め，日々の援助に活用していくことこそが重要であろう．

〔3〕タッチング

　タッチングには，身体的接触を必ずしも必要としないセラピューティック・タッチングと，看護師から高齢者に対して行う何らかの身体的接触とがある．前者は治療的な看護技術とされすべての看護師が行えるものではなく，専門的トレーニングとスーパービジョンを必要とする技術であるとされている．本項で述べるタッチングは後者の看護師の高齢者に対して行う何らかの身体

的接触を対象とする．

（1）コミュニケーションの維持

　タッチングはきわめて単純で簡便な看護行為であるが，多くの研究者たちがタッチングについて様々な角度からの分析をしている．このことからもタッチングには多くの要素が含まれていることが分かる．タッチングの効果には，身体的なものとしてはタッチを受けた皮膚血流の増加，苦痛緩和効果などが知られており，精神的なものとしては快あるいは不快，緊張感を対象にもたらしたという報告がある[12)][13)][14)]．

　視力や聴覚など感覚機能の衰えを自覚する高齢者にとって，周囲からの情報を受け取ることは難しく，したがって状況を理解することが困難になりやすい．このような高齢者にとって，触覚を伴うコミュニケーションとしてのタッチングの意義は大きいと考えられる．難聴のある高齢者に遠くから大きな声で声をかけるよりも，高齢者の近くに行ってきちんと視界の中に入り，手をとって，「〇〇さん」と声をかけることの方がずっと効果的であろう．高齢者にとっても，何を言われているのかわからない不安，返答できないことによる自尊感情の低下などを感じることなく，その人なりのコミュニケーションを維持することができ，エンパワーメントにつながると考えられる．

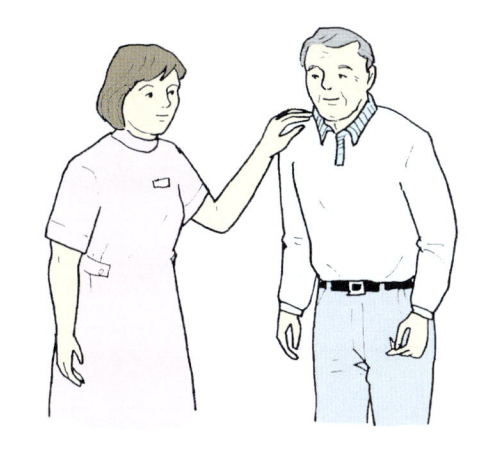

（2）受け手の反応を見極める

　しかし五十嵐[15)]は，看護学生へのタッチング教育の研究の中でタッチングに影響を与える因子（表3-26）を明らかにしており，安易に行う看護行為ではないとしている．タッチングを行う際には看護介入であることを意識し，どのような目的や意図をもって行うのか看護師が意識しておくことが大切であるとしている．タッチングの効果を考慮しつつも，高齢者（受け手）の反応を見極めながらそれがケアにつながるようなアセスメントをしていく必要がある．

〔4〕ゲーム

　近年，「遊びリテーション」という言葉が介護や福祉の分野で聞かれるようになってきている．この言葉は遊びとリハビリテーションからの造語で，遊びながら楽しみながら行うリハビリテーションという意味で使われている[16)]．この遊びリテーションの目的と意義は，①生活空間の拡大，②生活時間の構造化，③仲間とのコミュニケーション，④自発性や主体性の回復，⑤心の耐久性の向上，⑥身体機能の維持・改善——であるといわれ，その手段として様々なゲームが提供されている．ゲームで楽しみながら，心や体の緊張を解きほぐしていくことで，訓練では得られにくい能力発揮や自己発見を狙ったものであるといえる．

　ゲームの種類は様々あり，対象に合わせて選択することが望ましい．また，集団で行う方が楽しくできるものが多いが，集団でのレクリエーションを好まない高齢者もいるため，内容を考慮したり人数やメンバーの調整をするといったことも必要である．そして大切なのは，看護師もともに楽しむという姿勢である．

　ゲーム実施の手順を表3-27に示す．

表3-26 タッチングの質に影響する因子

タッチングに影響を与える因子
タッチングの持続時間
タッチングの部位
タッチングするときの動作，身振り
タッチングの強度
タッチング直後の触覚を通しての感覚
タッチングの頻度
タッチしているときの手の面積
タッチングの提供者と受け手の間の身体的距離
その他の非言語的コミュニケーション
タッチングの提供者と受け手の良肢位の有無
受け手の視野への入り込みの有無

(五十嵐透子（2000）看護におけるタッチング教育，日本精神保健看護学会誌，Vol.9, No.1, p.10より転載)

表3-27 ゲームの手順

目的・手順	理由・根拠	看護師の行動	注意事項
事前準備 ・ゲームの内容を決定する ・楽しめる環境を提供する ・安全の確保を図る ・席の配置への配慮 ・十分な空間の確保 ・使用道具の準備・確認	対象・目的を明確にすることで，参加者の確保を図ることができる ゲーム環境を整えることで，以下の効果が期待できる ・参加者の意欲発揮に影響する ・安全確保に影響する ・ゲーム全体の流れに影響する	・ゲームの内容を決定する ・参加メンバーを決める ・席の配置 ・十分な空間の確保 ・使用用具の準備	・ゲームは多人数の方が楽しめるが，対象によっては内容や人数を考慮する ・ルールや動きの単純なものの方が楽しめる ・障害のある高齢者でも参加できるよう内容を工夫する ・麻痺等障害のある人の配置は適当か ・参加者同士の人間関係はどうか ・スタッフは適切な位置で配置されているか ・衝突，転倒などの危険はないか ・全員参加できるだけの十分な広さと明るさの空間が確保されているか ・ゲームに集中できる場所か ・使用用具は，使い方が単純で壊れにくく安価なものを十分な数用意する ・安全なものを用意

表3-27 ゲームの手順（つづき）

目的・手順	理由・根拠	看護師の行動	注意事項
導入 ・ゲームに集中できるような環境の提供		・その日の対象者の体調を把握する ・身だしなみを整える ・排泄の援助を済ませておく ・正しい姿勢の確保を図る （車椅子からなるべく椅子へ移動する．車椅子の場合はフットレストから足を下ろす） ・ゲームを始めることを伝え，参加を求める	・（施設入所あるいは入院中の高齢者の場合）公の場にふさわしい服装か ・動きやすい服装か ・足がきちんと床についているか ・テーブル，椅子の高さは適切か ・わかりやすく大きな声で説明する
ゲーム開始 ・一緒に楽しむ	より障害の重い高齢者に支援の焦点をあてることで，全員の主体的な参加による運営が可能となる	・ルールの説明 ・ゲームに一緒に参加する ・参加者一人ひとりがゲームに参加できているか，観察する ・参加者が楽しめるような声かけを行う	・指導はしない ・惜しみなく賞賛を贈る ・身体的・精神的に参加しづらい高齢者が場の中心となるように配慮する
ゲーム終了		・楽しかったことを伝え，またやりましょうと次回への参加をお願いして終了する	・記録と振り返りを行い，次回への資料とする ・プラス思考で取り組む

④ 健康教育

　エンパワーメントを高めるための様々なプログラムは高齢者の健康教育にも活用できる．お目覚めストレッチは転倒予防につなげることができるし，毎日継続すること自体が高齢者の自信につながる．看護師は高齢者に対して，行っているセルフケアの効果を実感できるよう問いかけたり評価視点を紹介したりすることで，セルフケア行動の継続支援が可能となる．

　また，ゲームや回想法といったプログラムを提供することは，高齢者の日常生活に張り合いや楽しみといった彩りをもたらす．高齢者それぞれが楽しめるような内容と参加形態を考慮し提供することで，他者との交流を促進し，活動量の向上にもつなげることができると考えられる．

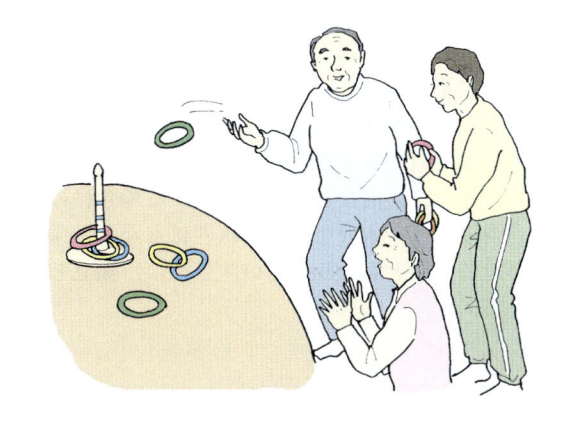

9 介護者・家族への対応技術

① 基礎知識

　高齢者の介護にあたっている介護者・家族の状況は様々であるが，介護の十分な知識や技術をもたないまま必要にせまられて介護を担う場合も多く，高齢者の急な入院などをきっかけとして介護が必要となり，その後，在宅でも継続して介護を要する状態となることも多い．その際，介護を担う人手が確保できない場合や，介護者が高齢・病弱で介護困難な場合，介護者が介護への意欲が乏しい場合など，在宅での介護の継続が難しい状況もある．家族が仕事をもっていたり，家族内にほかに世話の必要な人がいたりして十分な介護ができない状況もある．

　また，高齢者の心身の状態や変化に合わせて適切な介護を提供する知識や技術をもっていない場合，不適切な介護によって廃用症候群を発症させ，高齢者の健康状態が不安定になり，介護困難を増加させたり，介護者自身の健康状態に影響を及ぼし，介護疲れから介護の継続が難しくなることもある．

　高齢者の介護の質は，身近にいる介護者・家族の関わり方によって大きく影響される．それは，介護者や家族が高齢者観や介護観をどのようにもち，介護の知識や技術をどのくらいもって介護を実施できるかによって，高齢者の介護環境が大きく変わってくるからである．高齢者の看護では，この介護環境をいかに積極的なものに整えていけるかが課題となる．そのために，看護職にどのような対応技術が必要かについて述べる．

② 日常みられる問題

　高齢者と介護者間では，高齢者自身が望む介護と介護者の提供する介護内容や質にずれが生じた場合に不満がつのり，高齢者と介護者との人間関係がもともと思わしくない場合，介護場面でも両者に葛藤が生じることになる．さらに高齢者自身は，介護を受けなければならなくなった自分に対して負い目を感じることも多く，介護への要望があっても伝えずに我慢してしまうことも多い．また，排泄などの介護を要する場合には，排尿・排便回数が多くならないようにと，高齢者自身が食事や水分を控える状態にもなり，栄養障害や脱水を誘発するなど，健康状態を不安定にさせる要因ともなりやすい．さらに，孤立した介護環境においては，高齢者の虐待防止の課題もある．

看護技術

1 アセスメントのポイントとその根拠

　介護者・家族が高齢者の介護に関してどのような背景やニーズをもっているかを知り，個別に対応する．
①これまでの介護経験の有無，介護によって現在の生活に影響していること，高齢者に対する理解，介護の知識・技術の習得状況と実施している介護内容，介護への意欲，介護の継続意思，介護上の困難，介護上の要望など
②介護者の続柄，性別，年齢，就労状況，家族構成，家庭での役割，健康状態，高齢者との人間関係
③介護交代要員の有無，家族・親族間の協力，近隣・地域の支援
④介護環境，住環境，介護用具・設備，居住地域の環境，支援体制など
⑤介護支援サービスの理解，サービス活用状況，サービス活用の意向，経済状態など

　これらの内容について具体的に知り，家族の力量や環境に合わせて介護者・家族への支援の必要性と個別の援助方法について検討する．

2 看護目標

（a）高齢者の介護の必要性と介護者の個別の背景とのバランスを考慮した看護の支援ができる
（b）介護者の力量に合わせた支援の方法を個別に工夫することができる
（c）介護者の介護負担を軽減する方法を介護状況に合わせて個別に工夫することができる

3 実施方法

表3-28に示す．

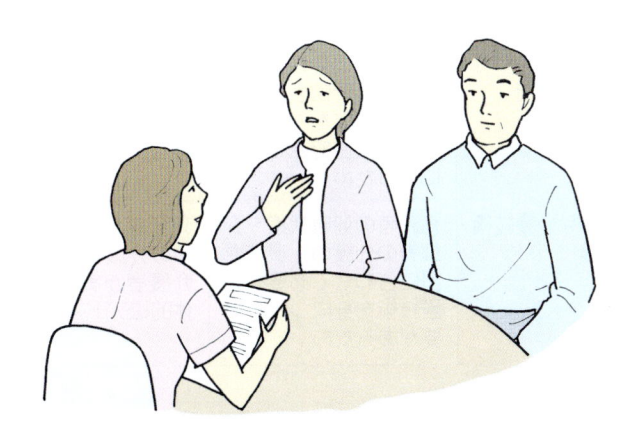

表3-28 介護者・家族への対応

目的	理由・根拠	看護師の行動	注意事項
介護の実施状況のアセスメント	介護力のアセスメントによって具体的な支援内容を確認する必要があるため	日常生活場面での介護の実施状況を観察する（介護の知識・技術，生活への組み入れ方，心身・環境の変化への対応，今後の見通し）	具体的な介護場面を観察する
看護の知識・技術習得への支援	日常生活場面から健康状態の変化を観察する必要性を理解できるようにするため	健康状態を把握するためのバイタルサインの正確な測定方法を身につけているか確認する	高齢者の心身の特徴をふまえて観察ができるようにする
健康状態の観察	高齢者の健康状態は，日常生活の変化としてあらわれるため	高齢者の日常生活場面からふだんの状態と違う変化に気づき，異常の早期発見ができるように観察点を介護者に伝える（移動，活動状態，食事，排泄，表情，コミュニケーションなど）	ささいな変化にも気づくような観察力が必要
健康異常時の対応	健康状態の見極め方の視点を明確にして，異常時の適切な対処につなげるため	健康状態の異常について，受診や相談の時期の見極め方と実際の行動について家族に伝える	予測できる内容を知っておくこと，受診先を決めておく
症状に合わせた処置	在宅で家族が必要な処置を的確にできるように具体的に示すため	病状や症状によって介護者が必要な処置ができるようにする（吸引，吸入，経管栄養，人工肛門の処置など）	必要物品の補充，異常時の医療従事者との連絡方法，安全に実施できるための知識・技術が習得できるようにする
服薬管理	高齢者の心身機能の変化と薬剤の作用について理解できるようにするため	服薬管理ができるように指導．安全な薬の服用方法，副作用の観察とその対処方法を指導	服薬の目的，作用，副作用，服用時の注意点について理解する
安全確保，危険回避	介護場面での危険予測と対処方法の理解のため	介護者の安全を守れる方法での介護の知識・技術の指導（感染予防，腰痛予防など予測される危険を回避できるように）	具体的に実施できる方法で継続できるようにする
自立度に合わせた援助技術	高齢者のもてる機能を発揮し，日常生活自立への関わりを対象に合わせて実施できるようにするため	生活機能の評価によって，高齢者の自立の状態に合った日常生活援助技術の方法を指導（日常生活の自立支援）	基礎的な知識をもって，対象の個別性や状態の変化に対して応用できるようにする
有効な介護技術指導	高齢者の健康状態・介護者の介護力，環境要因に合わせて必要な介護技術を身につける必要があるため	介護者の介護技術習得のために実際の介護場面で実施してみせたり，介護者が実施する場をつくり，具体的にアドバイスする	継続して実施できるように実生活に組み入れた方法やふだん使っている用具を活用する

3. 生活を援助する看護技術

表3-28 介護者・家族への対応（つづき）

目的	理由・根拠	看護師の行動	注意事項
介護者の力量に合わせた指導	介護困難の内容を確認し，介護者が実践できる方法を選択するため	介護者が実施できにくい原因を確認し，個別の状況に合わせて指導方法の工夫をする．（指導方法，介護者の意欲，体力，環境などの要因を確認する）	介護者の意向やペースに合わせて介護者が実施できる方法を見いだし，環境を整える
介護者の主体性を尊重した介護技術の習得	介護者の介護力をアセスメントし，もてる力を生かす関わり方をするため	・介護者に介護の知識・技術習得の意義を伝える（高齢者の苦痛の効果的軽減，介護困難・介護負担の軽減） ・家庭に合った方法を家族とともに考え，介護者の主体性を尊重しながらアドバイスする	・介護実践において高齢者や介護者が実感できるように工夫する ・介護者の実践してきたことを尊重しながら，よりよい方法をともに工夫する
介護の人的資源確保	適切な介護分担によって，介護負担感の軽減を図るため	介護環境を整えるために人的資源が家族内や親族，近隣にあるかどうかを確認する（家族内での介護協力関係，介護交代の状況，親族，近隣の状況など）	介護者の心身の負担を軽減できる方法，実情に合った介護分担ができるようにする
介護環境調整支援	家族間での協力によって，介護力の向上が図れるため	・介護環境調整の必要がある場合には，家族間で話し合う機会をつくり，具体策を立てる ・今後の見通しを立てて人的資源を拡大させていくことを考える	・家族間での役割分担について実生活に合った内容で検討．介護者一人に偏らないようにする ・新たな役割をもてるように人的資源を確保する
住環境・設備・介護用具などの環境整備	高齢者と介護者にとってバランスのとれた環境整備をするため	・住環境・諸設備等の環境について，高齢者の心身の状態，介護状況などの実情から調整の必要があるか，どのように調整するかアセスメントする ・住環境では，段差の解消，空間の確保，高さの調整，手すりの設置，明るさ，温湿度の調整などについて検討する ・各住居の玄関，廊下，階段，トイレ，浴室，洗面所，食堂，居室の高齢者対応住宅としての調整についてアドバイスする ・移動の補助用具，杖，手すり，歩行器，車椅子，階段昇降機などの使用についてアドバイスする	高齢者の日常生活から具体的な使われ方，不自由さ，安全面，自立支援について検討する 住宅改造については，家族の意向を知り，また，改善への理解を得ることが必要

表3-28 介護者・家族への対応（つづき）

目的	理由・根拠	看護師の行動	注意事項
住環境調整サービスの活用		日常生活用具の給付・貸与や住宅改造などのサービス活用への支援	居住地域のサービスを知って具体的に対応
介護サービス等の活用支援		・健康レベルに応じたサービスについて情報提供する ・本人，家族の意向に合ったものを選択し，具体的な活用には，サービスを受ける目的，内容，サービス提供の場所，サービス申請方法，費用などの情報を居住地域の実情に合わせて提供する ・サービス活用について積極的でない高齢者の場合には具体的な場面を見せたり，体験する機会を持ち，抵抗を少なくする	・介護保険によるサービスや自治体独自のサービスの内容を知って対応する ・サービスがどのように提供され，サービスを利用することで得られる効果を認識できるとよい
看護・介護相談	介護者の思いをしっかり受け止め親身になって話を聞くことで，介護者の精神的安定につながるため	介護者の種々の悩みを聞き，その状態をしっかり受け止め，介護困難となっている原因を家族とともに確認した上で対応策をともに考え，家族自身が対応策を見いだせるように必要な情報を提供し，適切なアドバイスをする	介護者が悩みや思っていることをありのまま話せるような信頼関係や環境をつくる．変化に合わせて適切に対応する

❹ 観察・評価の視点

〔1〕実施前
家族の介護状況を具体的に観察し，看護の必要性を判断する．
評価：家族の実情および介護への思いを的確に把握できているかどうか評価する．

〔2〕実施中
経過中における家族の介護上の変化について観察する．
評価：家族の意向や介護力に合った指導方法になっているか評価する．

〔3〕実施後
看護の支援を受けて介護者の環境に変化がみられたか観察する．
評価：看護職の支援を受けて介護者が介護の知識・技術を身につけ，介護環境が改善でき，介護負担の軽減ができたか評価する．

④ 健康教育

　介護者の中には，高齢で健康状態に不安をもっている人も多く，また介護を続けていくことで健康障害をきたす場合もある．**介護疲れ**から心身が不安定になり，介護者が健康を害して受診や治療が必要となり，介護の継続が困難になる場合もある．また介護交代が得られない場合には，介護者自身の健康管理が後に回され，気がつくと重大な疾患に罹患していたという例もある．このようなことにならないように，高齢者のみならず介護者自身の健康管理も常日頃からしておく必要がある．

　介護者の健康状態は，介護を始めてからどのような変化があったのか，また，健康状態の変化にどのように対応しているのか，健康状態に対する不安はないかについて聞き，早めの対応ができるように家族間でも介護環境を調整しておく必要がある．介護者が，介護への思いや負担感についてありのままを話すことができ，今後について相談できる場を確保するとともに，短時間であっても自分の時間をもてるようにしておくことが，介護疲れを軽減することになり，介護負担感の軽減にもつながることになる．

　介護者と高齢者との人間関係がもともと思わしくない場合には，実際の介護量が少なくてもストレスをためていることが多く，介護負担感は主観的なものであることを知ったうえで，個別の対応が必要である．

研究してみましょう

3-1
1. 寝たきり高齢者の口腔ケアの方法を研究してみよう．
2. 施設入所者の食事環境を観察し，好ましい食事援助を工夫してみよう．
3. 経口摂取が個人の死生観にどのように影響するかを調べてみよう．

3-2
1. 高齢者の排泄障害にはどのような排泄障害があるのか確認してみよう．
2. 排泄の援助は高齢者の尊厳を守りながら援助することが基本であるが，実際にどのような配慮が必要か倫理的な側面から探求してみよう．
3. 具体的にどのような援助が効果的か，日頃有効と考えている援助について実証してみよう．

3-3
高齢者が良眠を得るために，看護師が援助できる視点として以下のことがあげられる．
1. 看護技術を提供することでの効果に関するもの
2. 心理・社会的要因に対するアプローチに関するもの
3. 睡眠に関する健康教育による効果に関するもの

3-4
1. 様々なADLに対応した清潔ケアの援助方法を考えてみよう．
2. 認知症高齢者に対する清潔ケア技術の工夫を考えてみよう．
3. 在宅で応用できる清潔ケア援助の工夫を考えてみよう．

3-5
1. 高齢者の活動に影響を及ぼす要因を調べてみよう．
2. 居住地域における高齢者の活動を促進するためのコミュニティづくりの実際を調べてみよう．
3. 高齢者が活動している場に参加し，高齢者の生きがいおよびQOLとの関連を調べてみよう．
4. 「閉じこもり」がちな生活がその後の高齢者の意欲や社会的なつながりに影響している[5]といわれる．看護師として「閉じこもり」がちな生活が解消できる支援を考えてみよう．
5. 介護予防に最大および通常歩行速度が重視されるが，具体的に実施し検証してみよう．

3-6
1. 看護者は高齢者の緊張感を緩和するため，どれくらいの位置に座ったり立つのがよいか，調べてみよう．
   人には，「空間のなわばり意識」という感覚のあることが知られている．この感覚は，エドワード・ホールによる近接度として表3-29のような距離が知られている[4]．これらは，中流階級のアメリカ人を対象に行われたものであるが，日本人の高齢者の場合はどうか，研究の視点となる．
2. 看護職は，看護技術をする場面でどのような声かけをしているか，調べてみよう．
   声かけは，看護職の属性（年齢，経験年数，教育背景，看護に対する信念など）により違いがあるだろうか．またそれらの声かけについて高齢者は，どのように受け止めているかも，研究の視点となる．
3. 老人性難聴により補聴器を使用している高齢者は，他者とのコミュニケーションでどんなことに工夫をしたり，困ったりしているか，どんな気持ちでいるか，について調べてみよう．

3-7
1. 高齢者に適するほかのリラックス療法を探し，研究してみよう．

表3-29 エドワード・ホールによる近接度

距離	意味	その他
①親密な距離（0～45cm）	親子，親友，愛情関係などを示す距離	親しくない時は，この距離に入ることを敬遠される．このゾーンに入ることができれば，親密度を増す．
②個人的な距離（45～120cm）	手を伸ばして届く範囲の，個人的に親しい会話ができる距離	自分と他人を分ける見えない「境界線」がある
③社会的距離（120～360cm）	ビジネスの会話や教室で，知人や見知らぬ人同士が保つ距離	
④公共の距離（360cm以上）	講義，演説などが行われる距離	声やジェスチャー，顔の表情など微妙なニュアンスは判断しにくい

（福井有（1994）コミュニケーションの文化と技術，p.47，エピックをもとに作表）

2. 高齢者にはどのような音楽が効果的であるか研究してみよう．
3. リラックス研究が発表されている自立訓練研究雑誌（日本自立訓練学会発刊）からヒントを得，研究してみよう．

3-8
1. 精神保健上の問題には，性差があるのだろうか．内閣府[17]の調査によれば，わが国の男性高齢者は，家族内での役割がなく自信を喪失し，家庭や社会で孤立しがちであると報告されている．
2. 「お目覚めストレッチ」を継続した場合の心理的効果はどうか．
   野坂[5]は，1年間の自発的な実施頻度と生理機能の変化の関係を検討した．
   その結果，有意差がないものの実施群（n：66）には長座位体前屈の値が伸びたという傾向がみられたと報告している．
3. 「タッチング」に関して，高齢者ケアの場における「タッチ」にはどのようなものがあるのか[18]を調査した報告がされている．

3-9
1. 高齢者を介護する介護者・家族の背景について，実態を調べてみよう．
2. 介護を受ける高齢者の思いについて把握しよう．
3. 介護者・家族への支援について継続ケアの視点で有効な方法をまとめてみよう．

実証的な研究の紹介

3-1
- 直井千津子（2007）重度の摂食・嚥下障害高齢者に経口摂取を可能にする看護－援助方針を適用して－，老年看護学，11（2），pp. 120-131
- 上村智子（2007）介護老人保健施設における摂食・嚥下障害者と食の支援状況の調査　日本摂食・嚥下リハビリテーション学会誌，11（1），pp. 60-66
- 高橋智子ほか（2006）摂食・嚥下機能が低下した高齢者の栄養状態の評価　嚥下機能を考慮した食事の有効性について，日本摂食・嚥下リハビリテーション学会誌，10（2），pp. 161-168
- 須藤英一ほか（2001）摂食・嚥下リハビリテーションの導入により嚥下性肺炎を生じることなく経口摂取が可能となった脳血管障害の2症例，日本老年医学会雑誌，38（4），pp. 554-559

3-2
- 高植幸子,林智世,金原弘幸,吉田和枝(2007)三重県における高齢者の排泄ケアの実態調査,三重看護学誌,9,pp. 111-116

    介護保険施設に入所あるいは訪問看護ステーションを利用している高齢者7758名を対象として排泄の実態調査を行った.その結果,失禁は52%,便秘は25.4%,下痢は2.9%,頻尿は2.4%であった.看護師は,排泄障害の原因を運動機能の低下,認知症,高齢などによると判断していた.排泄動作で障害が多かったのは,後始末53.7%,移乗動作24.7%,ズボンの上げ下げ39.4%であった.排泄方法で多かったのはおむつ60.1%,トイレ48.1%であった.医療的な援助の必要な排泄管理方法はバルーンカテーテル留置が5.1%であった.おむつの使用は屋内介助座位保持より高度の障害が生じた時に急激に増加していた.

- 丸山優(2007)高齢入院患者に対するおむつ交換場面における熟練看護師の関わり,老年看護学,12(1),pp. 55-62

    熟練看護師が床上でのおむつ交換の場面で行っている関わりを明らかにする目的で6名の熟練看護師のおむつ交換場面の参加観察とそのときの思いや目的,意図についての面接調査を行い,質的帰納的に分析した.その結果【患者との人間的な関係を保持しようとする関わり】【患者の安全を守ろうとする関わり】【おむつ交換時に患者に不快な感情をもたせないようにする関わり】【患者の反応や動きを引き出そうとする関わり】【患者の状態をアセスメントしようとする関わり】等の13の関わりが明らかになった.熟練看護師の関わりはおむつ交換場面でのあらゆる面に焦点を当て,高齢者が抱えるリスクを予防・対処しかつ管理的視点をもった関わりであり,日常生活援助場面で発揮される看護援助の専門性の一端が示唆された.

- 中嶋利枝,亀山清美,太田くる美(2007)高齢者排泄援助に関する調査研究,看護職のジレンマについて,日本看護学会論文集:老年看護,No. 37,pp. 224-226

    看護師・准看護師260名を対象として高齢者の排泄に関するジレンマについて質問紙調査を行った.216名(うち男性2名,女性214名,平均30.1歳)から回答を得,看護職経験年数は平均7.8年であった.高齢者の排泄援助を行う中でジレンマに感じている内容は,「業務上の対応困難」,「対象に応じた援助方法の確立困難」,「夜間の排泄援助」,「大部屋での排泄援助」,「自身の援助に対する倫理感」,「スタッフの意識の低さ」,「家族との意識のずれ」,「患者との意識のずれ」,「ニーズに応じた援助ができていないこと」,「ニーズの把握が困難」,「排泄設備の不備」,「ケア物品の不備」の12カテゴリーが明らかとなった.看護職は排泄援助の現状に問題意識をもっており,理想とする排泄援助の提供ができないことにジレンマを感じている実施困難な現状が示された.高齢者の特性を理解し,高齢者個々が望む排泄自立に向けた援助が課題である.

- 岩坪暎二,八木擴朗(2007)要介護高齢者のオムツチェックによる膀胱機能評価法:西日本泌尿器科,69(12),pp. 707-713

    要介護高齢者57例(うち男27名,女30名,平均年齢75.6±11.9歳)の,排尿できている症例は排尿記録で,オムツ使用者はオムツチェック法で排尿量,残尿量,排尿回数を評価し,これらをもとに排泄状態のグラフ化,膀胱機能のスコア化を行った.その結果,脳卒中後遺症を主病とする57名の排尿動態は膀胱機能(排尿量,残尿率),排尿環境(排尿回数,夜間尿量率)とも正常と仮定した値よりも悪く,おむつ外しに希望が持てるのは45%程度と考えられた.おむつチェックによる膀胱機能スコアは,下部尿路閉塞の鑑別や泌尿器科受診の適否の判断にも有用であり,合理的な排尿管理につながると考えられる.

- 陶山啓子,加藤基子,赤松公子,西田佳世(2006)介護施設で生活する高齢者の排便障害の実態とその要因,老年看護学,10(2),pp. 34-40

介護施設で生活する高齢者の排便障害（便秘）の実態とその要因を明らかにすることを目的に，介護施設の入所者を対象に，担当看護師・介護者へアンケート調査を依頼し，278名（うち女性181名，平均年齢81.4±8.4歳）について回答を得た．その結果，8割が下剤を内服している一方で，4割が下痢症状を有しており，下剤を内服して下痢がある者では，便秘症状が軽減していない傾向が認められた．また，排便を促す対処方法は下剤の内服以外はあまり実施されておらず，下剤に依存した対処方法が明らかになった．

・正井章子，辻村恵美子ほか（2004）データにみる腹臥位療法の有効性（3）　排泄様式の改善に対する腹臥位療法の効果，看護学雑誌，68（9），pp. 894-896

　腹臥位療法（以下，PPT）の排泄様式改善への有用性を検討することを目的に，介護老人保健施設および回復期病棟の入居者・入院患者84名（うち女性53名，平均年齢82.2±7.2歳）を対象に，PPTを1日1～2回，1回15分以上，週4～5日実施した．その結果，PPT実施後に51名（60.7%）がトイレもしくはポータブルトイレでの排泄が可能となった．84名の対象者のうち75名が寝たきり期間1年以内で，改善者のほとんどがこの期間に集中していた．しかしながら，寝たきり期間1年を超える患者9名のうち3名に排泄様式の改善がみられたこと，および2年以上寝たきりの患者1名にも排泄改善が認められたことから，長期間寝たきりであっても，PPTによる改善が可能であることが示唆された．

・正源寺美穂，泉キヨ子，平松知子，天津栄子（2003）高齢者の排泄介助におけるケアスタッフの腰痛に関する研究　夜間1人で行う排泄介助時の作業姿勢について，老年看護学，8（1），pp. 22-30

　高齢者看護・介護に携わるケアスタッフは，夜間1人で行う排泄介助時にどのような作業姿勢で行い，どのように腰痛を生じているのかを明らかにした．夜勤帯の排泄介助時の作業姿勢として，腰部前傾角度やひねりの程度が異なる11のパターン，排泄介助の腰痛発生に至る状況として，7つのカテゴリーを抽出した．夜勤帯の排泄介助において生じる腰痛は，痛みの性質が異なる2種類が認められた．

3-3

・堤雅恵ほか（2007）要介護高齢者の興味・関心を考慮したアクティビティケアの効果――音楽・運動・趣味プログラム参加による睡眠・覚醒パターンへの影響，日本老年看護学会誌：老年看護学，12（1），pp. 101-108
・伊藤ひとみほか（2007）高齢者の睡眠覚醒リズム改善への援助，日本看護学会論文集：老年看護，No. 37，pp. 239-241
・村田かおりほか（2007）不穏不眠患者に対する「いきいきプログラム」を用いた睡眠覚醒リズムの改善，日本看護学会論文集：老年看護，No. 37，pp. 50-52
・鈴木郁子ほか（2007）睡眠障害へのケアに関する質指標の構築と標準化，看護研究，40（4），pp. 343-356
・角濱春美（2007）看護学における「SLEEP PROMOTION」の概念分析――認知症高齢者の睡眠を整えるケアの概念モデル作成の基盤として，聖路加看護学会誌，11（1），pp. 29-37
・高山直子ほか（2007）施設入居高齢者に対する就寝前の足浴導入が睡眠に及ぼす影響について，日本看護技術学会誌，6（1），pp. 48-53
・築田春菜ほか（2007）緊急入院した高齢者に対するアロママッサージの効果，日本看護学会論文集：看護総合，No. 37，pp. 336-338
・金子麻美ほか（2006）ケーススタディ　高齢者の睡眠状況　光療法を実施しての変化，総合ケア，16（8），pp. 87-91

- 尾崎章子ほか（2006）百寿者の睡眠と心身の健康，生活習慣，東邦大学医学部看護学科紀要，No. 19，pp. 3-12
- 真野祥子ほか（2005）地域高齢者におけるQOLと睡眠との関連，日本看護学会論文集：地域看護，No. 35，pp. 60-62
- 村瀬千春ほか（2003）痴呆症状のある高齢者の睡眠障害と移動動作の能力レベル差による援助の実態の検討――タイムスタディによる実態調査から，高齢者のケアと行動科学，9（1），pp. 93-103
- 酒井郁子（2003）高齢者の睡眠障害の観察支援にむけた体動測定方法の適用と効果，千葉大学看護学部紀要，No. 25，pp. 53-59
- 岡崎正子（2003）高齢者の睡眠障害と病室の照度との関係，日本看護学会論文集：老年看護，No. 33，pp. 150-152
- 萩野悦子ほか（2002）痴呆高齢者の睡眠・覚醒リズムと光の効果にする研究の動向，北海道医療大学看護福祉学部紀要，No. 9，pp. 143-152

3-4
- 福良薫ほか（2007）療養型病床群に勤務する看護職者の口腔ケアのアセスメントに関する調査，日本看護学会論文集：老年看護，No. 37，pp. 227-229
- 杉本博子ほか（2007）足浴をきわめる　ケアとしての足浴　認知症高齢者のための足浴　フットケアによるリラクゼーション効果，臨床看護，33（14），pp. 2174-2179
- 高山直子ほか（2007）施設入居高齢者に対する就寝前の足浴導入が睡眠に及ぼす効果について，日本看護技術学会誌，6（1），pp. 48-53
- 石塚敦子ほか（2006）施設入所高齢者のおしゃれへの関心と動機，医療看護研究，2（1），pp. 11-16
- 松本恵ほか（2006）認知症高齢者の残存能力を維持するケア　自立して歯磨きが出来るようサポートする，日本精神科看護学会誌，49（2），pp. 430-433
- 山本多香子（2006）高齢者の日常生活に及ぼす集中的なモーニングケアの効果，日本看護研究学会雑誌，29（1），pp. 107-117
- 新家千春（2006）足病変の早期発見とフットケアの試み　二次感染の予防に向けて，南大阪病院医学雑誌，54（1），pp. 71-74
- 永椎いづみほか（2005）臥床患者への清潔援助　足趾の熱布清拭の工夫 熱布清拭 保温 角質除去，東海四県農村医学会雑誌，No. 31，pp. 39-41
- 伊丹めぐみ（2005）炭酸泉足浴による褥瘡への効果　寝たきり患者に使用してみて，感染防止，15（2），pp. 39-43
- 新田紀枝ほか（2002）足浴，足部マッサージ，足浴後マッサージによるリラクゼーション反応の比較，日本看護科学会誌，22（4），pp. 55-63

3-5
- 谷内幸喜ほか（2007）椅子座位姿勢の変化が立ち上がり動作・立位姿勢に及ぼす影響，日本職業・災害医学学会誌，55（2），pp. 85-94
- 松井典子ほか（2006）わが国における施設高齢者の転倒事故に関する文献的検討：認知症高齢者の転倒事故防止対策構築への考察，老年精神医学雑誌，17（1），pp. 65-74
- 藤本由美子ほか（2004）座位姿勢をとる高齢者の褥瘡形成の実態把握調査　褥瘡の形状と車椅子接地形状の関係から，日本看護科学学会誌，24（4），pp. 36-45
- 藤田幸司ほか（2004）地域在宅高齢者の外出頻度別にみた身体・心理・社会的特徴，日本公衆

衛生雑誌，51（3），pp. 168-180

3-6
　「高齢者」「コミュニケーション」「会話」をキーワードに看護職の論文を医中誌（2003-2008年）により検索した結果，77件抽出された．それら研究の焦点は，会話音量など音環境に関するもの，喉頭摘出後や失語症患者との関わりやストレスに関するもの，患者と看護師の関係に関するもの，認知症高齢者への回想法などの非薬物療法時における会話に関するものなどであった．
・藤原厚子ほか（2007）患者と看護師の会話の音量に影響する要因の検討，日本看護学会論文集，成人看護Ⅱ，37，pp. 250-252
・戸井間充子ほか（2006）退院に向けて合意がみられない家族の「病に関するビリーフ」それを引き出す治療的会話の意味と効果，家族看護，4（2），pp. 116-126
・齋藤美華ほか（2005）前期高齢者の「お茶飲み」がソーシャル・サポートと主観的幸福感および交流の充実感に及ぼす影響，日本地域看護学会誌，7（2），pp. 41-47
・吉川悠貴（2005）模擬会話場面のVTRを用いた介護職員の発話スタイルの評価，日本認知症ケア学会誌，4（1），pp. 51-61

3-7
・森山美和子，鎌田ケイ子，櫻井紀子（1996）施設に入所している痴呆症高齢者に対する演劇療法，看護研究，29（4），pp. 17-27
・鈴木みずえ，磯和勅子，金森雅夫（2006）認知症高齢者への音楽療法に関する研究の動向と看護研究の課題，看護研究，39（4），pp. 275-289
・池田道智江ほか（2006）重症認知症高齢者に対する看護介入としての他動式リズム運動の効果，看護研究，39（4），pp. 301-313

3-8
　回想法を行うことで高齢者に心理的な変化はみられるだろうか．あるいは認知症症状に対する回想法の効果をどのようにみるか，などの視点がある．職員や他の入所者に対して暴力行為がみられた認知症高齢者を対象に個別回想法を行い，その人の人生をインタビューさせてもらうという関わりを持ったところ，回想法を行った日の態度には落ち着きがみられ，機嫌よく一日を過ごすことができていた，という報告がみられている[7]．

[引用文献]
3-1
　1）角保徳（2003）高齢期の口腔ケア，高齢期をいかに生活するか，長寿科学振興財団，p. 82
3-3
　1）精神医学大事典（1984），講談社，p. 459
　2）坪井良子，松田たみ子編，菱沼典子（2005）考える基礎看護技術Ⅰ第3版，ヌーヴェルヒロカワ，p. 215
　3）鳥居鎮夫（1984）睡眠の科学，朝倉書店，p. 187
　4）鳥居鎮夫（1984）睡眠の科学，朝倉書店，p. 191
3-5
　1）内閣府編（2001）平成13年版高齢社会白書，pp. 108-109
　2）島崎敏樹（1977）生きるとは何か，岩波新書，p. 64
　3）井口昭久編（2000）これからの老年学サイエンスから介護まで，名古屋大学出版会，pp. 222-224

4）蔵本築監修，山城守也ほか編（1994）ベッドサイド老年病学，南江堂，p. 28
5）副田義也編（1984）日本文化と老年世代，中央法規出版

3-6
1）馬場一雄ほか編，斉藤美津子（1986）ヒューマン・コミュニケーション，看護とコミュニケーション（看護MOOK），No. 17, 金原出版，p. 4
2）天津栄子（1996）老人の特性と「コミュニケーション」──その視点と実際，Quality Nursing, 2 (6), pp. 30-31
3）藤井高明（1993）わかりやすい老年期の医学，アークメディア（旧・国際医書出版），p. 1
4）福井有（1994）コミュニケーションの文化と技術，エピック，p. 47

3-7
1）村井靖児（1987）音楽療法の理論と方法，理・作・療法，21 (7), pp. 1126-1131
2）渡辺茂夫（1986）ストレス時代の音楽健康法，誠文堂新光社，pp. 190-192

3-8
1）パトリシア・アンダーウッド（1997）パワーとエンパワーメント，看護管理，7 (1), p. 7
2）アルバート・バンデューラ（1995）本明寛，野口京子監訳（1997）激動社会の中の自己効力，金子書房，p. 254
3）前掲書2), p. 27
4）井上勝也ほか（1993）老年心理学，朝倉書店，p. 1
5）野坂俊弥（1999）高齢者の健康と日常生活に関する研究（代表者奥野茂代）平成7～10年度長野県看護大学特別研究成果報告書，pp. 136-139
6）梅本充子，中島朱美，遠藤英俊ほか（2007）介護予防に資する地域における回想法の研究，日本看護福祉学会誌，13 (1), pp. 45-57
7）荒井順（2007）高齢者支援の一技法としての回想法の意義について，こころの健康，22 (1), pp. 76-77
8）田中和代（2000）重度痴呆のお年寄りのレクリエーション援助　痴呆の人も幸せに，黎明書房，p. 30
9）田中和代（1998）高齢者レクリエーションの回想法のあり方，ナースデータ，19 (3), pp. 103-108
10）小野幸子（1997）老年者の自我発達を促す看護援助，Quality Nursing 3 (10), pp. 15-20
11）野村豊子（1998）回想法とライフレビュー　その理論と技法，中央法規出版，p. 8
12）森千鶴，村松仁，永澤悦伸ほか（2000）タッチングによる精神・生理機能の変化，山梨医科大学紀要，17, pp. 64-67
13）宮島直子，内海滉（1995）ケア技術としての"タッチ"，臨床看護，21 (13), pp. 1869-1872
14）大山直美，鈴木みずえ（2004）高齢者ケアの新たなる取り組み　4　意図的タッチ～ケアとして用いる手法，コミュニティケア，6 (4), pp. 72-75
15）五十嵐透子（2000）看護におけるタッチング教育，精神保健看護学会誌，9 (1), pp. 1-13
16）三好春樹，上野文規，下山名月（1999）遊びリテーション学，シリーズ生活リハビリ講座5, 雲母書房，p. 109
17）内閣府（2001）高齢者5ヶ国比較内閣府調査，朝日新聞（平成13年8月10日）
18）浅井さおり，田上明日香ほか（2001）介護老人保健施設での看護場面におけるタッチ，第6回日本老年看護学会学術集会抄録集

[参考文献]

3-1
1．日本栄養・食糧学会監修，柴田博ほか編（1994）高齢者の食生活と栄養，光生館
2．井口昭久編（2000）これからの老年学，名古屋大学出版会

3. アルミダ・F. フェリィニほか著, 今本喜久子ほか監訳（2001）高齢期の健康科学, メディカ出版
4. 藤島一郎（2002）口から食べる 第3版, 中央法規出版
5. 今田純雄編（1997）食行動の心理学, 培風館
6. メアリー・A. マテソンほか著, 石塚百合子ほか訳（1993）看護診断にもとづく老人看護学2 身体的変化とケア, 医学書院
7. 新井正, 藤原久義（2001）不顕性誤嚥, Geniatric Medicine, 39（2）, pp. 231-237
8. 渡辺誠, 佐藤智昭（2001）歯と摂食障害, Geniatric Medicine, 39（2）, pp. 213-217
9. メアリー・A. マテソン, エレアノール・S. マコーネル著, 粟生田友子ほか訳（1995）看護診断にもとづく老人看護学3 身体的変化の看護診断, 医学書院
10. 角保徳, 植松宏編（2004）5分でできる口腔ケア, 医歯薬出版

3-2
1. 高崎絹子ほか監修, 水野敏子（2005）在宅看護の基本技術 排泄の援助, 新クイックマスター在宅看護論改訂2版, 医学芸術社, pp. 131-136
2. 柿川房子ほか, 西村かおる（2000）高齢者の生活と身体機能 10, 排泄ケア, 新時代に求められる老年看護, 日総研出版, pp. 142-166
3. 三好春樹（1992）介護覚え書き—老人の食事・排泄・入浴ケア, 医学書院, pp. 70-95
4. 六角遼子ほか（2001）高齢者ケアの考え方と技術, 医学書院, pp. 77-94
5. 東京都老人総合研究所編（1998）サクセスフルエイジング—老化を理解するために, ワールドプランニング
6. 中島紀恵子ほか（2008）厚生労働省平成19年度老人保健健康増進等事業報告：高齢者の胃ろう閉鎖, 膀胱留置カテーテル抜去を安全かつ効果的に実施するためのアセスメント—ケアプログラムの開発に関する調査研究事業, 日本老年看護学会

3-3
1. 井上昌次郎, 山本郁男編（1997）睡眠のメカニズム, 朝倉書店
2. 鳥居鎮夫（1984）睡眠の科学, 朝倉書店
3. 荒川唱子, 小板橋喜久代（2001）リラクセーション技法, 医学書院
4. 焦点「夜, 眠れない患者への看護」, 看護技術, 44（12）, pp. 9-72
5. 箕浦とき子：活動と休息. 生野繁子, 阿部智恵子編（2006）看護・介護のための基本から学ぶ高齢者ケア第2版, 金芳堂, pp. 178-188
6. 菱川泰夫監修 井上雄一編（2001）一般医のための睡眠臨床ガイドブック, 医学書院, pp. 28-29

3-4
1. 六角僚子, 柄澤行雄（2001）高齢者ケアの考え方と技術, 医学書院
2. 遠藤康夫監修（1997）シルバー世代の健康管理と看護婦さんが教えるらくらく介護, 主婦の友社
3. 川口よね子, 中村智加枝（2008）絵でみる介護 第14版, 医学評論社
4. 大岡良枝, 大谷眞千子編（1999）Newなぜ？がわかる看護技術LESSON, 学習研究社
5. 小島操子, 金川克子, 野口美和子編（1997）標準看護学講座28巻, 老年看護学 第2版, 金原出版
6. 氏家幸子監修・編（1990）臨床看護技術シリーズ第6巻 老人看護技術, 中央法規出版
7. 宮川晴妃（2001）介護予防としてのフットケア, 老人ケア研究, 15（9）, pp. 67-70
8. 吉田時子（1982）身体の清潔と看護, 看護MOOK No. 2, pp. 1-4
9. 山田瑞穂（1982）皮膚の生理, 解剖, 看護MOOK No. 2, pp. 5-10
10. 植田理彦（1982）入浴の効用と生理, 看護MOOK No. 2, pp. 24-30
11. 氏家幸子（1982）看護教育における身体の清潔と看護－基礎看護技術での教育方法を中心として－, 看護MOOK No. 2, pp. 235-242
12. 山口瑞穂子（1997）看護援助技術 臨床看護から在宅看護へ看護教育新カリキュラム展開ガイドブックNo. 12, 医学書院

3．生活を援助する看護技術

13．小松浩子，菱沼典子（2007）Evidence-Based Nursing看護実践の根拠を問う 第2版，南江堂
14．奥野茂代，大西和子監修，百瀬由美子編（2019）老年看護学 第6版，ヌーヴェルヒロカワ
15．川島みどり（2001）焦点清潔ケアの価値を見直そう；その高価の科学的検証，＜インタビュー＞私の考える清潔ケア，看護技術，pp. 11-16
16．石井範子，阿部テル子編（2002）イラストでわかる基礎看護技術，日本看護協会出版会
17．三上れつ，小松万喜子編（2015）演習・実習に役立つ基礎看護技術 第5版，ヌーヴェルヒロカワ
18．川島みどり監修（2007）看護技術スタンダードマニュアル，メヂカルフレンド社
19．藤野彰子，長谷部佳子，安達裕子監修（2007）看護技術ベーシックス 改訂版，医学芸術社
20．村中陽子，玉木ミヨ子，川西千恵美編著（2005）学ぶ・試す・調べる看護ケアの根拠と技術，医歯薬出版

3-5
1．介護・医療・予防研究会編（2000）高齢者を知る事典，厚生科学研究所
2．日本老年医学会編（1999）おとしよりとくらす 高齢者の介護のてびき，文光堂
3．メアリー・A. マテソンほか著，石塚百合子ほか訳（1993）看護診断にもとづく老人看護学2 身体的変化とケア，医学書院
4．アルミダ・F. フェリィニほか著，今本喜久子ほか監訳（2001）高齢期の健康科学，メディカ出版
5．日本老年行動科学会監修，井上勝也ほか編（2000）高齢者の「こころ」事典，中央法規出版
6．竹内孝仁（1999）脳卒中のリハビリテーション看護，メディカ出版

3-6
1．南山短期大学人間関係科監修（2005）人間関係トレーニング─私を育てる教育への人間学的アプローチ─第2版，ナカニシヤ出版
2．諏訪茂樹（1992）介護専門職のための声かけ・応答ハンドブック，中央法規出版
3．木幡清子（1986）高齢者とのコミュニケーション，看護とコミュニケーション（看護MOOK）No. 17，金原出版，pp. 144-148
4．太田喜久子（1996）老人患者へのコミュニケーション・スキル，インターナショナルナーシングレビュー，19（1），日本看護協会出版会，pp. 15-19
5．メアリー・A. マテソンほか著，石塚百合子ほか訳（1993）看護診断にもとづく老人看護学2 身体的変化とケア，医学書院，pp. 190-195
6．奥野茂代，大西和子監修，百瀬由美子編（2019）老年看護学 第6版，ヌーヴェルヒロカワ

3-7
1．大西和子（1996）ストレスへの具体的な対処方法，ストレスに対する看護について，三重大学医療技術短期大学部プロジェクト研究
2．荒川唱子（2001）漸進的筋弛緩法，がん看護，6（6），pp. 473-475
3．Snyder, M.（1985）Independent Nursing Intervention, John Wiley & Sons
4．渡辺茂夫監修（1995）音楽健康法，誠文堂新光社
5．坪井康次ほか（1991）音楽療法─心身医学領域への適応，臨床精神医学，20（7），pp. 1126-1131
6．村井靖児（1991）精神療法としての音楽療法，臨床精神医学，20（7），pp. 1119-1125

3-8
1．WHO（1986）島内憲夫（1990）ヘルスプロモーション－WHO：オタワ憲章－，垣内出版
2．野村豊子（1996）痴呆高齢者への回想法，看護研究，29（3），医学書院
3．五嶋佳子（2001）痴呆性高齢者の生活意欲を高める回想法 施設で取り組みやすい実践的な方法，臨床老年看護，8（2），日総研
4．五嶋佳子（2001）痴呆性高齢者の生活意欲を高める回想法 回想法の評価はどのように行うか，臨床老年看護，8（3），日総研
5．中島紀恵子編（2005）改訂版 グループホームケア 認知症の人々のケアが活きる場所，日本看護協会出版会

6．Vortherms, Ruth C. (1991) Clinically improving communication through touch, Journal of Gerontological Nursing, 17 (5), pp. 7-10

3-9
1．和田攻編 (1996) ナースのための患者とその家族の指導ガイド, 文光堂

4

特徴的な症状をもつ高齢者への看護技術

[学習目標]
1-1. 加齢に伴って生じる感覚機能の変調を理解する．
 2. 感覚機能の変調が高齢者の日常生活に及ぼす影響を理解する．
 3. 感覚機能が低下している高齢者に対する援助方法を学ぶ．
2-1. なぜ高齢者に脱水・冷え症が多いのか，その要因とメカニズムを理解する．
 2. 脱水・冷え症の症状を見極める基礎的知識を理解する．
 3. 高齢者の特徴をふまえた脱水・冷え症の予防的看護の方法を理解する．
3-1. 高齢者に多くみられる感染の特徴を理解する．
 2. 感染に対する知識を持ち，適切な対応法を理解する．
 3. 感染管理についての知識を持ち，高齢者に与える心身の影響を理解する．
4-1. 高齢者が転倒・転落する原因を把握する．
 2. 転倒・転落が高齢者に与える影響を理解する．
 3. 転倒・転落ケアの方法を理解する．
5-1. 高齢者の尿失禁の特徴を理解する．
 2. 腹圧性尿失禁に対する看護方法を理解する．
 3. 認知症高齢者の尿失禁に対する看護方法を理解する．
6-1. 身体機能の低下に伴ううつ症状について理解する．
 2. 環境の変化に伴ううつ症状について理解する．
 3. うつ症状の予防と対応について理解する．
7-1. 認知症のある人について理解する．
 2. 認知症の原因・予防について理解する．
 3. 認知症があっても充実した生活を送れるように援助する方法を理解する．
8-1. 高齢者の寝たきりによる弊害について理解する．
 2. 寝たきり予防について理解する．
 3. 寝たきり高齢者に対する看護方法を理解する．

1 感覚機能の変調に対する看護技術

① 基礎知識

　加齢による感覚機能の変調を表4-1にまとめた．加齢による変化をとりわけ早く自覚するのは視覚で，40歳代ではっきり実感できることが多い．聴覚障害も加齢と関連するが個人差が大きく，自覚症状がなく健康診断で発見される場合もある．加齢以外の原因による感覚機能の障害を表4-2に示した．高齢者の感覚機能の変調には疾患が潜んでいることが少なくないが，発現が緩徐であったり症状が乏しかったりするため，加齢によるものと見誤り，発見が遅れることがないよう十分に注意する．

表4-1　加齢による感覚機能の変調と日常生活の問題

感覚	加齢による変化	症状	日常生活の問題
視覚	水晶体の弾力低下・混濁，視細胞の減少	視力低下，かすみ目，奥行き・高さの識別力の低下，暗順応の低下，まぶしさが増す，色覚の低下(特に青色系統)	・近くの物がみえにくい ・識別がしにくい ・距離感を誤りやすい ・暗闇に慣れるのに時間がかかる ・まぶしさが苦手 ・色彩により表示などが見えにくい
聴覚	内耳の細胞数の減少，内耳神経・聴覚中枢の機能低下	音を聞く力の低下（高音域の感音性難聴），言葉が明瞭に聞こえない，大きな音が響く	・人の声やテレビの音が聞こえにくい ・特に高い音(女性の声，火災報知器のような高い周波数の音)，子音が聞こえにくい
味覚	味蕾の減少，唾液の分泌低下，亜鉛吸収能の低下	味覚の低下	・味がわからない ・味が変わったと感じる ・おいしいと感じない
嗅覚	嗅細胞の減少	嗅覚がやや鈍る	・食物やガスなどの臭いがわかりにくい
皮膚（触覚，痛覚，温度覚）	膠原線維の変性，弾力線維の断裂，皮膚の菲薄化，皮下脂肪の減少，角質層の水分保有能の低下，皮脂腺・汗腺の活動低下	表在感覚が低下する，弾力性の喪失，皮膚が薄くなる，皮膚の乾燥，皮脂分泌・発汗の減少	・触覚・痛覚・温度覚が鈍くなる ・急激な温度変化に対応できない ・皮膚が乾燥し傷つきやすくなる ・老人性瘙痒症が起こる

表4-2 感覚機能障害の加齢以外の原因

視覚障害	白内障，黄斑変性症，緑内障，網膜動脈閉塞症，網膜静脈閉塞症，糖尿病性網膜症，黄斑円孔，網膜剥離など
聴覚障害	外耳道閉鎖症，外耳道炎，鼓膜・中耳の障害（中耳炎など），流行性耳下腺炎，帯状疱疹，聴神経腫瘍，薬物の副作用，耳垢など
味覚障害	舌炎，舌苔，口蓋扁桃炎，顔面神経麻痺，聴神経腫瘍，肝不全，シェーグレン症候群，感冒，亜鉛欠乏，放射線治療，薬物の副作用，心理的要因など
嗅覚障害	慢性副鼻腔炎，アレルギー性鼻炎，感冒，アルツハイマー病，頭部外傷など
皮膚感覚	糖尿病，脳血管系疾患など

② 日常みられる問題

　加齢に伴う感覚機能の変調によって生じる日常生活でみられる問題を表4-1右欄に示した．先行研究では，高齢者の感覚機能の低下がADL（日常生活動作）に影響を与えること[1)2)]，視覚障害が転倒や中毒事故などにつながる恐れがあること[3)4)]，視力や聴力の低下が抑うつ状態や心理的ストレスと関連すること[5)6)]などが報告されている．

　感覚機能の変調は，生活や生命維持に必要な情報入手を妨げ，セルフケア能力，危険から身を守る能力を低下させ，生活の潤いをも奪う．高齢者の自立を促進しQOLの向上をはかるためには，そのような障害を最小限にするように積極的に支援していくことが重要である．

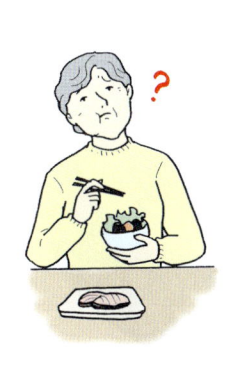

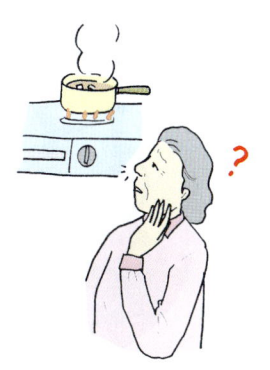

③ 看護技術

視覚の変調

1 アセスメントのポイントとその根拠

　視覚障害の程度，疾患の有無，生活への影響をアセスメントする．視機能の変化が急激に発生したものや，随伴症状のある場合には，早期治療が必要な眼疾患や脳神経系疾患が潜んでいる危険性があるので注意する．
①視覚：視力，視野，光に対する感受性の変化，明暗反応，かすみ目，複視など

②随伴症状：眼痛，眼の疲れ，眼圧，眼底出血，充血，頭痛，悪心，高血圧など
③日常生活への適応状態，イライラや不安などの精神的側面
④老眼鏡やルーペの使用方法と効果
⑤居住環境について改善が必要な点はないか

2 看護目標

（a）不便なく安全に日常生活を送ることができる
（b）視力障害による心理的・社会的影響が最小限になる

3 実施方法

[使用物品]
　ルーペ（図4-1），対象の視力にあった老眼鏡
[手　順]
　表4-3に示す．

スタンド式
手持ち式
据置型
携帯用

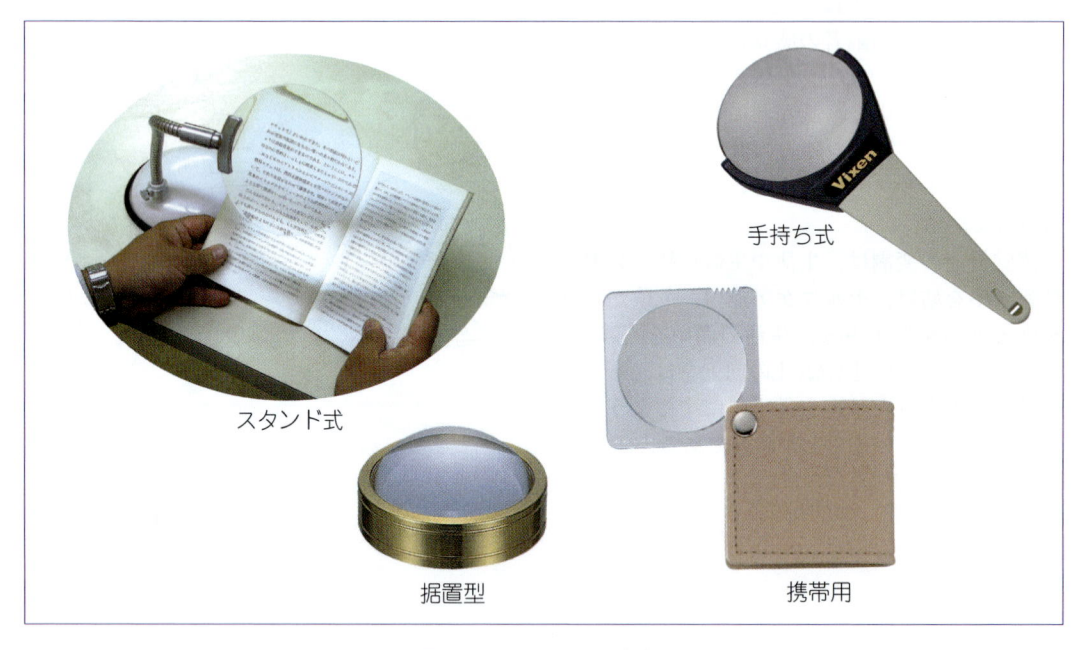

図4-1　ルーペの種類
（写真提供：ビクセン）

表4-3 視覚の変調への援助

目的	理由・根拠	看護師の行動	注意事項
視力と生活スタイルなどを考慮し，自己に適したルーペ・老眼鏡を選択できる	視覚障害は対象の生活や精神面に深く関わる．加齢による視力低下はルーペや老眼鏡による矯正が期待できるので，対象にあったルーペ・老眼鏡の選択を援助することが大切である	・ルーペの種類と特徴，老眼鏡の選び方について説明する ①手持ち式のルーペは焦点距離と眼の位置により倍率調節が可能である．据置型は焦点距離を調節する必要がないが老眼鏡の併用が必要な場合もある．携帯用は小さいため視野が狭い．スタンド式は読書などに便利である．ほかにルーペ付きつめ切りなどもある ②ルーペは倍率が高すぎると見える範囲が狭くなる．可読可能な範囲で倍率が低いものを使用する．倍率が低い方が眼への負担が小さくなる ③老眼鏡は視力検査をして自分に合ったものを使用する ④老眼は60歳頃まで進行するので，老眼鏡は視力に応じて作り替える	・対象の理解度を確認しながら，ゆっくり説明する ・実物を活用して，手にとって試しながら説明するとわかりやすい ・ルーペの選択では，対象の生活スタイルを確認し，適切な選択を助ける ・多種類の説明によって混乱することがないように，生活スタイルを考慮して一緒に検討しながら選択を助ける
ルーペの適切な使用方法が理解できる	ルーペは老眼鏡と異なり，適切な使用方法を理解する必要がある．使用方法を誤ると危険な場合もある	・ルーペの使用方法を説明する ①手持ち式ルーペは眼に近づけてピントを調節して使用する ②据置型ルーペはルーペの位置が固定されているので，レンズから眼までの距離を調節する ③レンズを通して太陽や強い光を見ない ④直射日光があたる場所にルーペを放置しない	・眼から離すと視野が狭くなり，歪みが大きくなる ・レンズにより眼が傷ついたり，火災が起きないように注意する必要がある
危険や制限を最小限にして入院生活を送ることができる	視覚障害により転倒・転落のリスクが高くなり，活動範囲が狭まりがちであるので，危険を避け，活動制限が生じないように環境を整える必要がある	・環境を調整する ①室内を明るくする．夜間は廊下やトイレなどは特に足元が明るい照明にする ②階段の縁に明るい色のテープを貼るなどして境界をわかりやすくする ③室内照明の明るさを均一にする ④施設内の表示などは文字を大きくし，暖色系の赤色光などにする ⑤ナースコール，テレビなどの操作ボタンがわかりにくいものは，スイッチに大きな赤いシールをつけて見えやすくする	・暗い場所では距離感を誤りやすい ・階段の色が床と同色であると，段差が識別しにくいので特に注意する ・急に暗くなると慣れるのに時間がかかる．急に明るくなるとまぶしさを強く感じる ・暖色系や赤色光の方が見やすい．青や緑の寒色系の組み合わせは識別しにくい
イライラや不安感を軽減することができる	視覚障害が心理面に与える影響は大きい．孤独感に対しても配慮する	・聴覚・触覚などを利用し，名前を呼んだり，肩などに触れて話しかける ・同室患者との関係を含めて，環境への適応を支援する	・視覚障害があると，誰が誰に話しかけているのかもわかりにくいことを理解して対応する

表4-3 視覚の変調への援助（つづき）

目的	理由・根拠	看護師の行動	注意事項
危険や制限を最小限にして居宅で生活できる	居宅において自立して生活するためには，視覚障害による危険を避け，活動制限を少なくして生活できるように支援することが大切である	・居住環境をアセスメントし，改修方法などについて話し合う ①床面は見やすい材質・照明，明るい色彩にする ②玄関，浴室などの段差をなくす．手すりをつける ③視力低下のレベルにより，音や振動で危険を知らせる装置を設置する ・視覚障害がある高齢者が受給できる福祉サービスの種類と手続きを説明する ・福祉サービスの給付・貸与については，在住市町村の福祉課に相談するとよいことを説明する ・必要に応じて社会福祉士などとの連携をはかる	・対象の生活スタイル，日常生活動作や行動の範囲について具体的な情報を得ながらアセスメントする

4 観察・評価の視点

①疾患が潜んでいる可能性はないか注意して観察する．
②ルーペや老眼鏡の使用方法と効果を評価する．
③視覚障害の程度と，日常生活および心理的・社会的側面への影響を評価する．
④安全で快適な自立生活を送るために住宅改修の必要性を評価する．

聴覚の変調

1 アセスメントのポイントとその根拠

　聴覚障害の程度，疾患の有無をアセスメントする．中耳炎など，治療により回復する疾患が原因となっている場合もあるので注意する．聴力低下は危険回避が遅れるばかりでなく，対人関係の狭小化や孤独感につながりやすいので，心理面のアセスメントを行う．
①聴覚：難聴の程度
②随伴症状など：耳鳴，耳閉感，眩暈，悪心・嘔吐，使用薬剤，耳垢など
③難聴による意思疎通障害による対人関係の問題，いら立ちや不安などの心理面
④日常生活への影響，外出を控えるなどの行動の変化
⑤補聴器などの使用方法と効果
⑥居住環境について改善が必要な点はないか

2 看護目標

（a）不便なく安全に日常生活を送ることができる
（b）聴力障害による心理的・社会的影響が最小限になる

3 実施方法

[使用物品]

補聴器（図4-2）

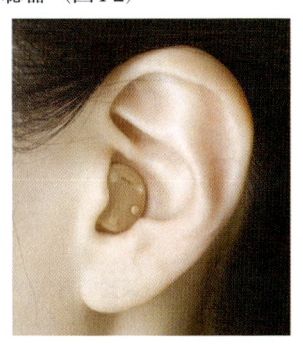

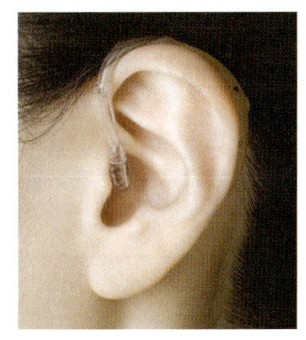

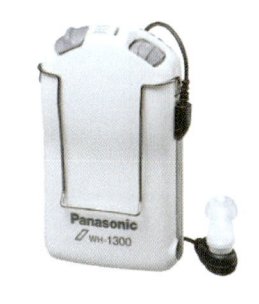

耳あな型　　　耳かけ型　　　ポケット型

図4-2　補聴器の種類

(写真提供：パナソニック補聴器)

[手　順]

表4-4に示す．

表4-4　聴覚の変調への援助

目的	理由・根拠	看護師の行動	注意事項
ライフスタイルなどを考慮し，自己に適した補聴器を選択できる	聴力障害は危険回避が遅れたり，対人関係の狭小化や孤独感にもつながりやすい．対象に合った補聴器を選択することにより，聴力障害の改善をはかる	・補聴器の種類と構造，選び方について説明する ①補聴器には，ポケット型，耳かけ型，耳あな型などの種類がある ②補聴器は聴力検査を受けて，価格や機能を考慮して自分に合ったものを選ぶ ③必要時，補聴器を取り扱う専門店を紹介する	・補聴器は眼鏡よりも加齢を意識しやすく，使用に抵抗を感じる人も多い．対象の思いなどにも配慮した対応が必要である ・試聴して調整後に購入することが望ましい ・購入後も調整や保守点検が必要なので，通いやすさを検討して専門店を紹介する
補聴器の適切な使用方法が理解できる	補聴器は老眼鏡に比べて訓練や調整が必要であるため，適切な理解が必要である	・補聴器の使用方法を説明する ①補聴器から聞こえる音は，人間の耳で聞く音とはやや異なる ②最初は騒音が多い場所では使用せず，テレビの音声や家の中の静かな会話から徐々に慣らす ③補聴器に入る音は離れるほど小さくなるので，話す人に近づいて会話をする ④相手が大声で話すと補聴器の中で音が割れて聞きづらくなる ⑤家族にも補聴器の特徴を説明する	・補聴器は老眼鏡のように効果がすぐに実感できるものではなく，音に慣れるためには訓練と時間が必要であることを十分に理解してもらう ・補聴器に慣れたり調整するためには家族の協力も必要であるので，補聴器の特徴を家族にも説明する必要がある

表4-4 聴覚の変調への援助（つづき）

目的	理由・根拠	看護師の行動	注意事項
補聴器の保守・点検について理解できる	補聴器を使用するためには保守・点検が必要である	・補聴器の保守・点検について説明する ①補聴器は電池を使用する精密な機械であり，保守・点検が必要である ②補聴器がピーピー鳴ることがある．これはハウリングといい，補聴器から増幅された音が耳から漏れるために起こる．耳栓を密着させると消失する．消失しない場合は専門店に相談する	・ピーピー鳴る音を故障と勘違いして放置したり，耳やかましいからと補聴器使用をあきらめてしまう高齢者もいるので，調整できることを十分に説明する
家族や周囲の人との意思疎通をはかる	聴力障害はコミュニケーション障害をまねきやすい	・家族に対して，高齢者との意思疎通のはかり方について指導する ①話しかける時は，口の動きがわかるように正面に向かい合い，耳元で話す．後ろから話しかけると，気づかないことがある ②低めの声ではっきりと話す．大声を出そうとして声が甲高くなると余計に聞き取りにくい ③単語・短い文章で，聞き慣れた言葉で，ゆっくりと，はっきり話す ④身振りや手振り，筆談，手話などを活用する ⑤テレビの音を小さくしたり，窓を閉めるなど，環境を調整して静かな場所で話しかける．周囲に騒音があると話し言葉に音が混入し区別しにくい ⑥高齢者自身も家族や周囲の人との日常会話に積極的に参加するように促す	・意思疎通の方法が誤っているために会話がすれ違い，「大事な話には返事をしないのに，ないしょ話には反応する」などと，家族が感じていることもある．ないしょ話の低い声の方が聞き取りやすいためである．日頃の家族関係にも留意し，家族を含めて指導する
危険や制限を最小限にして居宅で生活できる	聴力障害は危険回避の遅れや，対人関係や活動範囲の狭小化につながりやすい．居宅において自立して生活するためには，聴力障害による危険を避け，活動制限を少なくして生活できるように支援することが大切である	・居住環境をアセスメントし，改修方法について話し合う ①聴力レベルにより，来客や危険を光・振動で知らせる装置を設置する ②電話使用が困難な場合は，ファクスや電子メールの活用も検討する ③テレビなどの音を大きくしても騒音とならないように，遮音性のある構造にする ・高齢者が受給できる福祉サービスの種類と手続きを説明する ・聴覚障害者に対しては，補聴器のほかに，聴覚障害者用通信装置，屋内信号装置，ファクスなどの給付・貸与が受けられる福祉サービスもある．在住の市町村（福祉課）に相談するとよいことを説明する ・必要に応じて社会福祉士などとの連携をはかる	・光のみで知らせる装置では，光に気づかず見逃す危険性もある ・本人がテレビの音が騒音となっていることに気づいていない場合もある．家屋の構造を検討し，家族と話しあうなどして指導する

④ 観察・評価の視点

①疾患が潜んでいる可能性はないか注意して観察する．
②補聴器を使用している場合は，使用方法と効果を評価する．
③聴覚障害の程度と，日常生活および心理的・社会的側面への影響を評価する．
④安全で快適に自立生活を送るために住宅改修の必要性を評価する．

味覚の変調

① アセスメントのポイントとその根拠

　味覚障害の程度，栄養状態，口腔内の状態，全身疾患の有無などをアセスメントする．味覚障害は亜鉛欠乏が原因となっている場合もあり，肥満や喫煙との関連を報告する研究[7)][8)]もある．種々の要因が絡み合っていることを理解したうえでアセスメントを行う．味覚障害は食欲や心理面にも影響を及ぼすので，これらについてもアセスメントする．
①味覚障害の程度，味付け，食欲と食事摂取量，栄養状態など
②随伴症状など：口内乾燥，舌苔，口内炎，使用薬剤，義歯など
③味覚障害によるイライラや意欲低下などの精神的側面

② 看護目標

（a）食事の満足感が高まる
（b）味覚障害の増悪因子が軽減する

③ 実施方法

[使用物品]
　口腔ケア物品
[手　順]
　表4-5に示す．

表4-5　味覚の変調への援助

目的	理由・根拠	看護師の行動	注意事項
口腔内を清潔に保つ方法について理解できる	高齢者では唾液分泌の減少のため自浄作用が低下する．口内炎・舌苔などは味覚障害を増悪させる	・口腔ケアの実施状況を確認し，必要に応じて指導・介助する ・自分で歯磨きができない場合は，退院後に向けて，口腔ケアの必要性と方法について家族にも指導を行う ・口内炎，歯周病などがあれば，医師に報告する	・舌もブラッシングし，口腔内の保清に留意する

表4-5　味覚の変調への援助（つづき）

目的	理由・根拠	看護師の行動	注意事項
義歯の適切な取り扱い方法が理解できる	義歯の取り扱いが不適切であったり，不適合があるために口内炎や痛みが生じる場合もある	・義歯の取り扱いが適切であるか，義歯の不適合などがないかを確認し，必要に応じて指導・介助する ・義歯の不適合がある場合は，医師に報告し，歯科受診を検討する	・義歯が合わなくても訴えない高齢者もいるので，口腔内や食事中の様子を観察する
栄養バランスのよい食事をし，栄養の過不足による味覚障害や口腔粘膜病変の改善をはかる	・亜鉛欠乏などによって味覚障害が生じる場合がある ・栄養状態が低下していると口腔粘膜の病変などの治癒が遷延する	・食べやすい食事を工夫する．必要に応じて栄養士との連携をはかる ①唾液分泌量の低下を補うために，水分が多く含まれるように調理の工夫をする ②嗅覚や視覚によって食欲を刺激するために，食品の香りや色，盛りつけなどを工夫する ③食感をよくするために，歯ざわりのよい食品・調理法を検討する ④冷たいものを冷たく，温かいものを温かく食べることができるように配膳などにも配慮する ・日頃の食事を栄養評価し，栄養バランスのよい食事となるように指導する ・必要時，家族への指導をあわせて行う	・生ぬるい食事は口腔内への刺激は少ないが，おいしさの点では劣る．軟菜刻み食などは食べやすい食事であるが，食感がよくないため食事が進まない場合がある．口腔内の状態，咀嚼・嚥下機能，本人の希望などをアセスメントして，対象に適した食事を準備する ・亜鉛を多く含む食品には，抹茶，海藻類，牡蠣，煮干し，チーズ，卵黄，干ししいたけなどがある

4 観察・評価の視点

①疾患が潜んでいる可能性はないか注意して観察する．
②口腔の状態，味覚障害の程度，食事量，食事の満足感，心理面への影響を評価する．
③日頃の口腔ケア・食生活の留意点などが理解できているか評価する．

嗅覚の変調

1 アセスメントのポイントとその根拠

　嗅覚障害の程度では，ガスもれや煙などの危険を知らせる臭いがわかるかどうかを確認する．味覚障害を伴う場合は，特に食欲や精神面への影響に注意する．
①嗅覚障害の程度，味付け，食欲と食事摂取量，栄養状態など
②随伴症状：鼻汁，鼻閉感，味覚障害など
③嗅覚障害によるイライラや意欲低下などの精神的側面など

2 看護目標

（a）食事の満足感が高まる
（b）安全に日常生活を送ることができる

3 実施方法

[手　順]

表4-6に示す．

表4-6　嗅覚の変調への援助

目的	理由・根拠	看護師の行動	注意事項
視覚や食感による食欲刺激をはかる	・嗅覚が低下すると食事をおいしく感じられず，食欲や食事の満足感が低下しやすい ・視覚や，サクサクした歯ごたえ，冷たいものを冷たく，温かいものを温かく食べる食感はおいしさを高める	・食品の色，調理法，盛りつけなど食事の工夫を行う ・必要に応じて栄養士と連携をはかる ・家族に対する指導を行う	
日常生活を安全に過ごすことができる	嗅覚障害によりガスもれや煙の臭い，腐敗臭などに気づけないと，危険回避行動がとれない	・危険回避のための生活指導を行う ①定期的に換気を行う ②食品などは口に入れる前に，外観の変化を確認する ・居住環境をアセスメントし，ガス漏れ警報機や煙感応通報システムなどの設置を検討する	・一人暮らしの場合はより注意が必要である

4 観察・評価の視点

①疾患が潜んでいる可能性はないか注意して観察する．
②嗅覚障害の程度，食事量，食事の満足感，心理面への影響を評価する．
③日常生活を安全に過ごすことができるか評価する．

皮膚感覚（触覚，痛覚，温度覚）の変調

1 アセスメントのポイントとその根拠

皮膚感覚障害の程度では，やけどなどの既往の有無を確認し，危険を防止する行動がとれてい

るかどうかについてもアセスメントする．脳血管系疾患が原因となっている可能性もあるので，発症経過や随伴症状に注意する．
①皮膚感覚障害の程度（触覚，痛覚，温度覚）
②随伴症状：手足のしびれ・麻痺，頭痛など
③危険を予防する行動に対する皮膚感覚障害による影響

2 看護目標

安全に日常生活を送ることができる

3 実施方法

[手　順]
表4-7に示す．

表4-7　皮膚感覚の変調への援助

目的	理由・根拠	看護師の行動	注意事項
日常生活を安全に過ごすことができる	皮膚感覚障害があると，熱さや痛みの感覚が低下するために，やけどなどを起こしやすい．また，指先の感覚障害があると，物を落として足などにけがを負う危険性もある	・皮膚感覚の程度などをアセスメントし，生活指導を行う ①熱さや痛みの感覚が鈍くなると低温やけどなどを起こしやすい．湯たんぽはカバーをつけて身体から離して使用し，カイロもタオルなどで包むか厚めの肌着の上から使用する ②皮膚感覚が鈍いと，見えない部位の傷に気づかないことがある．入浴時に足の裏などを観察し，早期発見につとめる ③指先の皮膚感覚障害により，食器を落としたりしやすい．食器などは持ちやすく，割れにくいものにする ④室温の変化への適応も遅れる．室内の温度が一定になるように暖房方法に配慮する	・皮膚障害による危険性と，その回避方法が理解できるように指導する ・身体を動かして湯たんぽに触れるおそれがある場合や，熱さを感じても自分で足を動かせない高齢者では，湯たんぽを使用せず，電気毛布などの使用を検討する

4 観察・評価の視点

①疾患が潜んでいる可能性はないか注意して観察する．
②皮膚感覚障害の程度，日常生活を安全に過ごすことができるか評価する．

④ 健康教育

高齢者の理解力と障害の程度に配慮して下記の内容を指導する．
①加齢による感覚機能の変調は誰にでも訪れるものであり予防は難しいが，睡眠・休養，規則正しい食事と栄養管理，適度なスポーツなどが加齢による感覚障害の進行を遅らせる．
②感覚障害を助長するような生活習慣があれば改める．例えば，コンピュータ作業や近傍作業を長時間続けることは老眼の進行を早め，偏った食生活は味覚障害の回復を妨げる．
③感覚障害には疾患が潜んでいることがある．症状の進行が急であったり随伴症状がある場合は，専門医の診察を受ける．
④老眼鏡や補聴器の使用により老眼や難聴が悪化することはない．検査を受けて自分に合った器具を正しく使用することで疲労もなく日常生活を快適に過ごすことができる．
⑤手すりを設置するなどの住宅改修では，福祉サービスを受給できる場合がある．在住市町村の福祉課などに相談することで経済的負担を減らすことができる．

⑤ 視聴覚障害がある高齢者に対する災害時の対応

〔1〕災害への備え
①緊急時に情報提供や支援をしてくれる近隣の理解者を確保しておく．あらかじめ契約しておくと，携帯電話の電子メールを利用して発信されたSOSに応じて，登録済み連絡先に連絡を送信するサービスを提供する業者もある．
②緊急時持ち出しに備えて，携帯ラジオ（文字放送付き），補聴器（電池の予備付き），白杖，点字板などを常に定位置に置く．視覚障害者ではガラス片などにも気づきにくいので，スリッパも準備する．
③助けを求める方法，災害情報入手方法など，災害時の対応について指導する．

〔2〕災害発生時の対応
①救援および安全な避難場所への誘導を行う．
②視覚障害，聴覚障害に応じた情報入手方法を確認し，情報量の不足による危険回避の遅れや不安の増強を防ぐ．ファクスは停電では使用できないが，文字放送付き携帯ラジオ，メール機能付き携帯電話は，視覚・聴覚のいずれにも有効な情報入手方法である．

2 循環器機能の変調に対する看護技術

　人は必要な酸素・栄養を摂取し生命を維持している．それには，代謝によって生じた老廃物を体外へ排泄するなど恒常性を維持するための循環機能が不可欠である．加齢に伴いこれらの機能は低下し，さらに高齢者は多様な疾患を重複して持っている場合が多いため，循環器機能の変調に影響を及ぼす状態を早期に把握し，適切に対応する技術が求められる．
　本節では，高齢者によくみられる循環器機能の変調による症状として，脱水，冷え症を取り上げ，高齢者に起こりやすい原因の特徴と看護について述べる．

A. 脱水

① 基礎知識

　脱水とは，体液量，特に細胞外液が減少し，電解質（主にナトリウム）のバランスが異常をきたした状態をいう．水かナトリウムのどちらが主に欠乏しているかによって**高張性脱水**（水欠乏性），**低張性脱水**（ナトリウム欠乏性），**等張性脱水**（混合性）に分類される．
　高齢者では等張性脱水に分類される頻度が多いが，予備力が低下し，症状が非定型的で脱水の発生や進行に気づかず，重篤な状態に陥る危険性があるため，予防と早期発見が重要である．
　高齢者が脱水を起こす原因には，①加齢に伴う生理機能の低下，②健康障害による諸機能の変化がある．

1 加齢に伴う生理機能の低下

〔1〕体内水分量の減少
　高齢者の体内水分量は体重の50〜55％で，成人より5〜10％減少している．水分を最も保有している臓器は筋肉であるが，加齢とともに骨格筋の細胞数が減少し萎縮する．それに対して脂肪組織は増加する．しかし，脂肪組織は水分を貯蔵できないので，全体として細胞内液量は減少する．細胞内液が細胞外液量の増減を補正するしくみになっているが，高齢者では細胞内液量が減少しているため，十分に補正されず脱水になることが多い．

〔2〕ナトリウム保持機能の減弱
　加齢により**レニン−アンギオテンシン−アルドステロン系**の活性が低下し，ナトリウムの保持機能が減弱することにより脱水を起こしやすい．

〔3〕尿濃縮力の低下

抗利尿ホルモン（ADH）に対する腎尿細管反応性の低下により，尿の濃縮力低下がみられる．

〔4〕口渇中枢の機能低下

体内の水分量が減少すると口渇感が生じ，水分摂取行動を起こすが，加齢とととともに口渇中枢機能が低下し口渇感が生じにくくなり，水分の補給が障害されやすくなる．

❷ 健康障害による諸機能の変化

〔1〕薬剤の服用

加齢に伴って高血圧・心不全などの循環器系疾患が増加し，降圧利尿剤を服用している高齢者が多く，そのため脱水をきたす場合がある．また長期の利尿剤の服用が低カリウム血症をきたすこともある．

〔2〕経口摂取困難による食事・水分摂取の不足

脳血管障害，認知障害，認知症など

〔3〕運動障害による意図的な水分摂取の制限

介護者に対する気兼ね，頻回のおむつ交換・排泄介助に対する羞恥心，尿失禁，夜間頻尿を避けようと，水分摂取を控えるため，水分が不足する場合がある．

〔4〕疾患がもたらす症状による排泄過剰

①嘔吐・下痢：多量の水分・電解質が失われるため，脱水を起こしやすい．
②発熱・発汗：発熱に随伴する発汗の持続により水分と電解質が喪失する．特にナトリウムの排泄が著明である．
③褥瘡など多量の浸出液がある場合：浸出液の漏出により水分，電解質の排泄が増加し，脱水を起こす場合がある．
④糖尿病で高血糖の状態が続く場合：浸透圧性利尿作用が亢進し多尿になると，高張性脱水を起こす．

② 日常みられる問題

①高齢者は水分摂取の必要性を十分理解していないことがある．
②加齢に伴い嚥下障害をきたし，そのために十分な水分摂取ができない場合がある．
③加齢に伴う口渇中枢機能の低下により口渇感が生じにくくなり，水分の補給が障害されやすくなる．
④脱水により皮膚や粘膜が乾燥し，損傷を受けやすい．
⑤脱水の状態がつづくと頭痛，倦怠感，血圧低下をきたす．
⑥身体機能障害などで排泄に援助を要する高齢者では，排泄援助を受けることに対する遠慮から水分摂取を控えてしまう場合がある．
⑦寝たきり高齢者で褥瘡がある場合には，創部からの浸出液が水分喪失を助長することがある．

⑧認知障害や認知症のある高齢者では，口渇感，その他の自覚症状を訴えられない．また，摂食動作が困難で水分摂取量が不足しやすい．
⑨脳血管障害のある高齢者では，嚥下困難やむせがあるために，経口摂取が困難で水分摂取量が不足する場合がある．

③ 看護技術

1 アセスメントのポイントとその根拠

　脱水は，体液量が減少し電解質のバランスが異常をきたす状態であり，特に高齢者は，前述した加齢に伴う諸機能の低下により，体内の水分の補給・貯留が不足傾向になったり排泄量が増加したりなど，体液量が減少しやすいという特徴をもっているため，水分の摂取量と排泄量を正確に把握する必要がある．同時に，摂取と排泄に影響を及ぼす日常生活状況の観察は重要である．

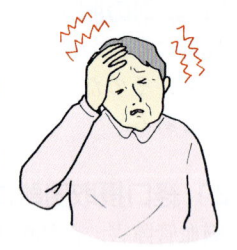

　また体液量の不足をアセスメントするために，血液中の血球成分および電解質のデータの変化を把握する必要がある．さらに脱水に伴う症状として，頭痛，倦怠感，皮膚・粘膜の乾燥状況の有無等を観察し，それらを改善するケアが必要である．

2 看護目標

（a）水分摂取の必要性を理解し，自己の状況に応じた方法で適量を摂取できる
（b）脱水の原因となる疾患，障害，症状が改善またはコントロールされ，水分出納バランスが保持される
（c）脱水のために出現している症状（口渇感，皮膚の乾燥，全身倦怠感，頭痛など）が改善する

3 実施方法

〔1〕予防のための看護技術

　表4-8に示す．

表4-8 脱水予防

目的	理由・根拠	看護師の行動	注意事項
水分の摂取量と排泄量を把握する	加齢に伴い予備力が低下し，高齢者は些細な変化で脱水をきたしやすい．その予防のために，脱水を引き起こす誘因となる症状の観察とともに，検査データを把握し水分出納バランスを的確にアセスメントする必要がある	・バイタルサインを測定する ・水分の摂取量と排泄量を観察する　1日の飲水量・尿量，排泄回数，尿の性状を観察する ・食欲，嚥下状況，食事摂取方法，体重の変化，皮膚・粘膜を観察する ・血液検査データを確認する　（RBC, Hb, Ht, TP, Alb, Na, K, BUN, Crなど） ・脱水の原因となる症状の有無を観察する[1]　（発熱，嘔吐，下痢，出血など） ・利尿を促進する薬剤の内服状況を確認する	食品に含まれる水分量も考慮する必要があるので，食欲が低下している場合には食事摂取量にも注意し観察する
1日に必要な水分量とナトリウム，カリウムなどの電解質を経口的に摂取できるよう援助する	・脱水を予防するために，個々の対象が適量の水分量を摂取できるようにする．そのためには，対象の生活パターンを把握し，毎日あるいはその日の状況に応じて必要な水分摂取を促す援助が必要である ・皮膚からの水分喪失を防ぐ	・常時，経口摂取ができるように，飲み物を準備しておく ・常時使用している湯のみ，コップの容量を測定し，摂取量が把握・調節できるようにする ・水分量が少ない場合は，メニューにスープや汁物を加え，食事以外にもお茶，ジュース，ゼリー，プリン，ヨーグルト，くず湯などをすすめる ・ナトリウムの不足に対しては，味噌汁やスープ類，昆布茶，カリウムの補給には果汁，その他の電解質の補給にはスポーツドリンクなど好みに合わせてすすめる ・飲水時，こぼれないよう蓋つきコップ，ストローつきコップなど容器を工夫する ・嚥下障害のある場合には，水分にとろみをつけたり，ゼリー，半固形物でむせにくいものを工夫する ・室内の加湿 ・衣類，寝具，室温，換気などを季節に応じて適切に調節する	・体液量の不足に注意し，1日尿量が650㎖以下の場合は積極的に飲水をすすめる ・入浴後，夏期など発汗量が多い場合には，水分の喪失量を的確にアセスメントし，適量の水分を補給するよう注意する ・経管栄養で栄養補給している場合は，注入栄養剤の腸への刺激による影響を考慮し，注入速度，所要時間を調節するなどの注意が必要である
対象および家族に水分摂取の必要性について理解を促す	対象が自ら水分補給ができるようになるためには，加齢により脱水をきたしやすく水分摂取の必要があることを理解する必要がある	・水分摂取の必要性を対象および家族に説明し，1日の摂取量の目安を伝える（1,500～1,700㎖／日） ・生活習慣，食習慣，飲水習慣を把握し，意図的に飲水できるように家族を含めてともに考える	夜間排尿のために中途覚醒することを避けようとしたり，介助を要する場合，家族に負担をかけることに遠慮して水分補給を控えてしまう場合があるので，必要性が十分伝わるように注意する

〔2〕発生時の看護技術

　脱水症患者では，水・電解質の過剰摂取または不足を正確に把握し，脱水の程度を出現している症状からアセスメントする．また精神面へのケアとして，いつでも飲水できるような配慮と声かけ，訴えをよく聴く姿勢で接することが重要である．脱水が発生した時の看護技術を表4-9に示す．

表4-9　脱水発生時の看護技術

目的	理由・根拠	看護師の行動	注意事項
輸液療法により水分補給が行われる場合は，目標量の輸液が正確かつ安全に与薬されるよう援助する	高齢者は，水・電解質バランスの調節能力が低下しているため，水分出納や血中の電解質，尿比重の変化，脱水症状を把握する必要がある	・予防時の看護同様，尿量，尿の性状等を観察する ・検査データを把握し，脱水の原因をアセスメントする ・輸液による水・電解質の補給は体バランスに直接影響を与えるので，輸液注入速度に注意し正確に注入する ・水分補給を保つ看護項目は脱水予防の表（表4-8）を参照 ・室温，衣類（寝衣），寝具を調整し，平常体温の維持につとめ，水分・塩分の喪失を抑える	高齢者は心疾患を合併している場合があるため輸液注入時間，経口的水分補給量について注意が必要である．医師の指示を確認しながら援助する
皮膚を保護し，褥瘡を予防する	脱水により皮膚が乾燥し損傷を起こしやすい	・身体の清潔は清拭により保持し，清拭後はスキンローションやクリームを塗布する ・体位変換，除圧用具を使用し褥瘡を予防する	褥瘡がある場合には，浸出液による体液の喪失を考慮に入れ，脱水の状態がさらに悪化しないよう注意が必要である

④ 観察・評価の視点

〔1〕実施前後の観察項目

　バイタルサイン（発熱，頻脈，呼吸速拍，血圧低下の有無），水分摂取量の不足，体液量の不足，電解質のアンバランスおよびそれらに伴う体重減少，頭痛，倦怠感，皮膚・粘膜の乾燥・損傷等の有無，脱水の誘因となる症状・疾患の有無，薬剤の影響などを確認する．

〔2〕評　価

①必要量の水分が経口または輸液により補給され，体液量・電解質のバランスが正常に維持されていることを確認する．
②対象および家族が水分摂取の必要性を理解でき，適切な摂取方法を実践できるかどうかを確認する．
③脱水による症状（頭痛，倦怠感，皮膚の乾燥・損傷等）が改善または消失しているかを確認する．

④ 健康教育

　高齢者の脱水を予防するためには，日常生活の中で効率よく必要量の水分を摂取し，継続していくことが必要である．そのためには，高齢者の摂食・飲水習慣に働きかけると同時に，家族の協力を得るための教育も重要である．

B. 冷え性

① 基礎知識

　冷え症とは，体全体としては寒さを感じないのに，末梢血管の血行障害により腰や手足など体の末端部分が冷たく感じることである．

　寒さを感じると，体表面の毛細血管が収縮し熱の放散が抑えられる．この状態が持続すると，血液循環が促進され体表の温度が下がり過ぎないように調節されるが，その調節機能が低下し血管収縮が改善されないと，手足の冷えが感じられる．特に高齢者は，体を温めても末梢血管の拡張に時間がかかる．

　高齢者の冷え症の原因は多数あるが，最大の原因は低体温である．高齢者の低体温とは，29〜35℃の範囲と定義されている．しかし，腋下と四肢末端では4〜5℃の開きがあるため手掌や足背では31℃以下になる場合もあり，しかも高齢者では静かに，訴えもなく低体温になっていることが多い．高齢者の低体温の原因は，①加齢による変化，②基礎疾患に基づく二次的変化がある．

1 加齢による変化

①加齢による熱産生能の低下，基礎代謝量の低下
②変形性脊椎・関節症などの可動域制限による筋萎縮
③高齢者の社会的・家庭的孤立による運動量の低下
④動脈硬化による末梢循環障害（特に，上肢では接骨動脈側の硬化性病変による疼痛，知覚異常（しびれ）を伴った血流障害のために手指の冷感を感じ，皮膚が紫赤色に変化し，皮膚温が低下する）
⑤循環血液量の減少
⑥交感・副交感神経機能ともに自律神経機能の低下
⑦皮下組織の減少による熱の放散

2 基礎疾患に基づく二次的変化

①中枢（脳卒中，変性疾患など）・末梢神経障害
②循環障害（高血圧に伴う心拡張機能低下による心拍出量低下）
③内分泌不全（甲状腺機能低下症，下垂体機能不全など）
④代謝障害（糖尿病，低血糖など）

⑤感染症（尿路感染，肺炎，皮膚感染など）
⑥薬剤性（低体温をきたす薬剤：フェノチアジン，睡眠導入剤，抗うつ剤，バルビツール，トランキライザー，レセルピン）

② 日常みられる問題

①上述の理由により，加齢に伴う機能の変化によって高齢者は容易に低体温になりやすく，そのため特に腰部や四肢の冷えを感じ不快感を伴うことが多い．
②腰部や四肢の冷えにより腰痛，膝・肘関節痛が生じる場合がある．
③下肢の冷えのために睡眠が妨げられる．
④冷えを感じるために着衣が厚着の傾向になり，動作に不自由を感じたり運動量が減少する．
⑤下肢の冷えによって便秘が助長される場合がある．

③ 看護技術

❶ アセスメントのポイントとその根拠

①加齢による熱産生能の低下，基礎代謝量の低下以外に，運動量の低下および末梢循環障害の原因となる病変や基礎疾患がないかアセスメントする．
②冷えを感じる部位，程度，およびそれに伴う苦痛について把握する．
③冷え症および低体温が慢性的かあるいは急性に発生したものかを把握し，その原因をアセスメントする．

❷ 看護目標

（a）室内が適温に維持され，低体温にならない
（b）適切な衣類を着用することにより，体温が正常範囲内に維持される
（c）適切な環境や栄養摂取により，冷え症を予防することができる
（d）四肢・腰部の冷えによる苦痛が緩和（消失）する
（e）疾患による二次的変化により出現している冷え症の場合は，その基礎疾患の特定および治療がスムーズに受けられるように支援する

❸ 実施方法

高齢者の冷え症は，加齢による変化とともに慢性的・長期的にあらわれるものである．
増悪因子を是正するために日頃から生活面に留意し予防することが大切である．

表4-10 冷え症予防

目的	理由・根拠	看護師の行動	注意事項
・体温の低下を予防し平常温を維持する ・四肢の冷感を緩和する	高齢者は，筋肉量の減少，脂肪の増加，熱産生能の低下，基礎代謝の低下など加齢による変化から体温が低下しやすく，末梢循環障害により四肢冷感をきたしやすい．そのため，体温低下，四肢冷感を予防し即効性の期待できる生活援助として**入浴**は有用である	・入浴：低温（38〜40℃）で時間をかけてゆったりと入浴するようすすめる ・心疾患，高血圧症の人には，半身浴の時間を長くするように指導するとよい ・薬湯：個浴槽のある施設では，ハッカ，ショウブ，ドクダミ，唐辛子，ハスなど個人の好みに応じた薬湯を使用するのもよい	高齢者の体温は外気温に影響を受けやすいため，入浴後の室温に配慮し湯冷めしないように注意する
血行を促進し，体温の低下を予防するために食生活，ライフスタイルを見直す	・冷え性を改善する効果が期待できる栄養素は**鉄**であり，**ビタミンE**も毛細血管を拡張し血行を促進する ・運動継続は熱産生の機能をはたす筋肉を劣化させないために有用である．また運動により血行が促進される ・厚着は衣類が体温を吸収してしまい，低体温を助長する ・外気温との差が著しいと，外気温の変化に順応しきれず，体温調節がうまくできない ・手足の冷感は自律神経機能の異常に起因する場合もある．手足の冷感を不快に感じ，それがストレスとなり自律神経に悪影響を及ぼし，さらに冷えがつらいと感じるという悪循環となることから，リラクゼーション技法を用いたストレスマネジメントは有用である	・食事：鉄，ビタミンE，B群を多く含む食品をすすめる ・体温を低下させる食品（冷たく甘い飲み物，トマト，キュウリなどの生野菜，白砂糖，化学調味料など）の摂取を控えるよう指導する ・運動：ライフスタイル，年齢，体力に合った運動習慣を身につけるよう指導する ・ストレッチと歩行（**1日30分**が目安．10〜15分を朝・夕2回に分割してもよい）をすすめる ・衣類：冷えるからといって厚着をするのではなく，薄着で保温性の高い素材の衣類にするよう指導する．下肢の保温には唐辛子エキスの辛味成分であるカプサイシンをカプセル化して繊維に付着させた保温靴下などもある ・環境：室温と外気温との差を5℃以内にとどめる ・心理的サポート：規則正しい生活リズム，リラクゼーションの方法などストレスに対処していけるよう支援する．四肢を温めるのに有効な具体的リラクゼーション技法として，自律訓練法，呼吸法などがある[2]	衣類に貼付する使い捨てカイロを使用している高齢者がいるが，長時間にわたる貼付は低温やけどを発症する危険があり注意が必要である

128　4．特徴的な症状をもつ高齢者への看護技術

表4-11　冷え症発生時の看護技術

目的	理由・根拠	看護師の行動	注意事項
原因疾患に対する治療がスムーズに行われるよう援助し，ゆっくり自然の再加温を図る	足底マッサージを行うことによって下肢深部温がケア後速やかに上昇し，かつ長時間温かさが維持される	・室温の調整，保温性の高い寝具を用いて再加温する ・下肢の冷えのため睡眠導入が妨げられる場合は，足浴を6〜8分間行い，その後左右それぞれ5分間の足底マッサージを行う	高齢者は温度刺激に対する反応性が低下しているため，電気アンカなどの温罨法用具の使用によりやけどの危険性が高いので十分注意する
末梢血管に器質的異常が生じ，動脈壁内皮剥離術などが選択された場合は，十分な説明を行い不安の除去につとめる		手術を受ける患者に必要な看護ケアを適用し提供する 外部環境の調整については，前述の予防のための看護を参照	最近では，高齢者の冷え性に対して当帰四逆加呉茱萸生姜湯，人参湯，六君子湯等の漢方薬が適応される場合もあり，漢方薬療法に対する情報を得ておく必要がある[3]

❹ 観察・評価の視点

〔1〕実施前後の観察項目

　体温，血圧，四肢冷感，しびれの有無，皮膚の色，基礎疾患に基づく二次的変化を示す検査データ，四肢・腰部等の疼痛の有無，睡眠，運動量，便秘の有無などを観察する．

〔2〕評　価

①温度調節など環境が整備されているか，また衣類・保温用具の使用などにより体温が正常範囲内に維持されているかを確認する．
②冷え症を予防するために適切な栄養が摂取されているか確認する．
③四肢冷感の訴えおよびそれに伴う苦痛がないか確認する．

④ 健康教育

　日頃から室内の温度や外気温に配慮し，高齢者自身および家族が冷え症を予防する環境が整えられるよう教育する．また，冷えを予防するために生活全般を見直し，加齢とともに出現する機能の変化に対応できるような食生活・衣生活・運動方法などの多面的な教育プログラムが必要である．

3 感染に対する看護技術

① 基礎知識

[1] 症状・所見は非典型的

　感染症は，感染者または感染部位にみられる発熱，発赤，痛み，腫れ，息苦しさなどいくつかの症状があげられている．しかし高齢者ではこのような症状が出にくく，またたとえ症状があっても本人の自覚が希薄なことがあり，発見が遅れ重篤化するケースがある．その背景には，青年期，壮年期において盛んであった各種の免疫機能が加齢とともにだんだん衰え，免疫力が低下することに加え，各種の感覚機能についても衰えがあり，生体防御反応が鈍くなることなどがあげられる．看護職者は，このような高齢者の特徴を知り，全身清拭やおむつ交換など各種ケアを行う際，こまめに全身を観察し，皮膚の発赤や腫脹，ただれなどの部分的異常，発汗，呼吸数の増加，異常呼吸などの全身性の異常がないかどうかを確認する必要がある．

表4-12　高齢者の感染症の特徴

①症状・所見が非典型的である．
　実際の症状より軽微であったり，出てくるべき症状が出そろわなかったりすることがある．
②症状や主訴が時に漠然としていることがある．
③合併症や基礎疾患を有することが多い．
④慢性的に経過する．
⑤急激に変化しやすく，容易に重篤化する．

[2] スタンダードプリコーション

　感染症の予防には，感染源，感染経路，宿主の感受性に対する重層的な対策が必要である．感染源対策では，病原体が常在しにくい環境整備がまずあげられる．集団生活での手ふきは，ペーパータオルや温風乾燥機が望まれる．換気や空調，人や動物の排泄物の迅速な処理は，居室の快適性，臭気対策と同時に感染予防にも重要である．また，褥瘡など感染源となる危険因子を防ぐことも大切である．歯周病の予防には，口腔・義歯の清掃，う歯の治療，義歯の調整などが有効である．疥癬予防には，衣類やシーツ類の毎日の洗濯，寝具の日干しが大切である．感染経路対策の基本は手洗いである．また，うがいや清拭，歯磨きは，細菌数を減らし粘膜への細菌の付着を防ぎ，高齢者の生活リズムや生活機能，筋力の維持にも貢献し，嚥下性肺炎の予防にも効果がある．医療従事者による手指を介した病原微生物の媒介にも注意する．宿主の抵抗力を高めるためには，低栄養の予防，十分な睡眠・休養の確保，生活のリズムを整えること，適切な水分補給

などがあげられる．

　感染予防テクニックは，高齢者に特有なものというわけではない．一般の感染対策と同様に普遍的なものである．アメリカの**CDC**（Centers for Disease Control and Prevention：**米国疾病予防管理センター**）ガイドラインの基本となっている考え方は「**スタンダードプリコーション**（standard precaution）」といわれるものである．これは疾患別の対応ではなく，疾患非特異的対策として，患者の汗を除く血液，体液，病的な皮膚，粘膜はすべて感染源と扱うべきであるという考え方である．この考え方を導入することによって，医療者側はその患者が保有していることがわかっている感染性微生物はもちろんのこと，まったく未知の感染性微生物に対しても一元的に予防体制がとれる．一方，患者の側にしてみれば，感染症があっても隔離や過剰な防御を受けることなく，一般患者と同一の援助が受けられるというメリットがある．実際にはこのスタンダードプリコーションに加えて疾患特異的な感染経路別対応を加味することになる．すなわち，結核の場合は空気感染の予防，**MRSA**（Methicillin-resistant *Staphylococcus aureus*）であれば接触感染の予防である．

② 日常みられる問題

　老年期に問題となる感染症として，各種病原体によるものでは，インフルエンザや肺炎・気管支炎などの呼吸器感染症に加え，尿路感染症，疥癬などがあげられる．また病原体の再活性化によるものでは，結核，単純ヘルペスや帯状疱疹などがある．宿主（高齢者）の感染防御機能の低下を背景とし，弱毒病原体による**日和見感染症**がしばしば成立する．

　高齢者に限らず，人は誰でも微生物と共存して暮らしている．全身の皮膚表面，および外界と通じている内腔，特に腸管は微生物のすみかである．これら微生物（常在菌）は，それぞれの棲息場所でバランスのとれた叢（flora）を形成しており，これを**正常細菌叢**（normal flora）とよぶ．これら微生物群は腸管内でビタミンを合成したり，外部から多少の病原菌（病原大腸菌や赤痢菌など）が侵入しても，少量であれば腸に定着するのを妨げてはね返すなど，宿主に対してもよい働き（感染防御）をしている．

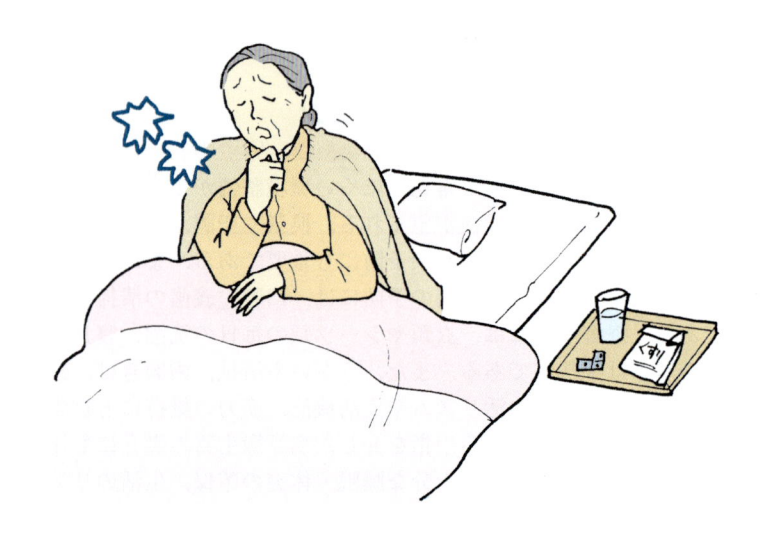

しかし高齢になると，常在菌の構成にも変化が生じる．特に腸管内では，偏性嫌気性（酸素の存在下では生育できない）菌の割合が増加する．このため下痢などの下部消化管のトラブルが生じやすい．この対処方法として，腸内に乳酸菌などの善玉菌を増やすことが推奨されている．乳酸菌を多く含む食物として，ヨーグルトが最も奨励されている．

人の体は前述のように，皮膚表面および外界と通じている内腔以外の体内では，通常無菌と考えられている．しかしこれは長い年月を過ごしてきた高齢者には必ずしもあてはまらない．肺に休眠中の結核菌の病巣をもっていたり，ヘルペスウイルスを神経細胞に隠していたり，血液中に各種ウイルス（HBV，HCV，HIVなど）をもっていたりする場合がある．このような微生物は，宿主の免疫力が落ちた時を狙って増殖し，発病させる．また，カテーテルやチューブ類が挿入されている場合は感染の率が高い．特に，尿路カテーテル挿着者，気管内挿管および人工呼吸器使用者など，異物を挿着されたために通常の微生物排除機能が働かない場合である．尿路カテーテルは，これを抜去することで感染が収まるが，抜去できない器材の場合もあるので感染防止には特に注意を要する．

また高橋ら[1]は，感染との直接の関係は明らかではないが，気管内吸引の際に清潔なカテーテルを使用していてもその先につながれるチューブが汚染されている場合は，吸引の際逆流して気管内を汚染する場合があると報告している．

病院，高齢者施設，在宅を問わず，ベッド上でいつも寝たきりでいる高齢者は，介助者の努力にかかわらず褥瘡を作り，これにより感染を起こすことが多々ある．感染を起こすと治りが悪く，肉芽形成が困難となるため，褥瘡を作らないように予防することが重要である．

以下に病原菌除去としての手洗い，感染経路の遮断対策としての環境の整備，病原菌に汚染された衣服の管理技術について述べる．

③ 看護技術

手洗い

❶ アセスメントのポイントとその根拠

〔1〕各種看護ケア後の手指汚染

2001年，手洗いの効果を罹患率の減少で示した報告が発表された[2]．これによると1日5回以上手洗いを行う時と手洗いをしなかった時とを比較すると，呼吸器疾患の罹患率が45%減少したという．病院では，MRSAによる院内感染流行の経験から，医療従事者の手指が院内感染の感染源となる汚染菌を伝播していることが問題となり，医療従事者が患者に接触する場合，その前後の手洗いを励行することが求められている．

では看護職者が高齢者のケアをした場合，手指がどれくらい汚染されるのか，またどのような手洗い方法を用いれば付着した汚染菌を洗い流せるだろうか．高橋ら[3]が表面積10cm^{2}のコンタクトプレート（羊血液寒天培地）を用いて採取した各種ケア後の手指付着菌による汚染度をみると，清拭，吸引介助，汚物処理などケアの種類によって様々な細菌に汚染されることがわかった．そしてこれらの一時的に付着した汚染菌は，石けん，流水（30秒）による一般的な手洗いでほぼ除菌されることも明らかになった．

〔2〕手洗いの方法

手洗いには、日常的手洗い（social handwashing）、衛生的手洗い（hygienic handwashing）、手術時手洗い（preoperative handwashing）の3種類がある．日常的手洗いとは、食事の前や排泄後などに流水のみまたは流水と石けんを用いて行う手洗いである．衛生的手洗いとは、病棟、外来で始業時、患者の診察・ケアの前後で行われる手洗いである．手術時手洗いとは、手術前に必ず消毒薬を使用しブラッシングをしながら、ある程度の時間をかけて行う手洗いである．

特に認知症高齢者は、床をなでたり排泄物で手を汚しやすい．不潔な手で目をこすったり指を口に入れたりするので、普段から手指の清潔を保つよう心がけ、特に摂食時の手洗いを習慣づける必要がある．

2 看護目標

（a）患者は感染から守られる
（b）患者から看護師へ、看護師から患者へ手指を介した病原微生物の媒介を受けない
（c）患者自身が感染予防に必要な行動をとることができる

3 実施方法

[使用物品]
日常的手洗いの場合：流水，液体石けん，ペーパータオル
衛生的手洗いの場合：流水と液体石けんあるいは手洗い用消毒薬，ペーパータオル，擦式手指消毒薬
手術時手洗いの場合：流水，洗浄成分を含有する消毒薬，ディスポーザブルブラシ，速乾性手指消毒薬，ディスポーザブル滅菌不織布製手拭きタオル

手が目にみえて汚染しているとき、あるいは血液やその他の体液などで汚染しているときは、石けんあるいは手指洗浄消毒薬と流水で手洗いを行う．目にみえる汚れがない場合は、アルコールを主成分とする擦式手指消毒薬を用いて手指消毒をする．

[手　順]
手洗いと併せてうがいの手順を表4-13に示す．

表4-13 手洗い・うがいの手順

目的	理由・根拠	看護師の行動	注意事項
石けんあるいは手指洗浄消毒薬と流水で手指を洗浄消毒する（スクラブ法）	手指に付着した一過性細菌の除去あるいは常在細菌の除去および殺菌を行うため	①手指を流水で十分にぬらす．手首の上5cmくらいまでぬらす ②石けんや手指洗浄薬を適量手掌にとる ③手掌をよく擦り合わせて泡立てる ④両手の指間も擦り洗いをする ⑤手の甲をもう片方の手掌で洗い，もう一方も同様に行う ⑥指先と指の背（爪側）を洗う ⑦親指をもう片方の手で包み込み，その親指の付け根をねじるように洗う ⑧手首まで洗う ⑨流水でよくすすぎ，石けんや手指洗浄消毒薬成分をしっかり洗い流す ⑩手の水気はペーパータオルで押さえるように拭き取り，乾燥させる．この時，皮膚をこすらない ⑪自動水洗でない場合は，手を拭き終わったペーパータオルを使って蛇口を閉める ⑫ペーパータオルはゴミ箱に触れずに捨てる	・処置（援助）の前や終了後は，そのつど手を洗う ・時計や指輪などの装飾品は外す ・爪はできるだけ短く切っておく ・乾いた手指に石けんをつけると皮膚刺激が強く，手荒れの誘因になる ・両手の手指表面は最低でも15秒かけて，すべて擦り洗いする ・汚れがひどい場合にはそれ以上の時間をかける ・爪，しわ等手洗いミスが起こりやすい部分を意識して洗う．日頃の手洗いでは，親指全体，指先，指間，手首に洗い残しが多いので注意する ・流水が指から落ちるようにすすぐ ・皮膚に機械的刺激を加えないことが手荒れ予防対策になる．手荒れのある手は病原菌の定着や伝播の大きな要因となる ・手が直接蛇口に触れてはならない．肘を使うか，あるいはペーパータオルを使用する
擦式手指消毒薬で手指を消毒する（ラビング法）	手指に付着した一過性細菌の除去あるいは常在細菌の除去および殺菌を行うため	①速乾性擦式手指消毒薬をノズルの下まで確実に押し，片手に受ける ②受けた手にもう一方の指先を入れ擦り込む．反対の手掌に消毒薬を移し，指先を入れ擦り込む ③両手の手掌を合わせ，手掌に擦り込む ④手の甲に擦り込む ⑤指と指間に擦り込む ⑥親指とその付け根に擦り込む ⑦手首まで十分に擦り込む ⑧乾燥するまで十分に擦り込む	・汚れがひどい場合や有機物（血液，体液，排泄物等）が付着している場合には，石けんあるいは手指洗浄剤と流水で除去した後に使用する ・指先を消毒薬に浸す感じで，指先や爪の間に擦り込む ・複数回続けて使用し手にべたつきがある場合は，そのべたつき自体が汚れを付着しやすくするため，石けんと流水による手洗いをする必要がある ・過敏症状や刺激症状がある場合は使用を避ける ・芽胞をもつ細菌はアルコール製剤での殺菌効果は劣るといわれている

表4-13 手洗い・うがいの手順（つづき）

目的	理由・根拠	看護師の行動	注意事項
水またはぬるま湯，うがい薬などを口に含み，口内・のどを洗浄する	・口腔に残っている食物残渣やほこり，細菌などを洗い流すため ・のどを水で潤してほこりや菌などを洗い流すため	①口内に1/3～半分くらいの水を含み，そのまま口の中で強めに「クチュクチュ」として，吐き出す ②口内に1/3～半分くらいの水を含み，上を向いて15秒くらい，なるべくのどの奥まで水が入るように「ガラガラ」として，吐き出す ③もう一度口内に水を含み，上を向いて「ガラガラ」をくり返す	・水を含んで口を閉じ，頬を膨らませたりもとに戻したりを交互にすばやく行ってすすぐ ・水を含んで口を開け，上を向いて息を吐く ・うがい薬を使う場合には，うがい薬の用量を守って使用する ＜うがいのタイミング＞ ・外から帰ったとき ・飲食後 ・のどに不快感があるとき ・風邪やインフルエンザの流行しているとき　など

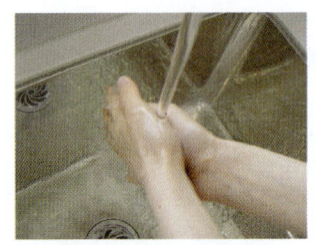

①流水で十分に両手をぬらす．手首の上5cmくらいまでぬらす

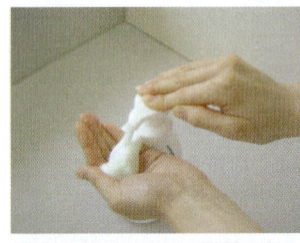

②流水でぬらした手に適量の石けんをとる

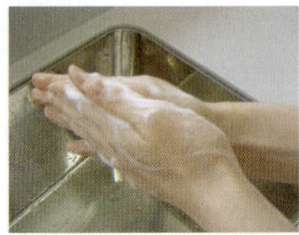

③手掌をよく擦り合わせて泡立てる

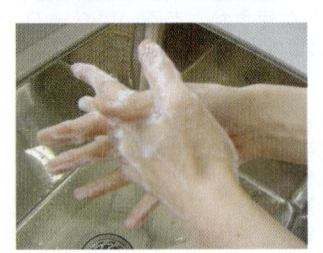

④指の間も擦り洗いをする

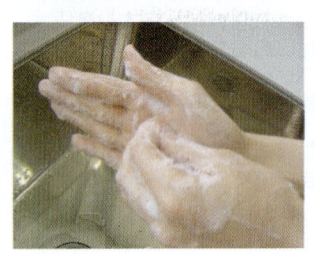

⑤指先を立てるようにして指先と指の背（爪側）を洗う

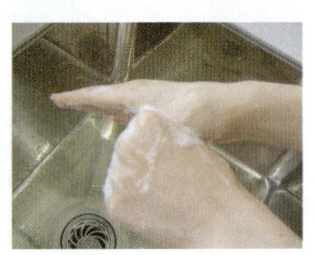

⑥親指をもう片方の手で包み込み，親指の付け根をねじるように洗う

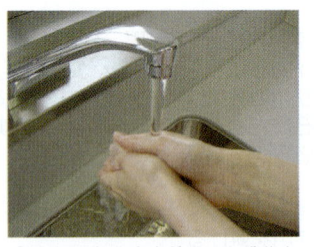

⑦流水でよくすすぎ石けん成分をしっかり洗い流す

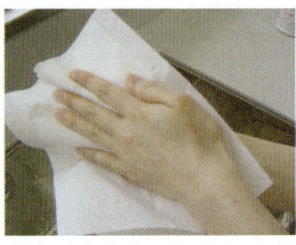

⑧手の水気はペーパータオルで押さえるように拭き取り，皮膚をこすらない

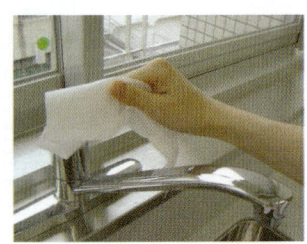

⑨水栓を閉じる．手で操作するタイプの水栓であれば，ペーパータオルを使って閉じ，手が再び汚染されるのを防ぐ

図4-3　基本的な手洗い方法

❹ 観察・評価の視点

〔1〕実施前
目視できる汚れがある場合はまず洗浄し，血液，体液，分泌液，排泄物等の有機物を除去してから消毒剤で手指消毒をする．

〔2〕実施中
指先，付け根，手首など手洗いミスが発生しやすい部位に注意する．

〔3〕実施後
ペーパータオルを使って完全に乾燥させる．

〔4〕この看護技術を行うことによって得られる効果
患者と医療従事者，患者と患者，医療従事者と医療従事者との手指を介した交差感染から身を守ることができる．

環境の整備

❶ アセスメントのポイントとその根拠

〔1〕病床環境の清潔管理
病床環境の清潔管理は，ナイチンゲールの時代より，感染防止の立場から看護職者の大事な仕事である．近年，病棟の清掃はもとより，シーツ交換などの業務も外注する病院が増えた．しかし看護職者が実際行わなくても，その業務の管理責任は看護職者が負うべきものと考える．高橋ら[4) 5)]は，病室の汚れが患者のベッド周りからナースステーションへ，そして全体に広がっていくこと，シーツ交換時にシーツ汚染菌が空気中に舞い上がり，もとの状態にもどるのに15分以上かかることなどを明らかにしている．ほこりをたてない看護技術の開発が望まれる．

〔2〕高齢者を取り巻く生活環境
高齢者になると心身両面からの老化や疾病，障害の影響によって環境への適応能力が低下する．そのため，それらの機能低下を予防したり補ったりすることによって，高齢者にとって日常生活が充実したものとなるように環境面への配慮をすることが不可欠である．施設・設備の環境整備を考える際，病棟は診療を行う場であると同時に，患者の生活の場でもあるため，快適性を加味した視点も必要で，このことは看護の基本といえる．しかし看護職者の関心は室温に向けられ，目に見えない空気汚染やゾーニング（清潔管理の区分）による換気の条件などは意識していないことが多い．

空調とは，人体の生理状態に適応するように気温，湿度，気流，清浄さを保つことであり，その目的は，①空気中の微生物数の減少，②居住性，作業性に適した温度の維持，③適当な湿度の維持，④化学物質，臭気など空気汚染の除去——である．病院内では使用区域別の清浄度に合致した空調設備が必要となる[6)]．

また治療上必要とはいえ，隔離を余儀なくされる結核等の患者に対する精神的なサポートは重要な看護である．隔離は高齢者にとってかなりの精神的負担となる．隔離を契機としてしばしば認知症が急速に進行したり，基礎疾患が悪化したりするため，メンタルケアには十分配慮する必要がある．

2 看護目標

（a）療養生活の場から感染を引き起こす要因となるものが取り除かれる
（b）患者はできるだけ快適で清潔な環境を提供される

3 実施方法

[使用物品]

雑巾，使い捨てクロス，ロールクリーナー，中性洗剤，消毒液（1%次亜塩素酸ナトリウム液など），バケツ，個人防護具（手袋，マスク，ガウンなど），ゴミ袋

[手　順]

表4-14に示す．

表4-14　環境の整備

目的	理由・根拠	看護師の行動	注意事項
療養生活の場を安全・安楽な環境に整える	患者の状態を把握して，施行順序を考慮する	①使用物品を準備する ②患者に環境整備の目的を説明し，了解を得る．手袋，マスクを着用する	・安静度の許す範囲で患者に病室外で待機するようにすすめる ・他人に触れられるのを嫌う人もいるので，必ず声をかける ・高齢者の至適温度は若年者より2〜3℃高めに調整し，室温は18〜23℃，湿度は50〜70%がよいとされている ・冬場は加湿器を衛生的に使用するなどの工夫が必要である
	汚染した空気を排出し，外気と入れ換え，同時に温度・湿度も調整する	③部屋の換気をする	・患者の私物の取り扱いは紛失・破損を起こさないように十分注意する ・高齢者の場合，ベッド上で生活しやすいように患者自身で工夫し，ベッド上の自分の物品の配置を決めている人が多い．そのためベッドメーキングを行う時には，物品の配置をしっかり覚えておき，前と同じように配置し，その場所を変えないことが大切になる ・ほこりをたてないように注意する ・頭上の中央配管装置やベッドライトの上なども，寝具や寝衣から出るほこりがたまりやすい場所であるため，ふき掃除が必要である
	快適な環境作りをする	④ベッドを整理・整頓する ・ロールクリーナーなどで，ベッド上のごみをとる ⑤ベッドの周囲を整理・整頓する ・床頭台，ベッドサイドテーブルの整理・整頓を行う ・雑巾または使い捨てクロスで，床頭台，ベッドサイドテーブル，ベッド柵およびベッド周囲の溝をふく ⑥採光・照明の調整をする ・採光の調節はブラインドやカーテンによって行う	・多床室の廊下側は天候によっては窓からの採光が十分に得られないため，照明器具によって補う場合もある ・窓ガラス，窓の格子，壁面，カーテンは目に見える汚染がない限り一定期間ごとの定期清掃を行う

表4-14 環境の整備（つづき）

目的	理由・根拠	看護師の行動	注意事項
療養生活の場を安全・安楽な環境に整える	微生物，においの原因となるものを取り除き，清潔を保つ	⑦不快な臭気の発生源を除去する ・尿器やポータブルトイレに排泄物があれば処理する	・病室・病棟におけるにおいの発生源には糞尿臭，膿臭，体臭，下水臭，建築材料臭，薬品臭，食物臭などがある．におい対策には，拡散，吸着，分解，マスキングがある ・感染患者が使用した便座は，消毒用エタノールを含浸させたペーパーで念入りに清拭消毒することにより，有効にノロウイルスが除去できる
		⑧不快な音の発生源を除去する	・病室における音は40～50dB以下が望ましいとされている
		⑨設備を点検し故障があれば修繕を依頼する	・ベッド柵，ギャッジ調節，ナースコール，電灯，患者に使用しているモニター等の医療用機器の故障，破損の有無を確認し，必要時修繕を依頼する
	汚染を除去する	⑩不用品，汚染されたリネン類は所定の方法で処理する ⑪床や壁に病原体の汚染があった場合は，次亜塩素酸ナトリウム液で消毒後，湿式清掃し，乾燥させる	・血液，体液，排泄物などによる環境の汚染時には，除染と消毒を行う．またこれらによる汚染を除去する際には個人防護具（手袋，マスク，ガウンなど）を着用する
		⑫使用物品を片付ける ・ごみを回収し，清掃道具を洗浄して片付ける ・手袋を外して手を洗う	・雑巾は洗剤でよく洗い，漂白して乾燥させる．バケツは中性洗剤でよく洗い，すすいで乾燥させる ・シーツやマットレスパッドは定期的に交換されるが，マットレスや枕は長時間使用されることがあるため，交換時期を検討する必要がある ・感染性廃棄物と非感染性廃棄物の分別を行い，それぞれの廃棄容器には感染性（バイオハザードマーク）や非感染性であることを明記したラベルなどでの表示を行う ・感染性廃棄物の施設内における移動は，移動の途中で内容物が飛散・流出するおそれのないようにふた付きの容器などを使用する

④ 観察・評価の視点

〔1〕実施前

室温・湿度，臭気の有無，採光，騒音，患者に使用されている医療物品の配置，患者の私物，ベッドおよびベッド周囲の汚染状況．

〔2〕実施中

何によって汚染されているのか鑑別（血液あるいは体液，喀痰，尿，便など）する．汚染状況

によりリネン類の交換．

〔3〕実施後
室温・湿度，臭気の有無，採光，騒音，患者に使用されている医療物品の配置，患者の私物はもと通りの場所にあるか，ベッド周囲は整頓されたか，汚染されたリネン類の取り扱いの確認．

〔4〕この看護技術を行うことによって得られる効果
ベッド周囲の環境を清潔に整えることによって安全で快適な入院生活を確保することができる．

衣類の管理

1 アセスメントのポイントとその根拠

〔1〕ケア後の看護者の衣服汚染
看護職者がケアする際，看護衣あるいは予防衣がどのくらい汚れるのかを明らかにすることは，感染予防上重要である．高橋ら[7]は病棟で毎日着用している看護衣のどこの部位がどのくらい付着菌で汚染されるのか，コンタクトプレートを用いて測定した．付着菌の多い場所は右側の袖口，ポケットの口，後ろの裾などであり，右側からのケアの多いことを示している．一方，感染症患者に使用した予防衣の検討では，通常使用している木綿の薄いガウンの表と裏は，汚染菌が容易に通過できること，また予防衣の使用度と汚染度が相関することを明らかにした．

次に滅菌不織布ガウンを用いて各種ケアごとに付着菌を測定したところ，患者との接触度の高いケアである体位変換やシーツ交換では衣類の付着菌も多く，特に袖口の汚染度が高かった．患者との接触度が低い配膳，下膳，点滴調整などのケアでは，衣類の汚染度はほとんどなかったにもかかわらず，手袋からMRSAが検出された例があった．下膳は患者が触れたものであるのでMRSAの付着は納得できるが，それ以外での検出は感染症患者の部屋であっても望ましくない．患者の病床環境を汚さないためには，手袋着用の清潔ケアとそれ以外のケアの区別を明確にするべきである．この結果から，手指の汚染はどのようなケアであっても気をつける必要があり，ケア後の手洗いの励行が最も重要であるといえる．

〔2〕高齢者の衣生活について
衣類を身にまとうのは，①皮膚の保護，②外環境への適応，③排泄物の吸収，④心理・社会的生活への適応——といった目的がある．高齢者の皮膚は，外界の刺激（日光，熱，害虫，外因的環境）に敏感に反応するので，皮膚を保護するために皮膚を不必要に外界に暴露しないように配慮する．頭髪も薄くなっているので，外界の刺激から頭部を守るために，外出時には帽子などの着用をすすめる．高齢者の生体機能は外気温への適応が十分ではないので，衣類を用いて環境温度に対処することへの援助は特に重要である．看護職者は，環境温度の調節に留意しながらこまめに衣類を調整し，季節によって異なる外気温に対して保温や通気が図れるようにしていくことが大切である．

肌を覆う衣類は，体外に排泄された汗や尿等の老廃物をよく吸収するものである必要がある．吸湿性に富み，皮膚を刺激しない，保湿性・弾力性のある素材が最適である．またいったん老廃物が吸収された衣類は交換し，常に清潔なものが着用されているようにする．高齢者の衣類の選

択はくすんだ色や地味な色・柄が選択されやすいために，その人らしさが損なわれることがある．TPOに応じて選択されるように配慮したい．

　慢性疾患のある高齢者は，起床時に更衣をするという行動によって生活に変化をつけ，生活のリズムをつくるようにすることが必要である．また自力で体位変換ができず，排泄によりしばしば下半身のみ汚染する頻度の高い患者の場合には，上下に分離した寝衣にすると清潔を保ちやすい．

〔3〕入院患者の衣類の管理

　病院によっては，入院患者に同形の寝衣を着せ洗濯のサービスを行っている所もあるが，下着等は患者の私物を用いる場合がある．その場合，家族が持ち帰って洗濯する際，適切な洗濯方法を説明しておく必要がある．

　看護職者は特別の場合を除き洗濯はしないが，薬物による特殊なしみのできた時などは洗濯に出す前にしみ抜きを行うとよい．寝衣およびリネン類に付きやすいしみの原因としては，血液，便および尿，ヨード系消毒剤などがあげられる．

❷ 看護目標

（a）患者は衣類の適切な選択や調整をしてもらうことによって，清潔を保つことができる
（b）患者は汚染されたリネン類を区別することができる

❸ 実施方法

[使用物品]
　個人防護具（手袋，マスク，ガウンなど），水溶性ランドリーバッグ，ビニール袋，洗濯機，熱水（80℃），消毒薬（中水準消毒薬：次亜塩素酸ナトリウム液，低水準消毒薬：第4級アンモニウム塩（塩化ベンザルコニウム液，塩化ベンゼトニウム液），両性界面活性剤（塩酸アルキルジアミノエチルグリシン液）），家庭用洗剤，アイロン

[手　順]
　表4-15に示す．

表4-15　衣類の管理

目的	理由・根拠	看護師の行動	注意事項
血液，体液，排泄物で汚染されたリネンを洗濯・消毒する	汚染範囲の拡大，および汚染部位に触れることにより感染伝播の可能性があるため	・リネンは目に見える汚染のある場合，直ちに交換する ・汚染されたリネンを取り扱うときは，個人防護具を着用する ・血液，体液，排泄物などに汚染されたシーツ類，枕カバー，ベッドパッド等の寝具類はその場で水溶性ランドリーバッグまたはビニール袋に入れて回収する ・血液，体液，排泄物などに汚染されたシーツ類，枕カバー，ベッドパッド等の寝具類は熱水（80℃，10分間）で消毒するか，0.025%（250ppm）次亜塩素酸ナトリウム液で30℃，5分以上浸す ・肝炎ウイルスや芽胞形成菌に汚染されている，もしくは汚染されているおそれのあるリネンについては120℃以上の湿熱で20分以上の消毒を行う ・通常の洗濯機を使用する場合 　適量の洗剤を使用して，60〜70℃の適量の温湯中で10分間以上の本洗いを行い，換水後，遊離塩素が約0.025%（250ppm）を保つよう塩素剤を添加の上，同様の方法で再度本洗いを行う 　すすぎは清浄な水を用いて，初回は約60℃の温湯中で約5分間行い，2回目以降常温水中で約3分間4回以上繰り返して行う．この場合，1回ごとに換水する	・使用後のリネンは，感染・非感染を区別せずすべて汚染物として扱う．洗濯前に消毒・滅菌は不要である ・汚染されたリネンはほこりをたてないように静かに取り扱う ・洗濯できないものが混入していないか注意する ・塩素系消毒薬の漂白により影響を受けるリネンは，0.1%塩酸ベンザルコニウム液，0.1%塩化ベンゼトニウム液または0.1%塩酸アルキルジアミノエチルグリシン液に30分間浸漬する ・熱水消毒が不可能なリネンは，消毒薬を用いて殺菌処理を行う ・消毒薬を用いて殺菌処理を行う時は，適切な消毒薬を用いる
血液，体液等の付着していないリネンを洗濯，消毒する		・更衣や環境整備によって汚染されたリネン類が出た場合，ビニール袋またはリネン袋に封入して洗濯施設へ運搬する ・通常の洗濯後に十分に乾燥させるか，またはドライクリーニングを行う	・洗濯の材質や汚れ具合に応じた洗濯時間，洗濯方法，使用洗剤，すすぎの回数などを工夫する ・洗濯の温度には関係なく，乾燥時（日光消毒）やアイロンがけの時の高温にも殺菌効果がある

4 観察・評価の視点

〔1〕実施前
リネン類の汚染状況．

〔2〕実施中
リネン類の洗浄・洗濯方法の確認．

〔3〕実施後
洗濯後の分別・収納（洗濯したリネンの再汚染の可能性を減らす）．

〔4〕この看護技術を行うことによって得られる効果
汚染されたリネン類を取り除く，または交換することにより，病原菌の暴露から守ることができる．適切な洗濯方法を選択することにより，清潔を保つことができる．

④ 健康教育

　高齢者の感染管理は看護職の仕事であり，看護職者が中心となって進めていくべき分野である．しかし高齢者の置かれた環境は様々であるため，その環境に適した感染防止看護技術があると考えられる．高齢者施設は病院と異なり，入居する高齢者の生活の場であるので，**易感染者**の多い病院と同じような感染防止対策は必要ない．しかし免疫力が落ち，また症状が出にくいという高齢者の特徴もあるので，一人ひとりの高齢者に対して感染の既往を頭に入れた注意深い観察が必要である．

　高齢者の感染症予防対策はともすれば特殊予防，ワクチン接種が第一義的に考えられがちであるが，普段からの感染症に対する正しい知識の習得，生活のあり方が最も重要であり，環境面の整備も重要である．ベッドの周囲の床に荷物を置かないよう配慮し，入浴や体の清拭を行って皮膚を清潔にし，下着やリネンを適宜交換してきれいに保つ．また，食べ物の後始末などについても説明して衛生的な生活環境を作る教育を行うことが大切である．

　看護職者については，病院でも高齢者施設でも在宅でも，ケア後の手洗いの励行が最も大切である．手洗いはケアにより付着した汚染菌が落ちればよいので，通常は石けん，流水の手洗いで十分である．しかし陰部洗浄，排泄ケアなどの大量の菌に汚染されるケアをする場合には，使い捨ての手袋着用を，MRSAなどの病原菌を排菌している場合のケアには消毒薬による手洗いがすすめられる．

4 転倒・転落に対する看護技術

① 基礎知識

　高齢者は運動・調節機能では関節可動域の制限，背骨の変形や膝の変形，筋力の低下などによって，重心の位置が大きく変わり，その結果身体が動揺し，ふらつき傾向があり，つまずきやすくなるなどの特徴をもつ．またこのような運動機能に関連したものだけでなく，バランス感覚に関連している目（視覚），耳（内耳），皮膚（圧力），筋肉（関節覚）などすべての感覚機能，また新しい環境や障害物に対する認識・判断力においても，加齢に伴い低下し，転倒・転落しやすい原因となっている（図4-4）．

　また転倒・転落を繰り返す健康障害として，心血管系・神経系・泌尿器系があげられる．心血管系では主に**起立性低血圧**や**一過性虚血発作**（TIA）から，神経系では一般的に**パーキンソニズム脳血管障害**などによる片麻痺などから転倒・転落につながりやすい．泌尿器系では，加齢による腎機能および排泄機能が低下し，頻尿の傾向にあるため，特に夜間は視界が暗いことなどから，廊下と部屋の敷居につまずいたり，便器への移動・移乗時にふらついて滑ったりしてバランスをくずすなどして，転倒・転落する場合が多い．

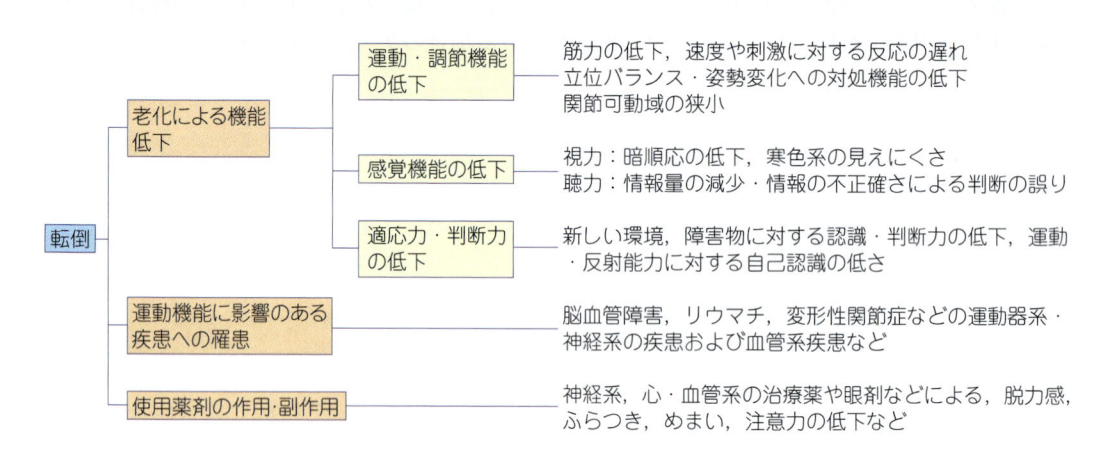

転倒	老化による機能低下	運動・調節機能の低下	筋力の低下，速度や刺激に対する反応の遅れ 立位バランス・姿勢変化への対処機能の低下 関節可動域の狭小
		感覚機能の低下	視力：暗順応の低下，寒色系の見えにくさ 聴力：情報量の減少・情報の不正確さによる判断の誤り
		適応力・判断力の低下	新しい環境，障害物に対する認識・判断力の低下，運動・反射能力に対する自己認識の低さ
	運動機能に影響のある疾患への罹患		脳血管障害，リウマチ，変形性関節症などの運動器系・神経系の疾患および血管系疾患など
	使用薬剤の作用・副作用		神経系，心・血管系の治療薬や眼剤などによる，脱力感，ふらつき，めまい，注意力の低下など

図4-4　高齢者が転倒しやすい理由
（奥野茂代，大西和子編，中村恵子（2014）老年看護学第5版，P.292，ヌーヴェルヒロカワより転載）

さらに高齢者は，疾患の治療や様々な症状のコントロールのために薬剤を使用していることが多い．睡眠導入剤・精神安定剤・抗うつ剤などの使用は知覚機能を低下させ，判断力を鈍くし，記憶障害を起こし，転倒・転落事故につながりやすい．若い人には何でもないような薬でも，代謝機能の低下している高齢者には注意を要する．薬は高齢者の体格（体重）に合わせて調整する必要もある．

② 日常みられる問題

　転倒・転落は，高齢者の心身や生活に大きな影響を及ぼす．転倒・転落に伴う骨折によって活動が制限され，最悪の場合は寝たきりとなることもある．高齢者の転倒・転落による骨折では，大腿骨頸部骨折，上腕骨外科頸部骨折，橈骨遠位端骨折の三大骨折があげられる．

　高齢者の骨折の治療は修復機序が悪く，治癒に時間を要する．また，寝たきりの直接の原因にならなくても機能低下の引き金や歩行障害の原因になり，高齢者の活動を制限し，心身の廃用症候群をきたしやすい．寝たきりに至った場合，その長期臥床によって肺炎，尿路感染，褥瘡，精神活動の低下などを合併し，致命的になることもある．

　心理面では，高齢者にとって転倒・転落を起こすことは，外傷に至らなくとも自立生活に対する挫折体験でもあり，活動に対する自信が喪失するなど，その後の行動範囲を狭めてしまうこともある．その結果，閉じこもりや寝たきりなどの不動状態を引き起こす抑うつ傾向，活動への興味の減退，意欲低下，孤独，不安などの精神兆候をも引き起こすことが考えられる．

③ 看護技術

① アセスメントのポイントとその根拠

　高齢者の転倒・転落を完全に防ぐことは困難であるが，高齢者の身体的特徴や生活状況，環境，生活体験の影響を考えて看護師が転倒・転落を予測するものさしをもち，先手の看護を実践することが重要である．そのためには情報を頭の中で整理し，どこに転倒・転落を発生させる状況が潜んでいるかを考える努力が求められる．転倒・転落を予測するアセスメント項目として以下の内容があげられる．

〔1〕健康障害の程度
①脳血管障害（一過性脳虚血発作，脳卒中，硬膜下血腫など）
②循環動態障害（起立性低血圧，うっ血性心不全，不整脈，貧血など）
③認知症（アルツハイマー型，脳血管性など）
④感覚器障害（加齢による視力低下，白内障，緑内障，難聴など）

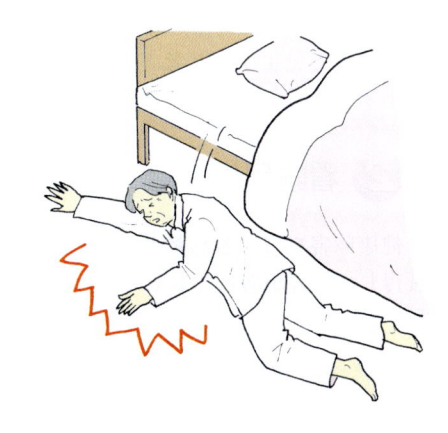

〔2〕移動能力と歩行の安定感
①筋骨の障害（関節可動域の制限，関節の変形の有無，筋の萎縮の有無，筋力低下の状態など）
②痛みによる歩行障害（関節リウマチ，下肢の浮腫，タコ・魚の目など）
③バランスの失調（加齢による立位での揺れ，外乱負荷に対するバランス反応の低下，歩行速度の低下，睡眠不足，跛行など）
④補助器具の使用有無（杖，歩行器，車椅子，シルバーカーなど）

〔3〕尿・便意の有無と排泄行動レベル
①尿・便意抑制能力
②夜間の頻尿
③夜間排泄行動中の照明
④ポータブルトイレの使用の有無

〔4〕環境の変化の影響
①家具・内装設計（ベッドサイド，階段，風呂場，敷居などの段差，滑りやすいタイルなど）
②採光（夜間のフットライト，電気のスイッチの場所など）

〔5〕精神状態
①精神的混乱（せん妄，幻聴，幻覚など）
②判断力・集中力の低下（いらだち，落ち込み，焦りなどの感情の変化など）

〔6〕薬剤との関連
①薬剤の作用・副作用（睡眠導入剤，安定剤，向精神薬の連用，降圧剤の使用，不適切な薬剤の量など）

〔7〕今までの生活内容や転倒・転落体験
①生活に対する意識（一人暮らし，人に頼らない性格など）

〔8〕本人の転倒・転落予防の自覚
①転倒・転落体験の学習（衣服，履物への配慮など）

　以上，アセスメントのポイントを示した．転倒・転落は一つの要因だけではなく，複数の要因が重なって発生すると考えられる．転倒・転落に関する内的要因，外的要因を注意深くアセスメントする必要がある．

❷ 看護目標

　健康障害を有する高齢者が，その障害に即して日常生活を営んでいくために必要な生活行為を獲得し，障害があってもその人らしく生活し，生活の質を高めていけるよう援助する．

3 実施方法

　在宅における日常生活の中でいかに転倒・転落を予測し，どのように自立を支援していくのか，具体的な転倒・転落ケアの実際を考えていく．高齢者の生活の場における転倒・転落しやすいと考えられるポイントと改善方法について主に整理する．本節では，歩行可能な高齢者と車椅子使用の高齢者の両方に適用できる援助について説明する．車椅子使用の高齢者については，車椅子が本人の状態に合っており，適切なものを使用していることが前提である．もし，姿勢が崩れたりずり落ちそうになっている場合には，車椅子の脇にクッションを置くなどして，身体を安定させる必要がある．

[使用物品]
　必要に応じて杖，歩行器，車椅子などの器具
[手　順]
　表4-16に示す．

表4-16　転倒・転落に対する看護技術

目的	理由・根拠	看護師の行動	注意事項
対象に関する特徴および物的環境に関する特徴などのアセスメント	対象の状態や能力，取り巻く環境を把握することで転倒を防ぐことができる	対象の全身状態や移動能力，身体可動性の障害の程度，物的環境などについてアセスメントする	
対象・家族の理解と主体的取り組みの促進	対象・家族が転倒・転落予防について理解することで，より注意が促される	対象・家族に転倒・転落予防の必要性を説明する	対象の能力を尊重する
目標の設定		到達目標について対象・家族も含めて話し合う	・到達可能な目標設定 ・これまでの生活スタイルの尊重
環境調整	対象に合った環境を調整することで活動範囲を広げ，さらに転倒・転落を防ぐことができる	・適切な補助具の確保 ・生活をするスペースの整理整頓，電気コード，段差，敷居，家具の位置や安定性，ベッドの高さ，照明，余裕のあるスペースの確保などの調整	・生活をする中で無理な姿勢をとらなくてすむような調整 ・安全で，自立を支援できる方法の検討

表4-16 転倒・転落に対する看護技術（つづき）

目的	理由・根拠	看護師の行動	注意事項
実際的ケア		・介助が必要な場合，まず対象の希望を十分に取り入れ，対象が納得するまで聞く ・対象の希望を聞いたうえで，夜間のポータブルトイレの使用や移動前にナースコールを押してもらうなどスタッフからの提案をする ・対象にどの方法がいいのか選択してもらう ・介助者には対象がどこまでできるのか見極め，時間がかかっても辛抱強く見守り，必要時援助するよう指導する ・対象がこれまで続けてきた趣味や活動を長く続けられるように，ゆっくりしたペースで生活を組み直し，家族もそれに合わせていくよう調整する ・対象の生活を助ける便利な物は進んで利用・工夫する ・運動能力低下に備え，自主訓練方法を習得させる	・言動，行動について否定しない ・対象のペースに合わせる ・履き物の調整
転倒予防の実際	日々の生活の中で継続できる訓練を実施することで活動能力を維持し，さらに転倒・転落を防ぐことができる	・歩行障害のある対象には，歩行訓練・バランス訓練など日常生活の中で活動動作を高めるように実施する ・転倒したことが対象にとってどのように心身に影響を及ぼしているかについてアセスメントする	訓練は対象の気持ちに配慮しながら，実生活に合わせた方法で継続できる内容を検討する
転倒後の心理的ケア	転倒により活動に対する不安や自信喪失，さらに行動範囲を狭める恐れがある	・転倒後の生活に不安を感じて身体機能に対する自信を喪失しないよう，バランス訓練や歩行訓練を実施していきながら，自分の力で着実に動作ができるように観察や見守りのケアを中心に行う ・介助者の転倒や安全に対する意識が適切であるか確認し，安全行動に対する正しい知識を提供する	・むやみに介助しない ・行動をせかさない

❹ 観察・評価の視点

〔1〕実施前

以下のような項目について観察する．
①理解力・判断力の状態
②移動能力（麻痺の有無，平衡感覚，視力，聴力など）の状態

③全身状態
④薬物の服薬状況
⑤生活環境の状況
⑥生活のスタイルや習慣
　評価：対象の全身状態・生活状況について知り，どこに危険があるか予測する．

〔2〕実施中
　以下のような項目について観察する．
①動作時の表情や姿勢（無理な姿勢となっていないか）
②本人の身体的機能のイメージ
③本人の性格
④不適切な物の配置や設備
⑤補助具の不正確な使用
　評価：安全に移動が行えているか，また本人が安心して行えているか，継続ができるかをみる．

〔3〕実施後
　以下のような項目について観察する．
①対象・家族の訴え
②疲労感
　評価：対象が自分のこれまでの生活習慣やスタイルをできる範囲で継続できているか，また苦痛を伴っていないか確認する．

④ 健康教育

　健康な高齢者に対する転倒・転落防止の具体的アプローチとしては，健診の際の定期的な転倒・転落調査や骨粗鬆症検診の実施の際，転倒・転落の経験のある人や転倒・転落リスクのある高齢者に対して，各地域で行われている健康教室などがある．

　内容としては，転倒・転落リスクなどの知識，転倒・転落に結びつきやすい環境を自ら改善するための指導などである．また，高齢者の身体機能の多くは運動によって維持・改善される可能性も高いことから，散歩や転倒予防体操などの運動を中心としたケアが効果的であると考えられている．

　運動を中心とした転倒予防プログラムは，徐々に開始されている．しかし，これらの運動は長期間継続しなければ効果は得られない．高齢者にとって，日常的に実施するにはそぐわなかったり，押し付けになったりしてはいけない．高齢者が楽しみながら行え，長く継続していけるものを企画する必要がある．また，以前に転倒・転落の経験があり閉じこもり状態にある高齢者に対しては，個別の問題解決と家族も含めた指導とケアシステムの整備が必要である．

5 尿失禁に対する看護技術

① 基礎知識

　排尿は主に膀胱排尿筋，尿道内括約筋・外括約筋の協調作用によって行われる．人が排尿をする時の一連の流れは，①尿意を感じる，②トイレへ行く，③衣類を下ろす，④便器に座る，⑤排尿をする，⑥後始末をする，⑦衣類を上げる，⑧手を洗う，⑨部屋へ戻る——である．以上の機能や動作のいずれかが障害されると尿失禁が起こる．代表的な尿失禁のタイプには，①切迫性尿失禁，②腹圧性尿失禁，③溢流性尿失禁，④機能性尿失禁がある．

　高齢者は加齢に伴い排尿機能が変化する．主なものとして，膀胱容量の減少，初発尿意発現の遅延，膀胱壁の伸展性の減少，骨盤底筋群や尿道括約筋の脆弱化，夜間尿量の増加がある．高齢者がかかりやすい関連疾患としては前立腺肥大症や脳血管疾患，パーキンソン病，糖尿病などがあげられる．また，加齢とともに筋力，関節運動などの運動機能の低下や疾患の影響によるADLの低下，認知症などによる認識力の低下により，機能性尿失禁が起こりやすくなる．これらの特徴による排尿行動への影響を図4-5に示した．

　さらに意欲の低下，精神的落胆などが失禁を引き起こすこともある．また，逆に尿失禁が高齢者自身の不安，羞恥心，あきらめなどの精神的負担を増大させている場合もある．

　このような複雑な状況により高齢者には尿失禁が生じやすい．

② 日常みられる問題

　尿失禁によって陰部の清潔保持が困難となり，スキントラブル，褥瘡，尿路感染などの身体的な二次的障害を合併させる．また，それまで何気なく行ってきた排泄行動が円滑に行えなくなったりおむつを使用したりすることは，高齢者の自尊心を傷つける．これが自立心や生活意欲を失わせ，心身の活動性を著しく低下させることにもつながり，生活の質を低下させてしまうことになる．

　さらに，問題は高齢者だけでなく介護する家族にも及び，心身ともに負担が増大する．このように，尿失禁は高齢者や家族の日常生活へ様々な影響をもたらす．

4. 特徴的な症状をもつ高齢者への看護技術　*149*

尿意を感じる
(×尿意を感じない，目が覚めない)
→脳血管疾患，認知症，神経損傷

トイレへ行く
(×行けない，行けるが間に合わない，トイレの場所がわからない)

衣類を下ろす
(×下ろせない，下ろせるが間に合わない)
→運動機能の低下，認知症

便器に座る
(×座れない)
→運動機能の低下，認知症

排尿をする
(×出ない)
→前立腺肥大

後始末をする
(×ふけない，水を流せない)
→運動機能の低下，認知症

衣類を上げる
(×上げられない)
→運動機能の低下

手を洗う
(×洗えない)
→運動機能の低下，認知症

部屋へ戻る
(×戻れない)
→運動機能の低下，認知症，視力障害

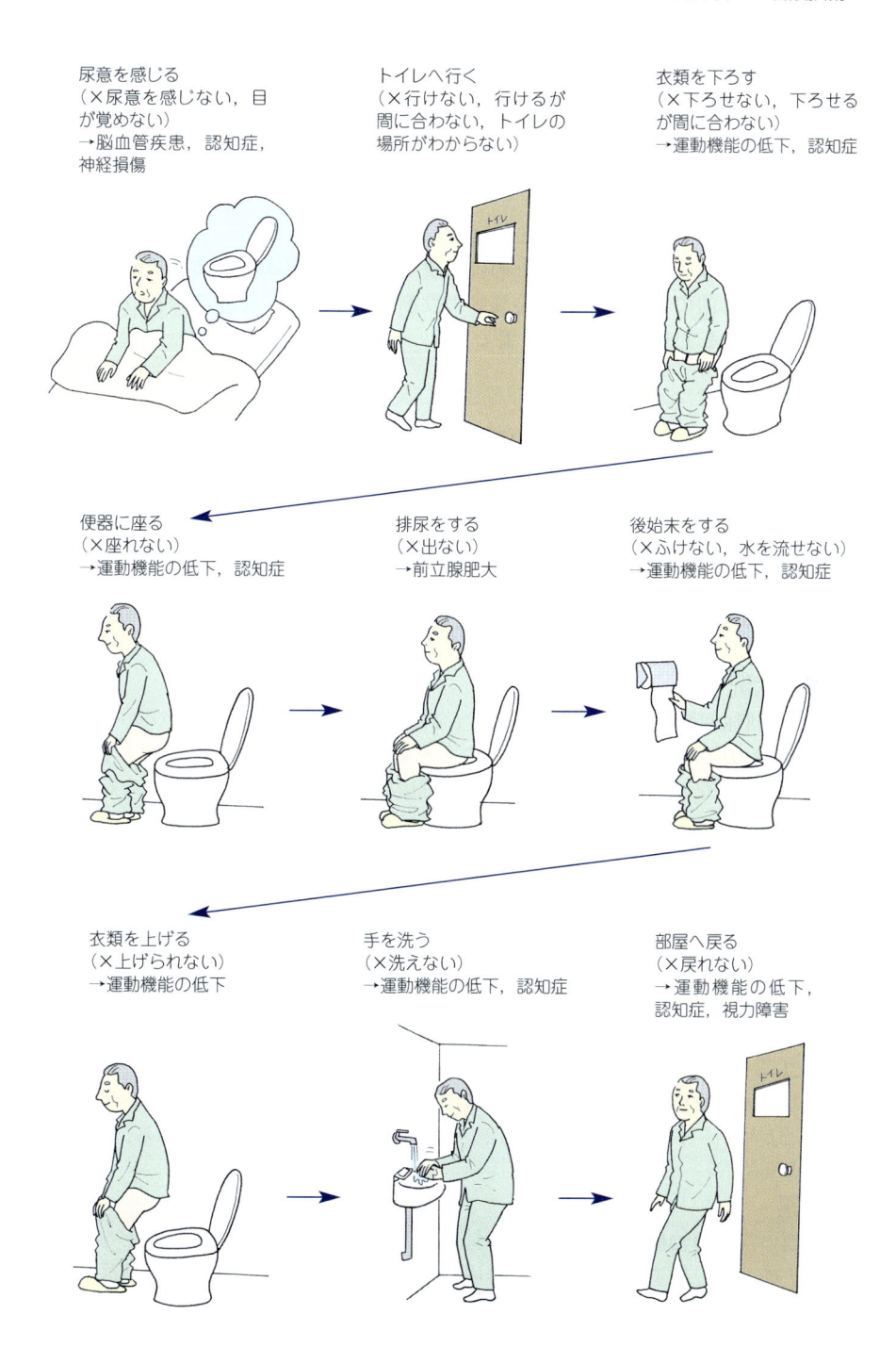

図4-5　排尿の過程と影響する要因

看護技術

③

❶ アセスメントのポイントとその根拠

　尿失禁には複雑な状況が影響しているため，単純に評価できない．したがって，失禁の正確なアセスメントは適切な対応を生み出すために重要である．まずは尿失禁の状態を日常生活の中で綿密に観察し，総合的に考えることが看護師の役割である．特に高齢者に多い機能性尿失禁については，看護師によるアセスメントが重要である．

〔1〕既往歴
　尿失禁の原因・誘因になる脳脊髄神経疾患，骨盤内疾患，泌尿器疾患，糖尿病，婦人科疾患，認知症やその他にも体力の低下などにより，容易に排尿障害をきたす．また，急性疾患の随伴症状であることもある．

〔2〕現病歴
　発症時期，対処方法，現在の状況への認識，本人や家族の思いを情報収集・観察する．

〔3〕排尿の状況
　尿意の有無，排尿回数と間隔（日中，夜間），排尿量，自発排尿，尿失禁のきっかけ（くしゃみ，咳など），尿失禁の場所，尿失禁の気づき方などを総合的に情報収集し，判断する．本人や介護者の話，行動や継続的な観察から，蓄尿ならびに排尿機能について把握ができ，対象者に合ったケアにつなげることができる．鎌田はこのような排尿の状況から尿失禁のタイプの判別や原因・背景を客観的に判断できるアセスメントツールを開発した（図4-6）．

〔4〕ADL（歩行状態，上肢の動きなど）
　高齢者の場合，移動，排尿動作，排尿姿勢，衣類の着脱，後始末などが障害されることによって失禁していることも多いので，運動能力，ADLを細かくとらえることが重要である．

〔5〕コミュニケーション能力
　認知症などで尿意を感じても他者に伝えることが困難なため，失禁している場合もある．また視覚の障害により，トイレの認識ができずに失禁に結びついていることもある．

〔6〕内服薬
　高齢者は他の疾患の治療薬として自律神経系作用薬，カルシウム拮抗薬などを内服していることが多く，その結果，尿道抵抗の低下や排尿筋の無抑制収縮を起こし，**切迫性尿失禁**を生じることがある．

〔7〕尿路感染の有無，皮膚の状態
　尿失禁によって尿路感染やスキントラブルなどが生じやすいので，二次的障害の状況を観察し，対処する必要がある．

4. 特徴的な症状をもつ高齢者への看護技術

尿失禁の状態

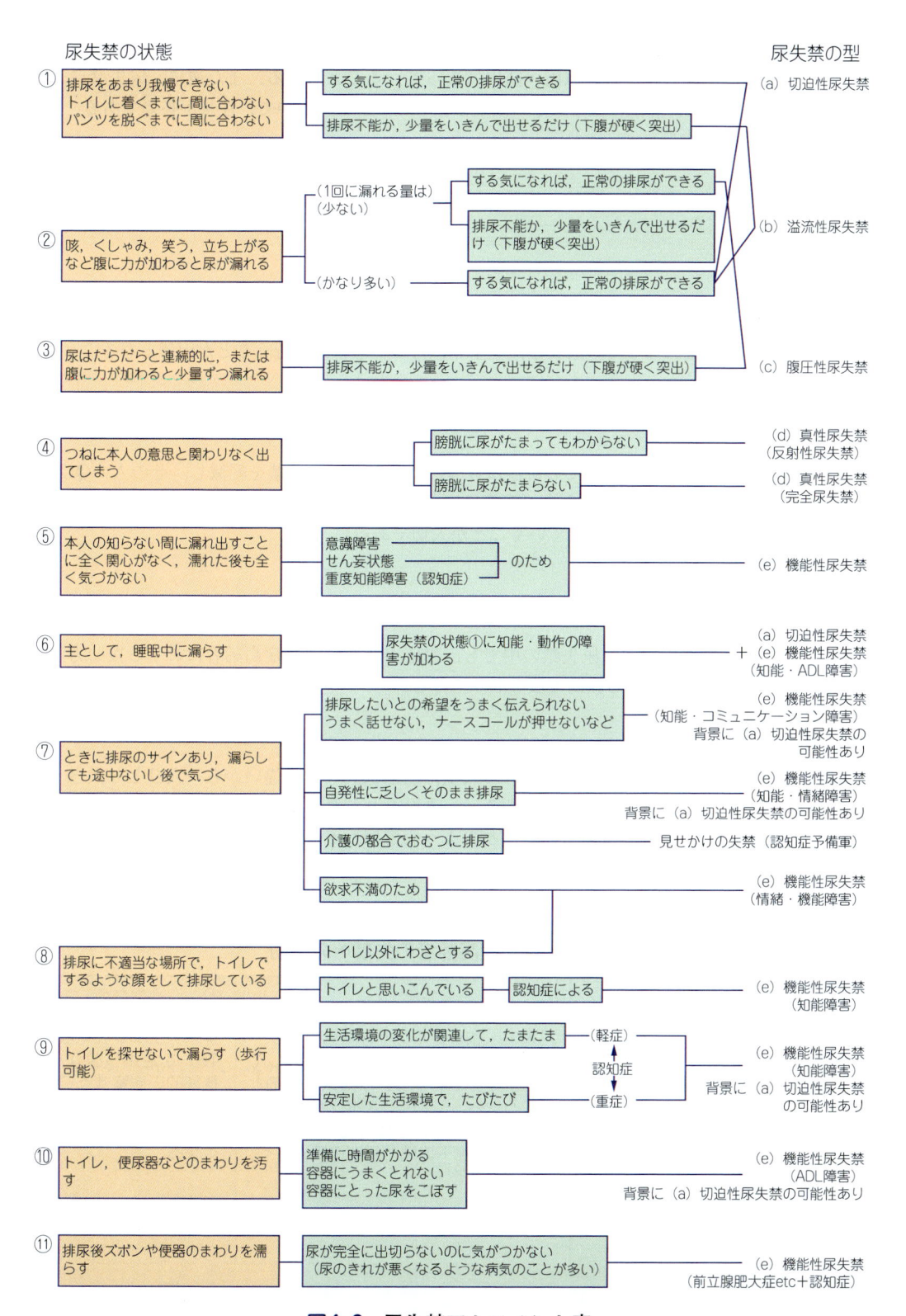

① 排尿をあまり我慢できない／トイレに着くまでに間に合わない／パンツを脱ぐまでに間に合わない
- する気になれば、正常の排尿ができる
- 排尿不能か、少量をいきんで出せるだけ（下腹が硬く突出）

② 咳、くしゃみ、笑う、立ち上がるなど腹に力が加わると尿が漏れる
- （1回に漏れる量は）（少ない）
  - する気になれば、正常の排尿ができる
  - 排尿不能か、少量をいきんで出せるだけ（下腹が硬く突出）
- （かなり多い）
  - する気になれば、正常の排尿ができる

③ 尿はだらだらと連続的に、または腹に力が加わると少量ずつ漏れる
- 排尿不能か、少量をいきんで出せるだけ（下腹が硬く突出）

④ つねに本人の意思と関わりなく出てしまう
- 膀胱に尿がたまってもわからない
- 膀胱に尿がたまらない

⑤ 本人の知らない間に漏れ出すことに全く関心がなく、濡れた後も全く気づかない
- 意識障害／せん妄状態／重度知能障害（認知症）のため

⑥ 主として、睡眠中に漏らす
- 尿失禁の状態①に知能・動作の障害が加わる

⑦ ときに排尿のサインあり、漏らしても途中ないし後で気づく
- 排尿したいとの希望をうまく伝えられない／うまく話せない、ナースコールが押せないなど
- 自発性に乏しくそのまま排尿
- 介護の都合でおむつに排尿
- 欲求不満のため

⑧ 排尿に不適当な場所で、トイレでするような顔をして排尿している
- トイレ以外にわざとする
- トイレと思いこんでいる — 認知症による

⑨ トイレを探せないで漏らす（歩行可能）
- 生活環境の変化が関連して、たまたま — （軽症）認知症
- 安定した生活環境で、たびたび — （重症）

⑩ トイレ、便尿器などのまわりを汚す
- 準備に時間がかかる／容器にうまくとれない／容器にとった尿をこぼす

⑪ 排尿後ズボンや便器のまわりを濡らす
- 尿が完全に出切らないのに気がつかない（尿のきれが悪くなるような病気のことが多い）

尿失禁の型

(a) 切迫性尿失禁
(b) 溢流性尿失禁
(c) 腹圧性尿失禁
(d) 真性尿失禁（反射性尿失禁）
(d) 真性尿失禁（完全尿失禁）
(e) 機能性尿失禁
(a) 切迫性尿失禁 ＋ (e) 機能性尿失禁（知能・ADL障害）
(e) 機能性尿失禁（知能・コミュニケーション障害）背景に (a) 切迫性尿失禁の可能性あり
(e) 機能性尿失禁（知能・情緒障害）背景に (a) 切迫性尿失禁の可能性あり
見せかけの失禁（認知症予備軍）
(e) 機能性尿失禁（情緒・機能障害）
(e) 機能性尿失禁（知能障害）
(e) 機能性尿失禁（知能障害）背景に (a) 切迫性尿失禁の可能性あり
(e) 機能性尿失禁（ADL障害）背景に (a) 切迫性尿失禁の可能性あり
(e) 機能性尿失禁（前立腺肥大症etc＋認知症）

図4-6 尿失禁アセスメント表

（鎌田ケイ子（1992）尿失禁ケアマニュアル, p.20, 日本看護協会出版会より転載）

〔8〕精神状態

不安や意欲の低下などが失禁の原因・誘因になっていることもある．また逆に，尿失禁によって不安，不眠，苛立ち，意欲の低下などの問題が生じることもあるので，注意が必要である．

〔9〕排便状態

便秘は膀胱や尿道を機械的に圧迫したり，神経反射を誘発させたりするため，失禁の原因になりやすい．

〔10〕排尿環境

高齢者の生活習慣によっては，トイレと認識できないため尿失禁につながっている場合もある．またADLに合った設備になっていないと，トイレに行っても自力で行うことが困難となる．

❷ 看護目標

個々の残存機能を活かしこれまでの排泄に近づけることで，尿失禁を軽減し，その人のQOLを維持する，または低下を最小限にする（看護目標は個々の原因や認知症の状況に応じて異なるので，それぞれに応じて具体的に考えていくことが大切である）

❸ 実施方法

ここでは高齢者に多い機能性尿失禁の中でも，対応が難しい認知症高齢者に対する援助方法と腹圧性尿失禁の高齢者に対する援助方法を取り上げる．

〔1〕認知症高齢者

高齢者の排泄に対する援助は，それぞれの人生，生活様式などの違いから一人ひとり大きく異なるため，各々に合わせた工夫が必要である．一人ひとり行動をアセスメントすることで，認知症高齢者がどうして失禁状態にあるのか，どのような排尿パターンなのかなどについて，多くの情報を得られる．

表4-17　認知症高齢者の失禁への援助

目的	理由・根拠	看護師の行動	注意事項
排尿パターンを把握する	認知症高齢者は尿意を訴えられなくても，尿意を感じ"排尿したい"というサインを出していることが多い．サインを見つけることで，対象に合った排泄援助ができ，失禁を防ぐことができる	対象の尿意を表すサインを見つける． ・尿意の具体的なサインの例としては，そわそわする，手をズボンのところへもっていく，ズボンを下げる，椅子から立ったり座ったりと落ち着かない，廊下の端や居室の隅に行く，などがある	排尿チェック表（表4-18）を活用しながら，継続的に観察することによって，個々の排尿パターンが把握しやすくなる

表4-17 認知症高齢者の失禁への援助（つづき）

目的	理由・根拠	看護師の行動	注意事項
トイレを認識するための工夫	認知症高齢者はトイレの場所がわからないために，尿意を感じても失禁してしまったり，放尿してしまったりすることがある．また，トイレと認識できないために排泄行動に移れない場合もある	・トイレの扉の色を周囲の壁の色と違うものにすることにより，トイレの位置がわかりやすくなる ・対象が認識しやすいようなトイレの表示をつける ・便器の様式は可能ならば以前に使用していたものに近づけると，トイレと認識しやすい ・ベッドをよりトイレに近い位置へ移動したり，ポータブルトイレを近くに置いたりする	・初期の認知症高齢者には有効である ・高齢者の視線に合った高さ・位置や見やすい色を工夫し，大きく表示する ・対象のADLや認知能力の観察が必要である
対象に合ったトイレ誘導をする	排尿パターンを理解することで，認知症高齢者もスムーズに排泄ができ，失禁も減少する	・食事前，食事後など対象に合ったタイミングで排尿誘導をする．誘導する言葉もお便所，厠，御不浄など対象がわかりやすいものを使う ・"トイレに行く"ということをストレートに表現することを嫌う対象には，トイレの近くを何げなく通るなどして，トイレへ行く気持ちになってもらうような対応・環境づくりをする	時間だからと無理やりトイレへ連れて行かない．認知症高齢者は尿意がないと状況を認識できないため混乱し，拒否することもある
対象の自尊心を尊重する	排泄はできれば人の手を借りたくない部分である．その排泄を人に委ねることは，人間としての誇り，尊厳を損ねるほどの喪失である．したがって，このような思いを理解して援助する必要がある	「お茶をこぼしてしまったので，着替えませんか」「ついでだからお便所に寄っていきませんか」などさりげない言葉を使い，汚れた衣類も気づかれないように片づける配慮をしながら，援助をする	「おむつを替えましょう」「おしっこが出ているので気持ち悪いでしょう」など，失禁をしていることをそのまま伝えると，拒否したり，怒り出したりする場合もある．このような気持ちは失禁の証拠を隠そうとする行動として現れる場合もある
対象に合った失禁用品の活用	対象のADLや失禁の状況に合わせて失禁用品を選択することで，対象の不快感や生活の制限を最小限にすることができる．また，介護者の負担も軽減できる	・失禁の回数，量，排泄行動，体型に合わせて，下着，おむつ，パッド類を選択する．できるだけ失禁パンツやパンツ型紙おむつ，ネットパンツを使用し，失禁の状況に応じてひょうたん型紙おむつ，尿失禁用パッドを併用するとよい ・在宅の介護者にも高齢者や介護者の状況に応じた失禁用品，使用方法を紹介し，負担の軽減を図る必要がある（図4-7）	できるだけ排泄行動を自分で行えるように，また，介護を受ける際にも違和感が最小限になるように，その人が使っていた下着に近づけることが望ましい

図4-7 主な失禁用品

大分類	中分類	利点	欠点	適応	禁忌
おむつ類	テープ付紙おむつ 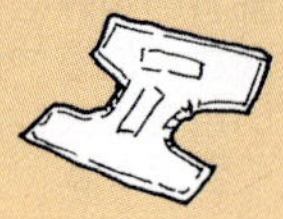	吸収量が多い、保水性が高い、種類が多い、使い捨て、動きやすい	価格が高い、蒸れやすい、かぶれることもある、ゴミが出る	250ml以上尿が漏れる人、長期交換ができない人、洗濯や廃棄ができない人	漏れ量が少ない人、ひどいかぶれのある人
	ひょうたん型紙おむつ 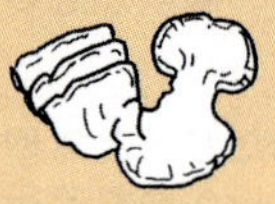	身体にフィットする、動いても鼠径部（そけい）よりの横漏れが少ない	股ぐりがやせていると合わない、当て方に慣れが必要	股ぐりがやせていない人	股ぐりがやせている人
	フラット型紙おむつ 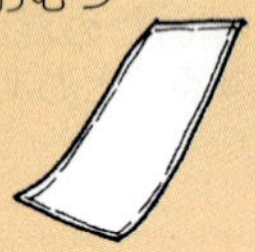	股ぐりがやせていても形を整えて横漏れを防ぐこともできる、パッドとして活用できる、敷いて使用できる	吸収量が少ない、座位姿勢では交換しにくい、動ける人は横漏れしやすい、当て方に熟練が必要	寝たきりの人、サブパッド的な使い方	活動的な人には使用しない
	ひょうたん型布おむつ 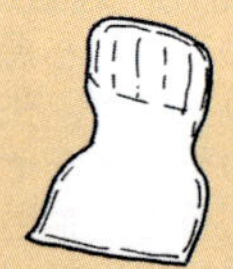	天然素材なのですぐ交換すれば肌への刺激が少ない、再利用できる、平形よりフィット感がある、平形より少ない枚数ですむ	保水性に乏しい、洗濯の手間がかかる、運動機能が紙おむつに比べて悪い	肌あれのひどい人、すぐに交換が可能な人、洗濯ができる人	長時間汚染したままにすること
	敷くおむつ 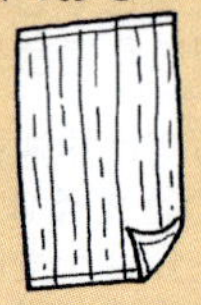	おむつの使用が困難な人が対象、腰に巻くかベッドに敷いて使用する	特になし	おむつ使用が困難な（股関節が開かない）人、パンツをはく習慣がない人	特になし
パンツ型おむつ類	失禁パンツ 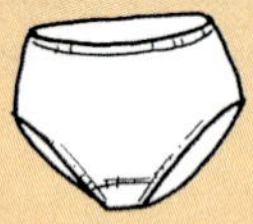	股間部に吸収素材が縫い込んであるものやパッドを差し込むタイプがある、外見が普通のパンツと同じ、色や柄のバリエーションが多い	尿量による調節ができない	パッドを使いたくない人	漏れ量が50ml以上の人
	ネットパンツ	伸縮性に富みパッドをしっかり固定できる、	洗濯に注意が必要、耐久性がない	おむつではなく、パッドを使用している人、座位	腰上げができない寝たきりの人

図4-7 主な失禁用品（つづき）

中分類	利点	欠点	適応	禁忌
パンツ型おむつ類	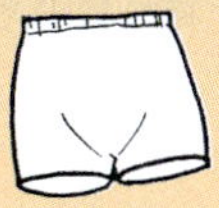 通気性がよい，単価が安い，交換が楽，目立たない		姿勢がとれる人，自分で動ける人	
パンツ型サポーター 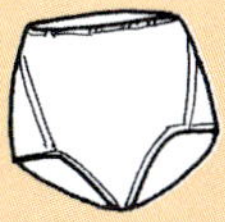	普通のパンツのように見えるサポーター，パンツ型なので目立たない	ネットパンツに比べて高価である	パッドを使用している人，座位姿勢がとれる人，自分で動ける人	腰上げができない寝たきりの人
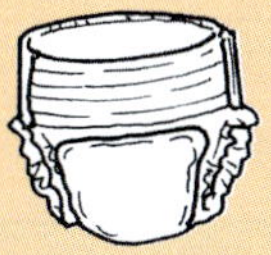 パンツ型紙おむつ	テープがついていないので，パンツと同じようにはくことができる，吸収量が多い，装着が簡単	価格が高い	動ける人で，自分でトイレに行ける人	寝たきりの人
寝たきり用（パッド類） 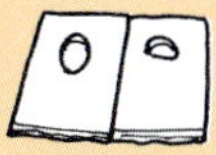	パッド類の中では最大の吸収量，男性用は陰茎を穴に差し込み，女性用はナプキンが入っている，かさばらず目立たない，おむつより小型なので皮膚のかぶれが少ない	装着にパンツが必要	漏れ量が120mℓ以上の多い人	漏れ量が少ない場合は少量用を使用し，運動性を確保する
男性用 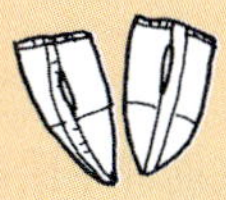	吸収量，大きさ，種類が豊富，陰茎に巻くタイプやポケット状のパッドは効率的に尿を吸収する	陰茎からずれることがある，はめるのに慣れが必要	100mℓ以下の漏れ	陰茎が萎縮していたり陥没している人
フラット型・兼用 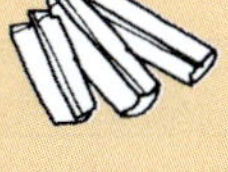	吸収量，大きさが豊富，コンパクトに吸収できるものが多い，目立たない	単価が高い	漏れ量が5mℓから120mℓ程度の尿漏れ	基本的には多量の漏れがある場合
ギャザー型・兼用 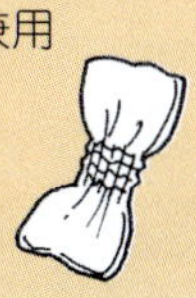	男女とも使用できる，便をとる場合も利用できる，尿量によりサイズが選択できる	股ぐりに隙間ができると漏れやすい，大きいものが多い	漏れ量が50mℓ以上の人	漏れ量がきわめて少ない人は必要ない

図4-7 主な失禁用品（つづき）

	中分類	利点	欠点	適応	禁忌
パッド類	コンパクト型・女性用 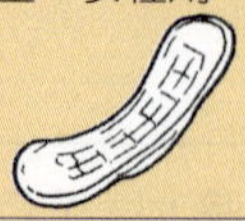	携帯に便利なコンパクト包装，生理用ナプキンと同じ感覚で使用できる	装着のためのパンツが必要，単価が高い	ごく軽い尿漏れ用（100mL以下）	漏れ量の多い人
	T字型パッド 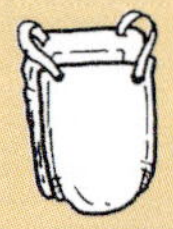	ベルト付きなのでそのまま使用できる，下着感覚である，ベルトは交換可能，目立たず動きやすい，吸収量も多い	ベルトをはめるのに慣れが必要	漏れ量250mL以下で活動的な人	特になし

（日本コンチネンス協会のホームページより抜粋して作成）

表4-18 排尿チェック表（例）

時間	排尿			排便	水分量	その他
	尿失禁	排尿	排尿量			尿失禁時の行動，排泄動作など
午前 9:00						
10:00						
11:00						
午後 0:00						
1:00						
⋮						
午前 8:00						

記入例　失禁多量●　自分から◎　　　　　気づいたことを記入
　　　　失禁少量○　誘導△
　　　　失禁なし×

〔2〕腹圧性尿失禁の高齢者

骨盤底筋群は骨盤内臓器を支える働きと尿道を締める働きがあるため，骨盤底筋群や尿道括約筋の脆弱化により，腹圧性尿失禁になりやすく，特に経産婦に多い．

表4-19 腹圧性尿失禁の高齢者への援助

目的	理由・根拠	看護師の行動	注意事項
失禁状態の把握	排尿の状態を理解でき，問題点を明確にする．対象自身にも失禁の状態を理解してもらう	・対象に排尿日誌をつけてもらうよう指導する．トイレで排尿した時間や量，尿失禁があった時間や量，失禁があった時の状況（起き上がる，咳，くしゃみ，走る，大笑い，ものを持ち上げるなど）などの内容を記載してもらう ・排尿日誌から失禁状態を把握する	1週間をめどに評価する

表4-19 腹圧性尿失禁の高齢者への援助（つづき）

目的	理由・根拠	看護師の行動	注意事項
骨盤底筋訓練を行い，骨盤底筋群を強化することで，腹圧性尿失禁を改善する	骨盤底筋訓練の継続的な実施により，骨盤底の支持力や尿道・肛門の閉鎖能力を改善することができる	骨盤底筋訓練を1日4回，10～20セット行うように対象に指導する（図4-8）	できるだけ身体をリラックスした状態で行う．骨盤底筋に意識を集中させること，他の筋肉を収縮させないように注意する．また，この体操を対象自身が習慣として毎日行うように指導する
便秘・肥満の改善	便秘や肥満は骨盤底筋に負担がかかり，筋肉を緩ませるため，腹圧性尿失禁の原因になる	食生活，運動，薬の服薬などを対象に合わせて指導，調整する	
失禁用品の活用	適切に失禁用品を活用することで，失禁の不安が軽減し，生活範囲も広がる．また，皮膚トラブルの予防や改善にもつながる	対象に合った失禁用品を選択し，紹介する	・対象の失禁状態や生活を考慮する ・濡れたら交換するように指導し，失禁用品による皮膚トラブルにも注意する

①足は肩幅に開いて床につけ，座る．
②背中はまっすぐにして，顔を上げる．
③男性は肛門を，女性は肛門と腟を締める．腹部に力が入らないように気をつけながら，体の中に引っ張り上げる感覚で行う．締める感覚がわからない場合は，排尿の途中で止めてみる．尿の勢いが弱まる，または止めることができれば正しい筋肉を使っていることになる．
④そのまま5秒間収縮させ，その後，楽にして緩める．

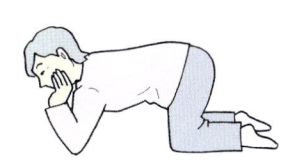

①床に肘をつき，肘を立てて頭にのせる．
②この姿勢で肛門と腟を締め，ゆっくり5つ数える．新聞などを読みながら．

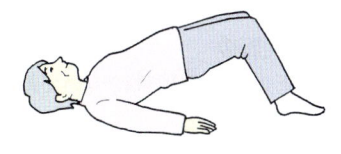

背筋（背中の筋肉）を強くすると失禁に効果がある．
①あおむけに寝てひざを立てる．
②腰を持ち上げる．この時に肛門と腟を締める．

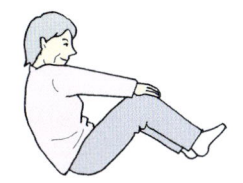

腹筋（お腹の筋肉）を強くすると尿もれを止め，便を押し出すのに効果がある．
①仰向けに寝た姿勢から上半身を起こす．起き上がる時に肛門と腟を締める．

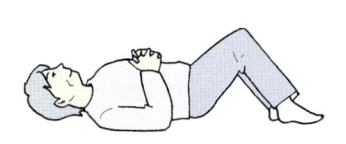

①仰向けに寝て足を肩幅に開く．
②膝を少し立て，身体の力を抜いて肛門と腟を締める．眠る前の時間を利用して．

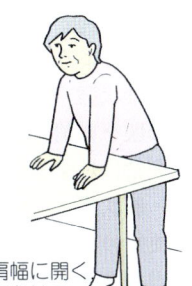

①足と手を肩幅に開く．
②体重を腕にかけてテーブルにもたれる．
③背中はまっすぐ，顔は上げ，肩・お腹の力を抜く．
④肛門と腟を締める．

図4-8 骨盤底筋訓練
（日本コンチネンス協会の資料をもとに作成）

4 観察・評価の視点

〔1〕認知症高齢者
(1) 実施前
以下のような項目について観察する.
① 尿意の有無（訴え，表情や動作による何らかのサイン）
② 水分摂取状況
③ 精神状態（不安，いら立ち，意欲の低下など）
　評価：対象に合った排尿パターンをつかむ.

(2) 実施中
以下のような項目について観察する.
① トイレ誘導時の反応
② トイレなどの認識
③ 排泄動作（衣類の着脱，排泄をする，後始末をする，手を洗う）
④ 失禁の有無，失禁量
⑤ 失禁からの大まかな時間の経過を考える（おむつのぬくもりなどから）
⑥ 排尿開始までの時間
⑦ 排尿時のだいたいの排尿量
⑧ 皮膚の状態
⑨ 衣類の汚染状況
　評価：スムーズにトイレで排尿ができているのか確認し，対応が適切かどうか評価する.

(3) 実施後
以下のような項目について観察する.
① 排尿後の反応
② 排尿に対する意識の変化
　評価：対象に合った規則的な排尿パターンを獲得することで失禁が減少しているかどうかを評価し，看護の効果をみる.

〔2〕腹圧性尿失禁の高齢者
(1) 実施前
以下のような項目について観察する.
① 失禁状態（トイレで排尿した時間や量，尿失禁があった時間や量，尿失禁を起こした原因）
② 排尿を自制できるかどうか
③ 失禁に対する受け止め方，ストレス
④ 一般状態
⑤ 便秘の有無
⑥ 患者の理解力，意欲
　評価：自分の排尿パターンについて把握してもらい，失禁を生じない最大限の排尿時間を定める.

（2）実施中
以下のような項目について観察する．
①骨盤底筋訓練の実施状況（時間，回数，理解力など）
②訓練に対する反応，表情
③一般状態
　評価：効果的に骨盤底筋が収縮しているかどうか，対象が訓練について理解し，継続して行えているかどうかによって評価する．

（3）実施後
以下のような項目について観察する．
①骨盤底筋の収縮力
②疲労感，患者の訴え
③失禁状態の変化
　評価：骨盤底筋の収縮力増加から骨盤底筋訓練の効果をみる．また，尿失禁の軽減や排尿間隔の延長などの失禁状態の改善によって効果を評価する．

④ 健康教育

腹圧性尿失禁について取り上げる．

まだ予防的な研究がされていないので実証はされていないが，効果的な予防方法は先に述べた**骨盤底筋訓練の実施**であり，特に産後は重要である．骨盤底筋や腹圧性尿失禁への認識を高め，予防的に体操を生活の中へ組み込んでいけるように教育していくことが必要である．

また，健康への意識の高まりも腹圧性尿失禁の予防に役立っている．バランスのとれた食生活や規則正しい排便習慣などに対する関心が高まることは，腹圧性尿失禁の誘因を除去し，予防につながると考えられる．したがって，排便習慣や食生活に対する健康教育は腹圧性尿失禁の予防にも重要である．

4．特徴的な症状をもつ高齢者への看護技術

6 うつ症状に対する看護技術

① 基礎知識

　これからの高齢者ケアのキーワードは心のケアといっても過言ではない．高齢者にとっては，心身両面から様々な喪失体験が重なり，自己評価と相反する自己を受け入れざるを得ない状況に置かれるからである．この時期は精神症状の中でもうつ症状が起きやすく，看護の重要な視点として対応することが大切である．

〔1〕知能との関係

　これまで加齢とともに知能の衰えがあるといわれてきたが，図4-9に示すグリーン（Green）らの研究結果[1]によると，動作性のテストでは64歳まで徐々に下降しているが，言語性テストではむしろ上昇している．このような結果から，スピードを競うことや単純な暗記力などは高齢になると衰えるが，脳疾患にならなければ，時間をかけた洞察力を必要とする知能（結晶性知能），高度な判断力，英知，技などは衰えないといわれている．

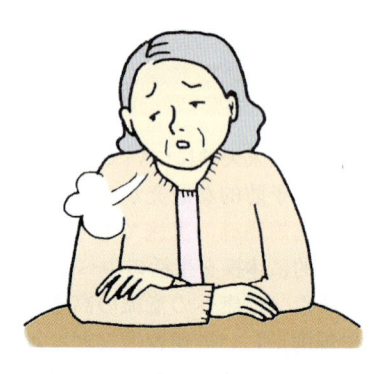

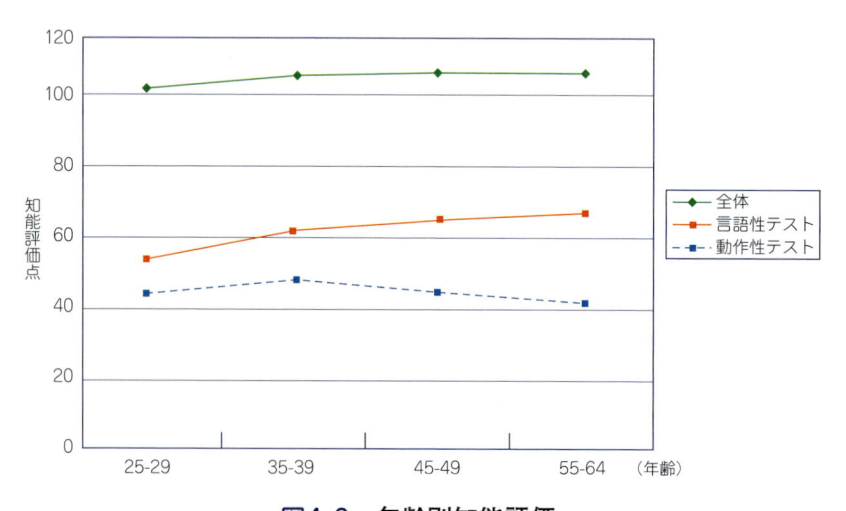

図4-9　年齢別知能評価

〔2〕パーソナリティとの関係

よく年をとると頑固になる，わがままになる，疑い深くなるなどという，高齢者にとってはあまり好ましくない評価が下されてきた．表4-20の東京都の調査[2]によると，年をとって性格の変化がみられた人は認知症症状のある人に多く，したがってそれは病気と関連して現れるパーソナリティの変化ととらえた方がよい．つまり，高齢者に特有のパーソナリティの変化あるいは特徴というものはなく，加齢とともにそれぞれが持っていた個性が消失したり，老化していくことはないといえる．もし年をとって性格の変化が出現した時は，まず病的変化を疑ってみる必要がある．通常，中年期から老年期にはパーソナリティが安定するといわれており，さらに円熟したパーソナリティを形成することも可能である．

高齢者のうつ症状については，生理学的に特定できる所見や医学・心理学などの領域で一致した見解がみられない．むしろ次項で述べる身体的問題や環境の変化に起因することが多い．

表4-20 高齢者の性格変化

	人数	性格変化あり	わがまま	頑固	猜疑的	短気	円満	外向化
認知症群	198	55.6%	9.6%	6.6%	7.1%	10.1%	6.1%	1.0%
非認知症群	264	39.4%	1.9%	1.9%	1.5%	4.5%	8.3%	3.4%

（東京都調査　1980）

② 日常みられる問題

〔1〕身体諸機能の低下

高齢期は，身体的な機能低下・老化が起こり，これまで当たり前にできていたことに時間がかかったり，忘れたり，十分に達成できなくなったりするなど，日常生活の中で不安や死への恐怖を感じることが多くなる時期である．また身体諸機能の低下に伴う疾患の諸症状が出現し（表4-21），医療との関わりが多くなることから，自分の健康に自信をなくしたり，悲観的な感情をもったりするようになる．

一方，身体機能の低下に伴う活動性の低下を生じ，引きこもりがちになるため，他者と接触する機会が減少し，抑うつ気分になりやすい．

表4-21 身体機能低下の例

身体機能の低下部位	起こりうる状態
脳機能の低下	物忘れ，認知症，認知障害など
各種臓器の老化（心，肝，腎臓など）	息切れ，食欲不振，失禁など
筋力・バランス能力の低下	転倒
骨の老化	骨折
歯	喪失による咀嚼困難，入れ歯
目	老眼，白内障など
耳	難聴
皮膚	かさつく，張りがない，瘙痒感
ホルモン	更年期症状，性欲減退
免疫力	感染しやすい

〔2〕取り巻く環境の変化

(1) 職場における役割の変化と職業の喪失

　会社などの組織で働いてきた人は，これまで職場の一員として，役割意識を持って働いてきた．それは自己のアイデンティティを保つ上で大きく影響していた．しかし定年退職したり自営業を次世代に譲ったりして組織や職場を離れた後，これまでと違った生活パターンを構築することがうまくできない人もいる．この時期は収入の減少を伴うこともあり，自尊心の低下をきたしやすく，生きる目的を見いだせないままの生活が続くことがある．

(2) 家族の中での役割の変化

　親としての育児を終え，子どもが成人し巣立っていった後，役割を終えたという安堵感とともに空虚感・抑うつ症状が生じやすい．二世帯同居の場合，家族運営の主導権を若い夫婦に託すことで，家族内の役割が交代する．これまで無我夢中で育児をしてきた人にとって，夫婦関係を再度見直す時期でもある．

　また，老年期は配偶者の死に直面する時期でもある．これは，特に専業主婦であった女性にとって，心のより所を失ったという喪失感が強い．男性の場合も，調理，洗濯など日常生活を一手に引き受けることとなり，ともに歩んだ思い出とともに配偶者に対する喪失感が高まる．

(3) 生活環境の変化

　高齢者は，身体機能の低下や発病などの身体的理由，家族役割の変化，配偶者の死，収入の減少等に伴い，生活環境をやむなく変化させなければならないことが起こる．

　高齢者にとって，新しい環境を受け入れ適応するには相当な時間がかかり，友人との関係の希薄化，新環境での生活スタイルの変化など，これまでの生活からは考えられない事態が生じる．新しい環境になじめない，受け入れが困難な場合にうつ状態となる．

(4) 生殖能力の喪失

　一般的に女性は50歳代に閉経を経験し，性的欲求も次第に減退する．男性は勃起不全や泌尿器疾患が多くなる時期で，ともに生殖機能を失っていく．このことで自己評価が低くなることがある．またホルモン分泌の減少に伴う身体的症状が出現し，感情の不安定さや日常生活における意欲の減退をまねく．

③ 看護技術

　うつ状態の高齢者は直接うつ症状を訴えることが少なく，頭痛や肩こりといった身体的な不快症状として周辺の人に伝えることが多い．高齢者のうつ状態の症状はおおむね他の年代と共通しているが，以下の点が特徴的なので，この点に配慮して観察することが大切である．
　①悲哀を訴えることが少ない．
　②主観的記憶障害の訴えや認知障害に似た症状が多い．
　③不安が顕著である．
　④無気力と意欲低下が目立つ．

1 アセスメントのポイントとその根拠

〔1〕身体機能の低下と老化に伴う変化への対応

　身体諸機能の生理的低下からくる不安がうつ症状に移行しないよう，看護師は観察を十分にしたうえで，専門的知識と技術をふまえた看護を実践しなければならない．表4-21に示した様々な機能低下による身体症状の有無について観察し，看護計画に盛り込むことが大切である．
　①合併症の併発防止
　②外傷の予防
　③身体症状（頭痛，動悸，食欲，しびれ感，疼痛など）への対応
　④視力，聴力，運動機能，皮膚の状態，便通などを整える
　⑤睡眠の確保
　⑥セルフケア能力の査定

〔2〕環境の変化に対する適応と再構築

　高齢者は発病などの身体機能の低下に加え，配偶者の死，子どもの自立など家族機能の変化，収入の減少等，生活環境に変化が生じていく中で，十分な受け止めができないまま日常を過ごすことが起こり得る．
　看護師は以下の点を把握し，高齢者が自身を取り巻く環境の変化を柔軟に受け止め，生活できる条件作りについて支援していくことが大切となる．社会生活上の看護の視点として，次のようなことが考えられる．
　①社会的役割の変化（退職，年金生活，子育て終了など）
　②家庭環境の変化（子どもの独立，二世帯同居，転居など）
　③経済的基盤と生活形態
　④家族背景とキーパーソン
　⑤地域社会との交流状況
　⑥趣味，生きがい，友人の有無

2 看護目標

（a）身体症状の緩和が図られ，不安が軽減される
（b）帰属意識と対人関係を保つことができる
（c）状況の変化に伴う新たな価値観を見いだすことができる

3 実施方法

　精神科において，看護師は患者の日常生活に溶け込んで様々な角度から医師やコメディカルスタッフと協力して患者をサポートしている．
　高齢者に特徴的なうつ症状を十分アセスメントし，様々な退行現象や喪失感に伴う自殺念慮を想定した看護計画を立てることが重要である．何よりも看護師には，患者の訴えに対する傾聴と発話を促進し，患者を受容して信頼関係を深める精神看護の技術が求められる．

4 観察・評価の視点

以下の項目を看護の視点として，表4-22に示した内容を看護計画に組み入れ，看護実践を行い，そして以下の具体的内容を評価することによって看護目標を達成する．
①合併症の併発防止
②外傷の予防
③身体症状（頭痛，動悸，食欲，しびれ感，疼痛など）への対応
④視力，聴力，運動機能，皮膚の状態，便通などを整える
⑤睡眠の確保
⑥セルフケア能力の査定
⑦人間関係がうまくいっている

表4-22　うつ症状への看護

目的	理由・根拠	看護師の行動	注意事項・検討課題
①不安の軽減	・身体症状，合併症の出現 ・身体諸機能の低下 ・セルフケア能力の低下	**身体症状の緩和**を図る ・身体不安の訴えへの傾聴と対応を十分にする ・身体症状の観察（頭痛，動悸，食欲，しびれ感などの有無）をする ・視力，聴力，運動機能，皮膚の状態，便通など全身状態の観察をする ・睡眠状態の観察をする ・症状の緩和（鎮痛剤，睡眠導入剤，点眼薬，緩下剤など必要時に医師から指示を受け与薬する）を図る ・常用薬の服薬確認と服用しやすい工夫をする	・慢性疾患の併発を防ぐ ・本人からの訴えが少ない場合は，訪室時や入浴時に観察を細やかにし，言動から手がかりを得る ・薬物使用時の副作用に注意 ・症状が認められたら医師と連携した速やかな対処をする ・退行現象を防止する
②意欲の回復	・役割の喪失，変化 ・経済的基盤の低下 ・生きがい，友人の減少 ・社会参加の機会の減少	**帰属意識の再生**を図る ・グループ活動（生涯学習，老人大学など）に参加を勧め，同年代との情報交換の場を設定する ・コメディカルと連携し，ピアサポート体制を作る ・頻回に訪問し，相談にのる ・物品の適切な置き場所を工夫する ・調理，洗濯など日常生活で必要な技能を訓練する	・健康な身体・精神機能を活用したプログラムを実施 ・押し付けにならないよう注意する ・意味のある対人関係作りを支援し，負担の増加にならないよう配慮が必要 ・変化に対応した新たな価値観を見いだすよう時間をかけて支援する
③希死念慮の消失	・孤立感 ・不安感 ・厭世観	**不安要因の緩和**を図る ・傾聴重視，非難しない ・言動の観察をする ・常時看護の視野に入れる ・危険物を除去する ・服薬確認（抗うつ剤，睡眠導入剤など）をする	・目的①②の看護対応を十分にすることが先決である ・安易な励ましをしない ・荷物や身辺の整理をするなど，行動の変化に注意 ・表情，言動の変化に注意 ・スタッフ間の情報交換を活用し，連携する

④ 健康教育

　健やかな精神活動が持続できるよう，自分に合った方法で，以下のことを日常生活の中で心がけるようにすすめるとよい．

　①生涯学習会，老人クラブなど同世代と交流できる場に参加する．
　②日頃から近隣との交流を通し，家庭生活，社会生活を維持していく力を保つ．
　③積極的に自分の役割，作業を見つけ，日常生活を意味づける．
　④身体的症状の早期治療につとめ，慢性疾患患者は自助グループ活動に参加する．
　⑤現実を受け入れ，変化に応じた新たな価値観を持つ．

7 認知症に対する看護技術

① 基礎知識

〔1〕身体的特徴

認知症とは「いったん正常に発達した知能が，器質的障害によって持続的に低下した状態」と定義され[1]，多くの場合脳の不可逆的変化を伴うため，治すことが難しい．認知症は年齢が高くなると出現率が高くなり，80歳以上で急上昇する[2]（図4-10）．

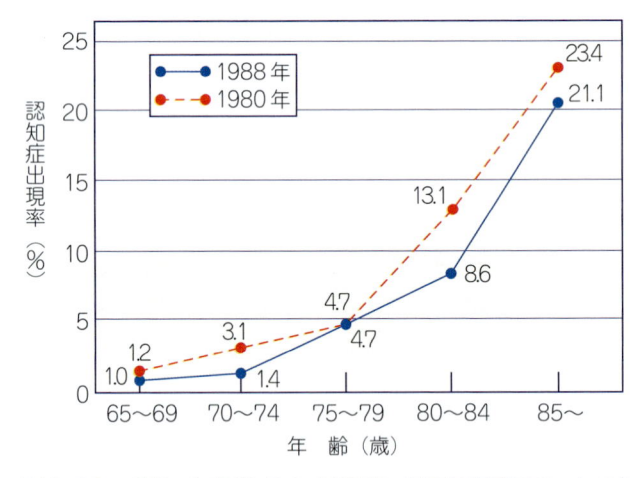

図4-10 認知症高齢者の出現率（東京都調査による）
（東京都老人総合研究所編（1994）中高年と健康11―痴呆はどこまでわかったか，P.18，東京化学同人より転載）

認知症の代表的なものは**脳血管性認知症**と**アルツハイマー型認知症**であり，そのほかに前頭側頭型認知症（ピック病ほか），レビー小体型認知症，進行性核上麻痺，パーキンソン病，ハンチントン病などがある．脳血管性認知症は，脳血管障害（脳出血，脳梗塞など）の結果，約30％に起こるといわれ，最も頻度が高いのは**脳梗塞**である．このような人の脳は，閉塞した動脈の灌流部分が脳軟化を起こしている．脳血管障害の基盤には動脈硬化症があることが多い．高血圧や脳動脈硬化が進んだ人は，脳血管障害を起こさなくても慢性的に脳血流が悪くなり，大脳白質部分が変性するために脳血管性認知症を起こすことがある（ビンスワンガー病）．

アルツハイマー病（Alzheimer's disease）は原因が不明で**若年性の発症**もみられるが，老化に関連しており，脳神経細胞とシナプスが減少するため大脳皮質の広範な萎縮をきたす．また，大脳皮質に老人斑やアルツハイマー神経原線維変化などがみられ，老人斑の中心部にはアミロイド

がみられる．両者は特に80歳以上の認知症のない高齢者にも認められる[3]．

認知症になると最初に侵されるのは認知機能部分（記憶，見当識，思考，判断）であるが，進行するにつれて身体機能も低下し，重度化すると寝たきりになる場合が多い．ADLの援助では，進行に伴い入浴，着替え，排泄，会話，食事の順に手助けを必要とする傾向がみられたという[4]．

〔2〕中核症状と周辺症状（BPSD）

認知症の症状は大きく中核症状と周辺症状（BPSD：Behavioral and Psychological Symptoms of Dementia）に分けられる．中核症状とは認知機能部分の低下で，認知症の中心的な症状であり，必ず生じる症状である．一方，周辺症状（以下，BPSD）は種類も多く，出現するか否かは本人が服用している薬や身体状況，生活環境や看護・介護する人の対応やケアの質などに影響を受ける．

BPSDの行動症状には暴力，暴言，徘徊，不潔行為等があり，心理症状には抑うつ，不安，幻覚，妄想，睡眠障害等がある．暴力や暴言は，人が変わったようにおとなしかった人にも起こったりする．徘徊は，昼夜にかかわらずあてもなく歩き回ることで，本人なりに理由があるといわれているが，他者がそれを理解するのは困難なことも多い．抑うつは認知症の初期に頻度が高く，うつ病と間違えられることもまれではない．このような場合，うつ病の治療はまったく意味がないので，鑑別診断ができる専門医に診てもらうことが望ましい．不安は特に夕刻以降に生じやすいが，人によって現れ方は様々である．妄想は根拠のない主観的な想像で，物とられ妄想がよく知られている．

〔3〕心理的特徴

認知症の人は，しかられたり介護者がイライラしたりしていると，それを察して不機嫌になるので，ゆとりをもって接することが必要である．介護者が落ち込んでいると対象者の問題行動がより多くなり，介護者がゆとりを持って接すると問題行動が少なくなるという研究結果もある[5]．認知症になると意欲の低下がみられ，自ら進んで物事を行うことが難しくなる．そのようなときでも介護者が一緒にしたり，他の人がしているのを見てやる気になる場合もある．また，誘ってもまず「嫌だ」という拒否反応をみせることも多い．本人にしてみると状況を転換されるのが嫌なようである．認知症になっても，中度程度までは新しい人や歌を覚えるなどの学習が可能である．適切に引き出せば，自分の思いを表出することもできる．本を出した人もいる．

認知症の症状は相手によって出方が異なり，より身近な人に対して強く出る．他人にはまともでも，家族，とくに最も気を許せる娘や嫁に「お金を盗んだだろう」などと言ったりする[6]．

〔4〕社会的特徴

認知症になると職業生活を継続できず，退職を勧められたりすることがある．だまされたり，ものを買いすぎたりのトラブルを起こす場合も多い．しかし，認知症があっても社会的なつながりのある生活を継続することが望ましく，デイサービスの利用はその一法である．簡単なことであってもその人に可能な役割があると，状態が良い方向へ向かう（例：花の水やり，洗濯物をたたむ）．

〔5〕スピリチュアル的側面の特徴

「認知症になると何もわからない」と考えている人が看護職にも少なくない．しかし，認知症を発症しても尊厳を持った人間であることに変わりはない．すなわちプライドがあり，幸せや楽しみを求め，愛されたいと願い，ほめられるとうれしいと感じ，知らない場所や人に対しては緊

張し，しかられたり失敗すると自信を失う．つまり，スピリチュアル的側面をもった心豊かな存在なのである．認知症があっても人として尊重して対応することが決定的に重要である．

〔6〕療法的アプローチ

療法とはtherapy（セラピー）の訳語であるが，療法的アプローチとは，「精神的・身体的疾病に対する，薬剤や手術を用いない治療としての働きかけ」という意味である．認知症には音楽療法，作業療法，動物療法，演劇療法などが取り入れられている．

〔7〕老年期に多い精神障害

老年期精神疾患の3Dといって，認知症（dementia），うつ病（depression），せん妄（delirium）が増加している．うつ病では抑うつ，心気症状，せん妄では幻覚，妄想，興奮など症状は様々である．ただし，認知症の場合にもうつ状態があったり，せん妄がみられたりする．うつ病の場合もあたかも認知症になったかのようにみえるときがあるが，うつ病が回復すれば知的水準も回復する．そのほかに，睡眠障害も老年期に多くみられる障害である．

② 日常みられる問題

認知症については日夜研究がなされているが，問題点の一つとして，まだ治療できる薬剤や方法がないことがあげられる．問題症状を緩和したり進行を抑制することはある程度可能であるが，根本的に回復させることは今のところできない．もう一つの問題は診断の遅れである．認知症を他人に知られたくないために，家族だけで頑張ってしまう例も少なくない．

また，認知症はレベルが軽度であっても，見守りを含めて1日に長時間の介護を必要とし，介護負担度が高い．例えば三重県での調査[7]によれば，平均介護時間はデイサービスのない日は11.3時間，ある日は7.6時間であった．介護時間の長さは認知症の程度には関係がなかった．介護者は長時間の介護が必要なことによる束縛感や睡眠不足などの結果，往々にして心身の調子を崩す．そこまでに至らなくても，認知症症状に対応することで起きるイライラや家族や親戚の介護への無理解などが介護者を苦しめる．本人だけでなく介護者へのケアが大切である．

③ 看護技術

脳血管疾患の予防

① アセスメントのポイントとその根拠

アルツハイマー型認知症は一部遺伝性が確認されているが，大部分は原因不明なので予防手段がない．しかし脳血管性認知症の場合には，脳血管疾患の予防をはじめ，ある程度の予防策が考えられる．身長・体重，BMI（body mass index），動脈硬化関連の検査結果（総コレステロール，LDL，HDL，中性脂肪，血糖値，眼底，心電図）の確認，基礎疾患（高血圧，狭心症，糖尿病，

脂質異常症など）の有無と程度の確認，生活状況（睡眠，栄養，職業と就労時間，喫煙，飲酒など）の確認など，対象と生活や行動の特徴をおさえ，今後の方向性を話し合うことが必要である．

❷ 看護目標

脳血管疾患の予防または改善により，脳血管性認知症を予防する

❸ 実施方法

表4-23に示す．

表4-23　脳血管疾患の予防

目的	理由・根拠	看護師の行動	注意事項
・脳血管疾患の基盤である動脈硬化の危険因子を減少させ，基礎疾患である高血圧，狭心症，糖尿病，脂質異常症を予防または適切に治療する	・脳血管疾患は生活の仕方で発症がかなり予防できる	対象の生活状況，検査値，疾病の有無と程度，治療の有無，血縁関係にある人の疾病の有無，自分の健康状態の認識についてアセスメントする ・対象の生活様式を把握し，その背景にあるストレスに留意しつつ，生活上の課題とその原因を話し合う ・原因と課題について何とかしたいと思ってもらえるよう，対象に情報提供する	・対象が事実を話せるように配慮する ・対象の認識を大切に，生活状況を的確に把握する ・対象が自分の課題を見えるようにする ・対象の行動をよい，悪いで評価しない
・適切な食事，運動，休養，体重コントロール，禁煙ができるようになる	・どの基礎疾患も食事，運動，休養，体重，禁煙が大きく影響する	・何とかしたいという思いがあれば，目標や取り組める対策を話し合う ・治療が必要な場合は，それが適切に受けられるか，医療機関，薬の管理能力などについて具体的に確認する	・目標や実施について欲張りすぎない ・家族等の協力の有無も確認する

❹ 観察・評価の視点

生活状況の変化を確認する．健診の検査結果を読みとり，動脈硬化に関係する数値を対象と一緒に以前のものと比較する．検査値の変化が思わしくなくても，よい方へ向かうように対象が行動を起こしていればその点を認める．

認知症発生時

❶ アセスメントのポイントとその根拠

治せる認知症（せん妄の一部，うつ症状，脳腫瘍など）と真の認知症の識別をする．認知症症状が軽度な時期は，社会的な出来事への興味や関心が乏しい，話題が乏しく限られている，同じことを繰り返し話す・たずねる，今までできた作業にミスまたは能力低下が目立つなどの特徴が

ある[8]．認知症の有無，程度の確認が必要である．軽度の人には，特にリアリティ・オリエンテーション（reality orientation：RO）が援助技術として役に立つであろう．

② 看護目標

リアリティ・オリエンテーションの技術を用いて，認知症がある人の自立，生活の質の向上を支援する．本人ができない部分をカバーし，自信を持たせ，落ち着かない気持ちや不安な気持ちを安定させる．

③ リアリティ・オリエンテーションの方法

表4-24に示す．

表4-24　リアリティ・オリエンテーション（RO）の方法

目的	理由・根拠	看護師の行動	注意事項
リアリティ・オリエンテーションとは「現実への方向付け」の意味である．認知症，脳血管障害やうつ状態の患者を対象に，見当識障害の改善・維持を目的とする	・見当識とは時，場所，人についての理解のことで，認知症になると，この順番に障害されていく ・ROを個別またはグループで実施することで対象の見当識が改善することが期待できる	・対象を人として尊重し，①認知機能（記銘力，見当識，集中力等），②神経障害（失語症，失行症等），③心身機能および行動，④気分・感情，⑤生活背景，⑥スタッフ等の環境とその影響——をアセスメントする[9] ・家庭でどのようなことが問題になっているかを確認する ・問題に関して，対象が自分でしたり理解できる方法を家族とともに考える ・排泄に失敗するときは，尿意，移動，衣類の着脱，排泄場所の理解などのどの部分が難しいのかを確認し，援助方法を探る ・本人がわかること（文字，絵，実物等）を使う ・デイサービスセンターではホワイトボードなどに，月日，曜日，季節，天気，その日の予定，昼食の予定などを，季節感のある絵や写真，実物を添えて大きくわかりやすく表示する ・毎日，日時などを一緒に確認する ・穏やかでなごやかな雰囲気をつくる ・トイレ誘導や食事の時間などで，意識的に対象の名前，場所や時間を入れて話す ・本人が過去のことを現在のことのように話しても，さりげなく「そういうことがあったのですね．その時はどうでしたか？」というように，過去であることは示しても，その経験を引き続き話せるように受け止める	・ROは軽症のみに有効という指摘もある[10] ・本人のいない所で家族の話も聞く ・失敗してもしからない ・自信を失わせることは避ける ・文字理解は認知症が進行しても衰えにくい ・慣れない場所ではなかなか落ち着けない ・笑顔は安心感をあたえる ・対象は自分の言うことを認めてほしい．矛盾を指摘することは自信を失わせるので避ける

❹ 観察・評価の視点

認知症がある人の表情がよくなったか，発語が増えたか，他の人への関心が高まったか，行動が落ち着いてきたか，楽しめることや自分でできることが広がったか，などを視点とする．

そのほかの発症時の看護技術として，回想法，園芸療法，演劇療法，アニマルセラピー，音楽療法，バリデーション*，コラージュ療法*などがあり，効果について研究されつつある．

④ 健康教育：認知症を予防する生活

認知症の原因には加齢があげられ，加えて身体活動の低下などの身体的因子，不安や抑うつ，ストレスなどの心理的因子，退職，転居，家族との離別・死別などの環境的因子が発症に関与していると考えられている[11]．認知症予防にはこのような因子を避けることも重要である．

具体例として，三重県の離島である神島の高齢者についてみてみよう．神島は三島由紀夫の「潮騒」という小説の舞台として名高い，人口500人あまりの島である．この島の高齢化率は約30%であるが，高齢者は非常に元気で，寝たきりや認知症の人の数が少ない（0～2人）という[12]．その秘訣は，栄養面では魚や昆布，ワカメ，アラメなど低カロリーでカルシウムやミネラルが豊富な海藻を多くとることである．また地形的条件として平地が少なく，住居がみな斜面に建てられているため，家を出ると階段を徒歩で上り下りすることになる．車はほとんど役に立たない．重い荷物を持って1日に何度も往復したりすることから，いやでも足腰を使う．労働面では高齢者といえども重要な役割がある．家を出れば必ず誰かに会い，おしゃべりが始まる．人と人とが触れ合うという大切なことが自然にできている．加えて医師による診療および健康教育の実施により，健康意識が高い．このような生活全般のスタイルが認知症や脳血管疾患，心臓病等を予防していると考えられる．

神島のような条件をどのようにしたら作れるであろうか．周囲に同じような志を持つ仲間を集めること，一緒に目標をもつこと，なるべく車は使わずに生活することをすすめてみよう．筆者の住んでいた団地に毎晩8時に集合して1時間ほど歩いている人たちがいた．「歩いてから丈夫になりました」という声を聞いたが，歩きながらのおしゃべり，適度な運動は動脈硬化の防止，認知症予防にも大きく寄与しているはずである．

---

*バリデーションやコラージュ療法は心理療法の一つである．バリデーションセラピーは「確認療法」ともいわれ，認知症患者の内面で起きている現実や感情・感覚を現実のもの（真実）として受け止め，共感することによって本人を力づける方法である．コラージュ療法とは新聞や雑誌などから切り抜いたものを台紙に張り付け，自由に画面構成することで自身の内面を表現し，また癒しを得るもの．治療者にはそのコラージュが示しているものを読み取る力量が必要であるが，一般の看護職としては一緒にコラージュを楽しむだけでも援助になると思われる．

寝たきりに対する看護技術

① 基礎知識

　高齢者の看護において，寝たきり予防は最も基本的で重要な課題である．高齢者は，疾患および老化による心身の変化，環境要因によって寝たきりを誘発しやすく，また短期間の臥床によって簡単に寝たきり化しやすい特徴がある．そのため，日頃から寝たきり予防を念頭において高齢者に関わっていく必要がある．

　高齢者の寝たきりを誘発する疾患には，脳血管障害，骨折，循環器疾患や感覚機能の低下など移動能力や運動に影響を及ぼすもののほか，特別な疾患がなくても，風邪や腹痛などささいなことが原因で数日間臥床したことをきっかけとして体力の低下をきたし寝たきり化する場合もあり，心身の予備力低下の影響が大きい状態である．毎日の生活の中で心身および社会的に不活発な状態が続くとさらに老化を進行させ，心理・精神的にはうつや認知症による不活発が寝たきりを誘発する．

　社会的には，役割のなさから活動範囲が縮小したり，人とのつき合いの減少などで，家に閉じこもりやすい状態となる．閉じこもりは心身の機能低下を進行させる原因となり，生活リズムを崩し無為無欲の生活となり，寝たきりに移行しやすい状態をつくる．

② 日常みられる問題

　高齢者が寝たきりになると，短期間で廃用症候群が進み，全身的な機能低下が起こる．廃用症候群は，寝たきりなどで生じる身体諸臓器の機能低下や疾患をいい，麻痺性疾患や安静臥床を強いられる場合，さらに加齢の影響によってもたらされる活動性の低下などによって生じる二次的障害である．廃用症候群は全身性に生じることが多いが，ギプス固定などにより固定部の筋萎縮，関節拘縮など局所性に生じることもある．

　廃用症候群には筋力低下，関節拘縮，骨萎縮など骨関節系，起立性低血圧，静脈血栓症など循環器系，肺炎，肺水腫，肺塞栓症など呼吸器系，腎結石，膀胱炎，尿失禁など腎・泌尿器系，食欲不振，体重減少，便秘など消化器系のほか，褥瘡もある．さらに興味減退，うつ，意欲低下など精神機能の低下をもたらし，心身両面の全身におよぶ弊害としてあらわれる（表4-25）．高齢者の廃用症候群は，疾患によってもたらされるだけではなく，日常生活において活動性の乏しい状態が持続することでも発生し，筋力については最大筋収縮力の20％以下の力しか出さないでいると筋肉の萎縮が生じる．

　高齢者の廃用症候群の発生条件としては，疾患のための安静臥床，活動性の乏しい生活習慣，うつ，認知症など精神症状としての不動，局所固定療法による不動，麻痺，拘縮，疼痛による活動制限，感覚障害による活動低下，転倒不安など様々な活動性低下の誘因がある．

表4-25 廃用症候群

精神面	興味減退，抑うつ，認知症，精神活動低下
呼吸器系	肺炎，肺水腫，肺塞栓症，最大酸素摂取量低下
循環器系	静脈血栓症，起立性低血圧
消化器系	食欲不振，体重減少，便秘
腎・泌尿器系	尿路結石，膀胱炎，尿失禁
骨・関節系	関節拘縮，筋萎縮・筋力低下，骨粗鬆症
皮膚	褥瘡，皮膚萎縮

③ 看護技術

寝たきり予防

❶ 寝たきり誘因の把握と危険要因のアセスメント

（1）身体的要因
寝たきり誘発の疾患，骨折の既往，腰痛・関節痛など痛みの有無，日常生活自立の状態（移動・食事・排泄など），活動性，生活の過ごし方，生活リズム

（2）心理・精神的要因
うつ，認知症，人と接することへの意欲，生活意欲，楽しみ，生きがい，今後への希望の有無

（3）社会的要因
役割，仕事，家族の中の位置づけ，人との交流，近隣とのつき合い，地域とのつながり

（4）環境要因
外出しやすいか，自立した生活がしやすいか，事故予防ができるか，快適な生活となっているか，日常生活の自立を助ける住環境・地域環境の状態，介護環境（介護者の知識・技術，対応の仕方）

❷ 看護目標

（a）寝たきり危険度を個別に総合的にアセスメントできる
（b）寝たきり原因を軽減または除去する対応を具体的にできる
（c）寝たきり予防の対策を個別に考えることができる

3 実施方法

[手　順]

表4-26に示す．

表4-26　寝たきり予防への看護

目的	理由・根拠	看護師の行動（指導内容）	注意事項
健康管理	寝たきりの原因疾患予防のため	・日頃から血圧の管理をし，脳血管疾患を予防する	対象の実生活に合わせた方法で継続できるようにする
転倒予防	寝たきりの原因となる事故予防のため	・個別に転倒誘発の要因を把握する ・日頃からよく運動し，筋力低下を防ぎ，骨の老化を進ませないようにしておく ・バランスを崩さないように，ふらつきを誘発する薬剤服用の確認をする ・明るさの調整，段差解消，すべり止め，履き物や衣類の調整をする．急がせず，本人のペースで動けるように配慮する	
骨粗鬆症の予防	骨折の危険予防のため	・不動の状態を避け，適度な運動，活動的な生活，栄養のバランス，たんぱく質，カルシウム，ビタミンD摂取に気をつける	実施の目安を知って日常生活に生かせるようにする
日常生活の自立を持続	日常生活動作の自立のため	・つねに日常生活の自立を継続・維持するように，活動が継続できるように対応する	日常生活の自立を妨げる要因の早期発見と具体的な対応
早期リハビリテーション	リハビリテーションの継続のため	・脳神経疾患などの罹患があり，日常生活の自立に影響する疾患にかかった場合には，早期にリハビリテーションを実施し，心身の機能回復と機能低下を予防する関わりを継続して積極的に実施する ・関節可動域の運動，筋力向上の運動	機能低下予防のタイミングをのがさないようにする
日常生活活性化	心身の活性化のため	・生活のリズムを崩さず，日常生活の活動を高め，つねに心身の活性化を持続させる	日常生活動作の自立向上を持続
生活意欲を失わず主体的な生活を送る		・生活意欲を失わないように高齢者の主体的な生活を支援する	楽しみ，日々の目標など，生活意欲につながるものを見いだせるようにする
人との積極的な交流	社会活動性を持続し，健康増進するため	・人との関わりを積極的にもてるように，楽しみや活動に参加する	人との交流の中で，自分らしさを発揮できるようにする
体力保持	運動の継続と健康増進のため	・ふだんから適度な運動を持続して実施し，体力をつけておく	活動持続のために必要な体力を保持する

表4-26 寝たきり予防への看護（つづき）

目的	理由・根拠	看護師の行動（指導内容）	注意事項
環境の整備	生活活性化に向けた環境調整のため	・高齢者が日常生活を自立でき，活動しやすいように住環境を準備しておく（高齢者対応住宅，段差解消，手すり，広さ，照明など）	対象の心身の機能に合わせた環境調整 機能低下予防の環境
寝たきりゼロへの10カ条		・寝たきりゼロへの10カ条（表4-27）の視点を持って対応する	日常生活に積極的に取り入れる

表4-27 寝たきりゼロへの10カ条

第1条　脳卒中と骨折予防　寝たきりゼロへの第一歩
第2条　寝たきりは　寝かせきりから作られる　過度の安静　逆効果
第3条　リハビリは　早期開始が効果的　始めよう　ベッドの上から訓練を
第4条　くらしの中でのリハビリは　食事と排泄，着替えから
第5条　朝おきて　先ずは着替えて身だしなみ　寝・食分けて生活にメリとハリ
第6条　「手は出しすぎず　目は離さず」が介護の基本　自立の気持ちを大切に
第7条　ベッドから　移ろう移そう車椅子　行動広げる機器の活用
第8条　手すりつけ　段差をなくし住みやすく　アイデア生かした住まいの改善
第9条　家庭（うち）でも社会（そと）でも　よろこび見つけ　みんなで防ごう閉じこもり
第10条　進んで利用　機能訓練　デイ・サービス　寝たきりなくす　人の和　地域の輪

（1991，厚生省）

4 観察・評価の視点

①寝たきり予防を意図した生活が対象者の意向や日常生活に合った方法で実施できているか
②方法に無理なところはないか
③継続して実施できそうか

寝たきり発生時

1 アセスメントのポイントとその根拠

　寝たきりになると，全身の廃用症候群が進み，身体機能の低下や疾患，精神機能の低下などが起こってくる．それを予防するためには，寝たきり状態にあっても最大限に活動を高め，寝たきりによる弊害を積極的に予防するように関わる必要がある．

①寝たきり状態，寝たきり度のアセスメント（表4-28）．
②寝たきりになっている原因は何かを明確にする（身体要因，心理・精神的要因，環境要因）．

③寝たきり改善の見通しについてアセスメントする．

疾患の状態，廃用症候群の状態，移動・食事・排泄・コミュニケーションなど日常生活の自立度，本人の健康状態への認識，今後の生活への意向，生活意欲，役割，住環境（居室，廊下，食堂，トイレ，洗面所，浴室，玄関などの環境・設備），介護環境，介護支援サービス活用の状態

表4-28　障害老人の日常生活自立度（寝たきり度）判定基準

生活自立	ランクJ	何らかの障害等を有するが，日常生活はほぼ自立しており独力で外出する 1. 交通機関等を利用して外出する 2. 隣近所へなら外出する
準寝たきり	ランクA	屋内での生活はおおむね自立しているが，介助なしには外出しない 1. 介助により外出し，日中はほとんどベッドから離れて生活する 2. 外出の頻度が少なく，日中も寝たり起きたりの生活をしている
寝たきり	ランクB	屋内での生活は何らかの介助を要し，日中もベッド上での生活が主体であるが座位を保つ 1. 車椅子に移乗し，食事，排泄はベッドから離れて行う 2. 介助により車椅子に移乗する
寝たきり	ランクC	1日中ベッド上で過ごし，排泄，食事，着替えにおいて介助を要する 1. 自力で寝返りをうつ 2. 自力では寝返りもうてない

（1991，厚生省）

2 看護目標

（a）日常生活の過ごし方を工夫して，寝たきり状態を軽減する
（b）寝たきりによる弊害を予防する
（c）寝たきり状態であっても，QOLを高められるようにする

3 実施方法

表4-29に示す．

4．特徴的な症状をもつ高齢者への看護技術　*177*

表4-29　寝たきり発生時の看護

目的	理由・根拠	看護師の行動（指導内容）	注意事項
関節拘縮の予防（関節可動域の運動）	1週間の不動化による臨床的拘縮発生を防ぐため	全身の関節において自立の状態に合わせて自動または他動運動を実施し，全関節可動域の運動を毎日1〜2回は必ず実施する．体位変換時，移乗動作時，衣服の着脱時，入浴時などに意図的に関節可動域を広げるようにし，継続することで，関節拘縮を予防し，活動性を高める	・固定していた関節の可動域を広げる場合は，靱帯に過度の負荷がかからないように注意する ・関節可動域の運動を日常生活に取り入れ，無理なく継続できるように働きかける
体位変換を積極的にする	体圧の分散のため	自力で体位変換ができない場合には，他動によって頻繁に体位を変換させる．また，寝返り，起きあがりが自力で可能となるようにベッド上で具体的に援助し，機能を向上・拡大させるよう働きかける．ベッドの手すりなどの設置を身体機能に合わせて調整し，自立を助ける	・本人のもてる機能を最大限に発揮できるようにする
座位保持	心身機能の向上のため	座位保持時間を延長する．筋力・バランス感覚が身につくように援助し，安定した座位を保持する．ベッド上の場合には，端座位を積極的に取り入れる．端座位を保持しやすいテーブルの活用もある	・座位保持をして何かできることをみつける．楽しみ，本人のやりたいことができるようにする
自立度に合わせた移動補助用具の活用	起立，移乗，立位保持，歩行のため	起立，移乗，立位保持，歩行が安全に実施できるように筋力の強化，バランス感覚，体重の移乗の仕方，回転，歩行の安定に向けて，移動能力を高める働きかけと日常生活への取り入れ方を工夫する	・本人の移動能力の状態に合わせて，強化する必要のある機能についてくり返し動かす．安定してできるように練習する
運動・移動の持続と拡大	活動的な生活とADL拡大のため	自立の状態を確認し，運動・移動を拡大する対応を積極的に実施する．日々の生活の活性化によって寝たきり状態をできるだけ少なくさせる．歩けない場合でも，日中は寝たままでなく，少なくとも座位での生活ができるようにする	・本人の日常生活自立と生活の質の向上 ・快適な生活へつなげる
心理・精神的廃用を避ける	楽しみや快適な刺激のある本人主体の生活により，生きる意欲を向上させるため	日常生活を活性化させ，生活意欲を高める働きかけをする．楽しみ，生きがいとなるものを個々に見いだせるように働きかけ，これまでの生活背景や生活歴を大切にしながら日々の目標となるものをもてるように働きかける	・生活リズムをつくる．生活にメリハリをつける ・本人の主体性が発揮できるようにする ・楽しめることをみつける

表4-29 寝たきり発生時の看護（つづき）

目的	理由・根拠	看護師の行動（指導内容）	注意事項
廃用症候群の予防		寝たきりによる廃用症候群について本人が理解できるように情報提供する	・短期間の寝たきりによっても起こること．全身に及ぶことを知らせる
筋力低下の予防	最大筋力の20〜30％の筋収縮を行うことで筋力を維持するため	・寝たきりによる筋力低下を進行させないよう，早期から積極的な予防的関わりを実施する ・筋力強化の運動を積極的に取り入れる ・筋力強化中には，血圧や脈拍，痛みなどの変化に注意する．ベッド上では，各筋肉の等尺性収縮運動，下肢に負荷をかけての挙上や，自力での寝返り，起き上がり，座位保持，椅子やベッドからの立ち上がり，移乗動作，歩行などをくり返すことが筋力強化になり，さらに，ADLの自立拡大が筋力強化につながる	・筋力の弱い人でも安全に行えること，運動強度は低めでも頻度を多くして，長期間行うこと ・本人の体力に合わせて本人が筋力強化を積極的に実施できるように，日々の目標をもてるように意欲を引き出すような関わり方をすること
起立性低血圧の予防	長期臥床後に立位や座位をとると，血圧が著しく下降し，立ちくらみ，失神などの症状が出現し転倒を誘発し，ADLを低下させるため	・体位変換を積極的に実施して長期間の寝たきり状態を避け，早期に座位や立位をとれるように働きかける ・長期間の臥床が続いていた場合には段階的に起こしていき，体位の変化による血圧調整ができるようにしていく	・長期間の臥床が続いていると臥床から立位になるときに収縮期血圧が20mmHg以上低下する起立性低血圧が起こりやすくなる
肺炎の予防	肺炎は高齢者の死因上位の疾患である．症状が非定型的であっても早期発見の観察力を必要とする	・体位変換の励行，深呼吸，口腔の清潔，飲食時の体位を座位にし，麻痺側での飲食を避けて誤嚥・誤飲を予防する ・長期臥床により，肺循環の低下から痰の排出が困難となり，分泌物が気道に貯留し，感染する沈下性肺炎や誤嚥・誤飲による肺炎などを起こしやすくなる．寝たきり高齢者の場合には，睡眠中などにも，唾液が気管に流入する状態になることが肺炎の原因ともなるので，つねに口腔内を清潔に保つ	・肺炎の誘発要因を個別に把握し，危険要因を除去する
失禁の予防	座位での排泄によって尿意・便意がはっきりする	・寝たままでの排泄を避け，座位での排泄ができるように移動能力を高め，トイレまでの移動ができない場合には，ポータブルトイレなどを設置して対応する． ・個々の排泄に関わる機能の状態を把握して，より自立度が高くなるように排泄方法を選択する． ・尿意がある場合には，おむつでの排泄を避ける．おむつでの排泄によって，自尊感情を損なうこと，生活意欲を失わせることを避ける	・尿意をなくさせる原因をつくらない

表4-29 寝たきり発生時の看護（つづき）

目的	理由・根拠	看護師の行動（指導内容）	注意事項
尿路感染の予防	高齢者は尿路感染を起こしやすいため	・排泄に伴う清潔（陰部を不潔な状態にしない，陰部洗浄をする）を十分に保てるように対応し，尿路感染の予防をする	・特におむつでの排泄には陰部洗浄で清潔にする ・排泄の世話への遠慮から水分を控えることも尿路感染を誘発する
褥瘡の予防		・高齢者の褥瘡発生要因を観察し，早期から予防する	
褥瘡の危険要因のアセスメント	寝たきり状態では褥瘡発生誘因を複数もっているため総合的なアセスメントが必要	・体動の制限や障害，知覚障害のある疾患，脳血管障害，脊髄損傷，体動が減少する重症状態，大腿骨骨折の治療時，糖尿病などの場合にも褥瘡が発生しやすい ・内的要因としては，栄養状態の不良，低アルブミン血症，貧血，基礎疾患などがあり，外的要因には，身体の圧迫摩擦，ずれ，湿潤があげられる ・観察内容は，寝返りなど可動の状態，可動・移動を妨げている要因，体格（肥満・やせ），麻痺，栄養状態，不潔・湿潤状態（失禁），皮膚の汚染の状態，摩擦・ずれ，皮膚の傷つく要因の有無，ベッド環境	・対象の全体像から危険度のアセスメントをする ・体動の状態は，特に詳細に観察をする
褥瘡予防の方法 同一体位を避ける，体圧の軽減	骨の突出，皮下脂肪の状態，体位，寝具環境による体圧測定と体圧軽減のための体位変換の工夫が必要	・可動の状態，局所の体圧，皮膚の状態，栄養状態，循環の状態によって体位変換の間隔を個別に設定する ・体圧分散効果のある予防用具などで体圧の軽減をする	・体位変換は，個別の条件に合わせて判断する ・褥瘡予防用具の活用（体圧分散効果，通気性，感触など予防用具の性質をよく知って，長所を生かし，短所を軽減するように使用する）
寝具環境の調整 ずれの誘因，摩擦の要因を除去する	体圧，摩擦，皮膚のずれによる皮膚の損傷を防ぐため	・敷き寝具の硬さと体圧のかかり方を観察する．掛け寝具は，軽くする ・体位変換時など皮膚の摩擦を避ける．便器挿入時などでは，殿部を十分に上げて皮膚の摩擦や外傷を避ける．ベッドでの上体挙上の場合には急激にギャッチアップせず，ゆっくり挙上して皮膚のずれを予防する	
皮膚の不潔・湿潤を避ける	尿・便による皮膚汚染，おむつによるむれなどが皮膚の湿潤の原因となり，皮膚を損傷させやすくするため	・失禁などによる皮膚の不潔，湿潤の状態を観察し，汚染を未然に防ぎ，皮膚を清潔に保ち，乾燥させておく	皮膚の不潔・湿潤は，皮膚を傷つけやすく，感染を誘発する

表4-29 寝たきり発生時の看護（つづき）

目的	理由・根拠	看護師の行動（指導内容）	注意事項
栄養状態を改善する	低栄養の改善が褥瘡予防・感染予防の基本であるため	・食事摂取の状態を観察し，栄養状態を向上させる（高たんぱく，高ビタミンの食事）	・栄養状態の改善は，褥瘡予防の重要課題
異常の早期発見，早期対処		・圧迫されやすい皮膚の観察をつねに行い，発赤部位を早期発見し，体位変換や除圧の工夫を個別の状況に合わせて実施する	
発赤への対処		・発赤部位がある場合は，体位を変えてから30分以上退色しない場合には，褥瘡の第1度とみなし，ポリウレタンフィルムドレッシング材で保護し，摩擦や傷，汚染を防ぎ，体位変換や体圧分散効果のある褥瘡予防用具の活用で，発赤部位の圧迫を取り除くよう対応する．この時点で早期に発見し，積極的に対処することで，治癒が可能となる ・褥瘡発生を誘発する心身の変化を見逃さないきめ細かな観察と適切な対応をする	・発赤が褥瘡かどうか確実に見極め，早期に対処する

❹ 観察・評価の視点

〔1〕観察点
①対象の寝たきりの状態・程度について日常生活全体から把握する
②寝たきり状態の個別の原因を総合的に観察する
③今後の寝たきり改善への見通しについて対象の心身の状態および環境面から多角的に把握する
④寝たきり期間，日常生活の自立度・過ごし方，今後への考え方

〔2〕評価の視点
①対象や家族が寝たきりの弊害についての認識をどのように持っているか
②寝たきり改善への意欲があるか
③寝たきり改善の方法が対象の苦痛となっていないか
④対象や家族の生活への意向に合っているか
⑤寝たきり改善の方法を今後も持続して実施できそうか
⑥対象の変化に合わせた対応ができそうか
⑦寝たきり改善の方法を実施した結果，廃用症候群を予防できたか
⑧対象の自立度が向上したか

④ 健康教育

　高齢者の寝たきりは，脳血管疾患や骨折のみならず風邪などで寝こんだことをきっかけとして誘発されることもあり，また気力の低下やうつ，重度の認知症など精神的要因での寝たきりもある．さらに，移動に痛みを伴う骨関節系疾患の罹患も多く，行動の不活発から筋力低下をきたし，寝たきりを誘発させやすい．また，骨粗鬆症の予防をはじめ転倒による骨折を予防するためには，心身の機能および環境面から危険要因をアセスメントし，日常生活においてきめ細かく対応していく必要がある．

　このような認識をもちながら，高齢者の日常生活においては寝たきりのきっかけをつくらないように，体力を維持できるよう心身の活動を継続する働きかけが必要である．

　また，高齢者の寝たきり改善は，活発な日常生活の過ごし方そのものがその対応策であるため，対象のADL自立の状態，今後予測される健康状態をふまえ，生活を自立度の高いものにしていく必要がある．対象や家族が寝たきり改善への意欲をもって日々の生活を活性化できるように，実生活に合った具体的な目標をもちながら過ごせるように支援する．また，対象にとって無理や苦痛が伴うものであれば，長続きせず生活意欲を低下させることになるので，対象の意向に合わせて柔軟に対応し，日々の生活に取り入れやすい方法を工夫する必要がある．日常生活の活性化と生活リズムを整えることが改善のポイントとなるため，ADLの自立，人とのコミュニケーションを活発にすること，生活を楽しむ要素を見いだすこと，生活の張り合いや生きがいをもてるようにすることで生活の質を向上させるように，対象への支援をする．

研究してみましょう

4-1
1. 感覚障害が，高齢者のADL，日常生活，心理的・社会的側面に及ぼす影響を考えてみよう．
2. 感覚障害の程度や頻度に関連する要因を検討してみよう．
3. 感覚障害による影響を最小限にして快適に生活するための支援方法を考えてみよう．

4-2
1. 高齢者が日常生活の中で無理なく，しかし意図的に水分を補給・コントロールできる方法を探してみよう．
2. 冷え症における性差について調べてみよう．
   冷え性は女性に多いといわれているが，実態を調査し，その理由および生活環境・生活習慣による影響を把握し，個別的で効果的な予防教育の方法を検討してみよう．
3. 高齢者では，訴えが少なくても低体温になっている場合がみられ，冷え性の生理学的な客観的指標がアセスメントをする際に重要になることもある．そこで，客観的指標として適切な変数は何かを検討してみよう．

4-3
1. 高齢者の衣類および寝具についての汚染度，看護職者のユニフォームの交換頻度について調べてみよう．それらは感染症の発生と関係があるか検討してみよう．
2. 高齢者の感染症に対する抵抗力・免疫力を強化するために，どのような工夫・対策が行われているのか調べてみよう．
3. ほこりをたてない看護ケアについて考えてみよう．シーツ交換時の空中浮遊物菌の増加を減らすための工夫としてどのようなことがあるのか，手順や空気の流れを考慮して取り組んでみよう．

4-4
1. 高齢者の転倒・転落事故と認知症の関係について考えてみよう．
2. 高齢者の活動への動機づけについて考えてみよう．

4-5
1. 排尿パターンを把握するために有効な視点，方法を研究してみよう．
2. 実際に使用されている失禁用品を調べ，研究してみよう．また，効果的なプロトコール（手順）を検討してみよう．
3. 効果的な骨盤底筋訓練を検討してみよう．

4-6
1. 高齢者で単身生活者と家族同居者のうつ症状の有無とその内容について比較してみよう．
2. 高齢者が実際取り組んでいる社会資源の活用方法を調査し，その効果を分析してみよう．

4-7
1. 人の生活スタイルと動脈硬化につながる検査結果の関連を調べてみよう．運動や食事等を変えると検査結果はどのように変化するか確認してみよう．
2. 認知症がある人の行動を観察し，笑顔を引き出す方法を研究してみよう．
3. 認知症がある人と介護者の生活の質を高めるために必要な援助を調べてみよう．

4-8
1. 高齢者が寝たきりになるきっかけと対応の課題について調べてみよう．
2. 寝たきり予防のための高齢者自身の保健行動について調べてみよう．
3. 高齢者の寝たきり予防に関係する住環境と設備のあり方，整備上の課題について調べてみよう．

4. 寝たきり改善への対応が継続し難い状況を分析してみよう．
5. 寝たきり予防と介護支援サービス活用の効果について調べてみよう．

実証的な研究の紹介

4-1
- 田中千晶，吉田裕人，天野秀紀ほか（2006）地域高齢者における身体活動量と身体，心理，社会的要因との関連，日本公衆衛生雑誌，53（9），pp. 671-680
- 徳久朋子，丹羽さよ子，増満誠ほか（2006）老年者の運動視機能および日常生活への影響，鹿児島大学医学部保健学科紀要16巻，pp. 5-12
- 佐藤しづ子，笹野高嗣，斉藤美紀子ほか（2005）高齢者の味覚異常に関する疫学調査研究（第2報）唾液分泌量低下が味覚異常に及ぼす影響，日本口腔診断学会雑誌，18（1），pp. 14-18
- 矢嶋祐樹，間三千夫，中嶋和夫ほか（2004）難聴高齢者の聴力低下が精神的健康に及ぼす影響，Audiology Japan, 47（3），pp. 149-156
- 鈴木郁，越智寛毅（2004）高齢者にとっての了解度改善を目的とした，拡声器のための音声加工処理，人間工学，40（6），pp. 289-301
- 尾崎章子，萩原隆二，内山真ほか（2003）百寿者のQuality of Life維持とその関連要因，日本公衆衛生雑誌，50（8），pp. 697-712
- 佐藤しづ子，笹野高嗣，斉藤美紀子ほか（2003）高齢者の味覚異常に関する疫学調査研究（第1報）全身疾患及び服薬が味覚異常に及ぼす影響，日本口腔診断学会雑誌，16（1），pp. 1-8
- 猪野美由紀，官澤文彦，川西恭子（2003）視聴覚障害をかかえる独居高齢者の在宅介護における連絡ノートの役割　H.S氏の事例を通して，日本看護福祉学会誌，9（1），pp. 71-72
- 本田亜起子，斉藤恵美子，金川克子ほか（2002）一人暮らし高齢者の自立度とそれに関連する要因の検討，日本公衆衛生雑誌，49（8），pp. 795-801
- 松田典子，湯浅美千代，野口美和子（2002）入院・入所している難聴高齢者の難聴に由来する思いと看護援助，千葉看護学会会誌，8（2），pp. 16-22

4-2
- 梶井文子，亀井智子，山田艶子（2007）介護保険施設における要介護高齢者の脱水予防のための水分摂取に関する援助のあり方に関する研究，大和証券ヘルス財団研究業績集，No. 30, pp. 68-73.

　　介護保険施設536施設における看護職，介護職，栄養士の各専門職が現在実施している要介護高齢者の脱水予防のための具体的援助方法や課題を明らかにした．水分摂取の援助方法の具体的改善方法は，3食以外の時間に最低3回以上の水分摂取を実施していた．好む飲み物を多様な方法で多種類準備できること，水分摂取のタイミングの重要性が明らかになった．

- 堤雅恵，佐藤美幸，小林敏生（2004）ケアハウス入所高齢者における体内水分量の季節変動　バイオインピーダンス法を用いた夏季と冬季の比較検討，山口県立大学看護学部紀要，No. 8, pp. 19-23.

　　水分摂取を自己管理で行っている67～93歳のケアハウス入所者23名を対象に検討した．総水分量，細胞内水分量，細胞外水分量のいずれについても冬季の方が有意に低値であった．体内水分量の減少を示す自覚症状と実際の体内水分量との関連は認められなかった．

これらより，冬季には脱水症発生の潜在的な危険性が増大しており，積極的な水分摂取が必要であることが示唆された．

・梶井文子（2002）高齢入院患者における脱水状態の早期発見のための看護アセスメント　高張性脱水の血液検査指標と観察所見からの分析，お茶の水医学雑誌，50（3），pp. 115-132.

　　　標記看護アセスメントの具体的な項目を明らかにするため，介護療養型医療施設に入院中の274名を対象として，患者特性や健康状態等の要因ならびに徴候・症状項目と，高張性脱水の主要な血液検査指標との関連を検討した．脱水の要因項目では，血清ナトリウム高値と「利尿剤使用」「口腔内の衛生状態に問題ある」との間に，血清浸透圧高値と「女性」「下剤・浣腸剤使用」「糖尿病」「Barthel Index scoreが高値」「85歳以上」「経口栄養法である」との間に関連が認められた．徴候・症状の項目では，血清ナトリウム高値と「口唇の乾燥」「舌の乾燥・亀裂」「皮膚乾燥」「皮膚緊張の低下」との間，および血清浸透圧高値と「皮膚乾燥」「口唇の乾燥」「皮膚の冷感」「微弱な脈拍」「呼吸数の上昇」との間に関連が認められた．

・寺下美保（2003）高齢者施設におけるフットケアの試み　下肢血流障害療養者の足浴の試み，GPnet, 50（4），pp. 49-51.

　　　下肢血行障害療養者6名（女：平均91.5歳）．フットケアとして炭酸ガス入浴剤を入れた41～42℃の湯による10分間の足浴を3名に，「唐辛子オイル」の塗布を1名に，併用を2名に行った．フットケアにより足の皮膚色や冷感は改善し，全体に血流障害改善が得られた．冷感が強く血行不良色を呈した療養者では効果が一時的であったが，両足第4,5趾の血行不良が認められた療養者は，唐辛子オイルにより6週で肌色となった．2カ月間フットケアを続け著明な血行改善は認めなかったが，徐々に冷感は軽減し，皮膚色も肌色へと改善傾向が認められた．また，精神的な安定や喜びの声，笑顔もみられた．

4-3

「高齢者」と「手洗い」「病床」「洗濯」をキーワードに，医学中央雑誌から過去5年間の看護職者の原著論文を検索した結果から，高齢者への看護技術に該当するものを紹介する．

・橘廣美，松本幸美，根井さき子，濱野好子（2007）高齢者専門病院におけるノロウイルス感染症からの考察，名古屋市厚生院紀要，No. 33, pp. 31-36
・森下千恵美，岩田康一，清水進，高野英雄ほか（2007）認知症対応型共同生活介護における食品衛生実態調査，公衆衛生，71（5），pp. 443-447
・黒澤恵美，赤土壽枝子，乾早紀子ほか（2007）高齢者の睡眠と病室内照度との関係　日中の大半をベッド上で生活する患者を対象に，奈良県立三室病院看護学雑誌，No. 23, pp. 4-7
・中村恵美（2006）療養型病棟において利用者・家族が求めている援助　援助と設備への家族の思い，高齢者リハ・ケア実践，4（3），pp. 33-45
・天野瑞枝，中田秀美，三好陽子ほか（2006）麻痺のある患者の手指の細菌調査　移動可能群と寝たきり群の比較，医学と生物学，150（12），pp. 426-432
・松田ひとみ，増田元香，橋爪祐美（2006）高齢者の入院施設における看護者の手を洗う行為と感染予防意識に関連する要因　アンケート調査による多変量解析から，日本生理人類学会誌，11（1），pp. 35-42
・森千鶴，佐藤みつ子（2005）在宅高齢者の清潔行動と関連する要因，国立看護大学校研究紀要，4（1），pp. 60-67
・楠くみ子，岩谷美枝，石上武ほか（2004）多摩地域に所在する高齢者施設を対象とした細菌調査（平成14年度），東京都健康安全研究センター研究年報，No. 54, pp. 303-308

4-4
- 米田和子，深井正美，山田ひとみほか（1994）リハビリテーションを受けている高齢患者の転倒・転落と痴呆症との関係－看護記録による事故分析結果から－，日本看護学会集録：第25回老人看護
- 篠田規公雄，岩月宏康，岩月順子ほか（1994）高齢骨折者における転倒状況についての調査，看護技術，40（10）

4-5
- 岡本有子，鈴木育子，岡田忍，石垣和子，山本則子（2007）排尿ケアに関する質指標の構築と標準化，看護研究，40（4），pp. 327-342

    文献レビューとエキスパートパネルによる討議にて，高齢者訪問看護における排尿ケアに関する質指標を開発した．さらに，375名の訪問看護師へのアンケート結果から，作成した質指標の標準化に向けて適用可能性を検討した．指標はアセスメント7指標，介入22指標，フォローアップ2指標の計31指標であった．アセスメントの指標は下部尿路機能障害のタイプ，皮膚の観察と保清の状況，トイレ環境などがあげられた．介入の指標は肥満・便秘への対応，排尿用具の選択，介護負担の軽減などの一般的なケア，異常時の対応，皮膚障害の予防，家族への指導などの尿道カテーテルが挿入されている場合のケア，および尿失禁タイプ別ケアの3カテゴリーがあげられた．評価の指標は実施後の評価とチームを組んで取り組む体制づくりであった．排尿ケアに関する質指標は訪問看護師から概ね良好に評価され，アセスメントと尿道カテーテルが挿入されている場合のケア，および家族への指導に関する実施率が高かった．

- 丸山優（2007）高齢入院患者に対するおむつ交換場面における熟練看護師の関わり，老年看護学，12（1），pp. 55-62

    病院の熟練看護師（管理者の推薦）6名を対象に，おむつ交換場面の参加観察と面接調査から，床上でのおむつ交換場面で行っている関わりを明らかにした．その結果，「患者との人間的な関係を保持しようとする関わり」「患者の安全を守ろうとする関わり」「おむつ交換時に患者に不快な感情をもたせないようにする関わり」「患者の不安を解消しようとする関わり」「おむつ交換後に快適に過ごせるようにする関わり」「おむつ交換場面で快適さを提供しようとする関わり」「患者の反応や動きを引き出そうとする関わり」「おむつ交換場面での接触の意味を広げようとする関わり」「患者の状態をアセスメントしようとする関わり」「看護師が自分のケアを評価しようとする関わり」「患者に注目して落ち着いて援助を行える雰囲気をつくろうとする関わり」「患者・援助者双方にとっての安楽を目指そうとする関わり」「患者に必要なケアを継続させようとする関わり」という13の関わりが明らかになった．

- 小泉美佐子（2002）高齢尿失禁患者の排尿パターンの把握から習慣化訓練を試みた例，EBNursing，40（4），pp. 63-67

    療養型病床に入院中の85歳女性に尿漏れセンサーシステムを使用して，排尿パターンを把握し，その結果からトイレ誘導時間を設定しトイレ誘導するPaterned Urge-Response Toileting（PURT）方法を試みた．3日間のモニターから排尿時刻をプロットして，排尿が集積する1時間枠の中間時刻を決め，それより30分前をトイレ誘導時間とした．14日間の介入の中で，前半より後半のほうがトイレで排泄する割合が増加して，表情も明るくなり，トイレ誘導にもスムーズに応じる変化がみられた．

4-6
- 古村美津代（2007）抑うつを伴う施設入居高齢者の構造的ライフレビューによる心理的プロセス，日本看護研究学会誌，30（4），pp. 53-59

　　本研究は，抑うつを伴う施設入居高齢者の構造的ライフレビューによる心理的プロセスを明らかにし，その心理的ケアの有効性を検討することを目的に認知障害のない抑うつを伴う施設入居者に構造的ライフレビューを実施したもの．面接当初は身体的低下や施設入所による孤独感などを訴えていた高齢者が，構造的ライフレビューにより面接者が出来事に対する思いやその出来事の意味について思いめぐらすことができるように関わることで様々な出来事を想起し，自らの人生を受容することができた．構造的ライフレビューにより高齢者は，＜無力な自分＞＜記憶を思い出して感じていること＞＜人生の見直し＞＜自我の統合＞の心理的プロセスをたどることが明らかとなり，心理的援助につながった．

- 森川千鶴子，梯正之（2006）高齢者における人生総括と精神的健康の関連，日本看護福祉学会誌，11（2），pp. 1-9

　　本研究は65歳以上の高齢者128人を対象とし，人生総括を4グループに分類，自由記載内容，性格傾向，抑うつ状況との関連を分析し，高齢者の心の健康状況を明らかにした．その結果，人生総括肯定的グループは社交得点が，否定的グループは神経症性得点が最も高かった．抑うつ状況と性格傾向の関連は，社交性傾向が高いほど抑うつ傾向は弱く，神経症性傾向が高いと抑うつ状況が強くなっていた（$p<0.001$）．また人生に関する内容分析から，①健康，②経済的安定，③仕事，④伴侶の存在，⑤家族の存在，⑥友人の存在，⑦地域の人，⑧戦争体験，⑨趣味を持つ，⑩信条，⑪その他，のサブカテゴリが得られ，特に信条，家族の存在，仕事，戦争体験について記載が多かった．この結果から人生総括を否定的にとらえている高齢者は軽度の抑うつ状態，神経症傾向にあることが示唆された．

4-7
　　認知症のケアについては，ケアのあり方，家族への支援方法などと並び，回想法や各種セラピーの効果についての研究が盛んである．いくつか例をあげる．

- 佐藤弘美ほか（2005）痴呆性高齢者のグループ回想法において家族とケアスタッフが捉えた意味　回想場面の映像から，石川看護雑誌，2，pp. 15-23
- 奥村由美子ほか（2005）認知症高齢者への回想法における評価方法及び実施回数に関する研究，日本痴呆ケア学会誌，4（1），pp. 24-31
- 上島健，安藤啓司（2004）介護老人保健施設入所者における継続的な「ぬり絵」活動と作品の変化，作業療法，23（6），pp. 530-538
- 浜田博文ほか（2003）痴呆の認知リハビリテーション　見当識・記憶・言語・注意障害に対して，認知リハビリテーション2003，pp. 35-46

[引用文献]

4-1
1）星兵仁ほか（1997）高齢者における視力と日常生活動作の関係，日本眼科紀要，48（4），pp. 511-515
2）楢村裕美（1997）高齢者の聴力の実態－老人保健施設入所者における調査，Audiology Japan，40（6），日本聴覚医学会，pp. 713-718
3）石崎久義（1995）高齢者の姿勢統御機構－転倒と視覚の関係について，Equilibrium Research，

54（5），日本平衡神経科学会，pp. 409-415
4）尾形みゆきほか（2000）日本中毒情報センターで10年間に受信した高齢者の中毒事故の検討，中毒研究，13（1），pp. 99-102
5）井原一成（1993）地域高齢者の抑うつ状態とその関連要因に関する疫学的研究，日本公衆衛生雑誌，40（2），pp. 85-94
6）杉浦むつみほか（2000）補聴器装着前後の心理的ストレスの評価，日本耳鼻咽喉科学会会報，103（8），pp. 922-927
7）金子真紀子ほか（1999）肥満による味覚の変化について，肥満研究，5（1），pp. 30-34
8）山内由紀ほか（1995）全口腔法味覚検査（第2報）−加齢変化と性差・喫煙による影響，日本耳鼻咽喉科学会会報，98（7），pp. 1125-1134

4-2
1）在宅チーム医療栄養管理研究会監修，蓮村幸兌，佐藤悦子，塚田邦夫編著（2006）スリーステップ栄養アセスメントを用いた在宅高齢者食事ケアガイド，第一出版，pp. 102-114，p. 121
2）Greenberg, J. S. 著，服部祥子，山田冨美雄監訳（2006）包括的ストレスマネジメント，医学書院，pp. 133-152
3）喜多敏明（2007）プライマリケア漢方，日本医事新報社，pp. 53-65

4-3
1）佐藤鈴子，高橋泰子ほか（1994）気管内吸引における流し水の清浄度に関する研究，看護研究，27（4），pp. 22-29
2）Ryan, M. A., Christian, R. S. & Wohlrabe, J.（2001）Handwashing and respiratory illness among young adults in military training, American Journal of Preventive Medicine, 21（2）, pp. 79-83
3）高橋泰子（1999）重症患者ケア後のナース手指付着菌と石鹸・流水による手洗い後の手指生残菌に関する研究，看護研究，32（4），pp. 65-71
4）高橋泰子（1989）重症救急患者の病室の環境細菌−特に床細菌汚染の広がり方を中心にして−，日本看護科学会誌，9（2），pp. 14-20
5）毛利大海，遠藤美代子，高橋泰子ほか（2001）一般病棟におけるシーツ交換時の病床環境，防菌防黴誌，29（6），pp. 371-377
6）日本環境感染学会編（1995）病院感染防止指針第2版，南山堂
7）高橋泰子，田谷千春，橋本洋子ほか（1994）MRSA感染患者に行った各種ケア後の予防衣および手袋の細菌汚染度比較，看護研究，27（4），pp. 30-36

4-6
1）Green, R. F.（1969）Age-intelligence relations between ages sixteen and sixty-four : a rising trend., Developmental. Psychology, 1, pp. 618-627
2）琵琶湖長寿科学シンポジウム実行委員会編（1990）老化とは何か，医歯薬出版，pp. 35-37

4-7
1）中村重信・田路浩正（1998）ぼけにせまる，羊土社，pp. 14-15
2）東京都老人総合研究所編（1994）中高年と健康11―痴呆はどこまでわかったか，東京化学同人，p. 18
3）横山武（1989）図解病理学第2版，文光堂，p. 306
4）三重県津地方県民局保健福祉部（2001）地域における痴呆性高齢者の支援体制の整備と組織の育成事業報告書，三重県津地方県民局保健福祉部，p. 5
5）Dunkin, J. J. & Anderson-Hanley, C.（1998）Neurology, 51（1）, American Academy of Neurology, S53-S60
6）杉山孝博（1988）ぼけなんかこわくない ぼけの法則，リヨン社
7）前掲書4），pp. 8-9

8）大塚俊男，本間昭編（1991）高齢者のための知的機能検査の手引き，ワールドプランニング，pp. 55-58
9）Holden, Una P. & Woods, Robert T. 著，川島みどり訳（1994）痴呆老人のアセスメントとケア―リアリティ・オリエンテーションによるアプローチ，医学書院，p. 53
10）野村豊子（1998）回想法とライフレビュー　その理論と技法，中央法規出版，p. 32
11）長谷川和夫監修，上田慶二ほか（1999）老年期痴呆診療マニュアル第2版，南江堂，pp. 59-61
12）奥野正孝（2000）へき地における老年医療，日本老年看護学会　第5回学術集会抄録集，日本老年看護学会　第5回学術集会事務局，p. 32

[参考文献]

4-1
1．澤充（1997）視力障害，臨床看護，23（13），pp. 1928-1931
2．加我君孝，横小路雅文（1997）聴力障害，臨床看護，23（13），pp. 1932-1936
3．中川秀巳（1997）皮膚瘙痒，臨床看護，23（13），pp. 1941-1943

4-2
1．Gasper, P. M.（1999）Water intake of nursing home residents., Journal of Gerontological Nursing, 25（4），pp. 23-29
2．丸橋佐和子（1997）特集―看護アセスメントの実際④症状別アセスメント：脱水，臨床看護，23（10），pp. 1474-4180
3．小川徳雄（1994）老年者の体温調節機能，自律神経，31（4），pp. 373-378
4．Sansevero, A. C.（1997）Dehydration in the elderly: strategies for prevention and management., Nurse Practitioner., 22（4），pp. 41-42, 51-52, 54-57
5．関本博（1992）老齢者にみられる頑固な手足の冷え，Geriatric Medicine, 30（3），pp. 449-452
6．小松浩子，菱沼典子編（2007）足浴ケアが生体に及ぼす影響，看護実践の根拠を問う改訂第2版，南江堂，pp. 1-11

4-3
1．浦野美恵子（2000）病院環境管理における院内感染対策Part1，エキスパートナース，16（1），pp. 84-87
2．浦野美恵子（2000）病院環境管理における院内感染対策Part2，エキスパートナース，16（2），pp. 88-91
3．板橋繁，佐々木英忠（2001）高齢者の感染症にどう対応するか，作業療法ジャーナル，35（9），pp. 896-899

4-4
1．鈴木みずえ，浜砂貴美子，満尾恵美子（2001）高齢者の転倒ケア－予測・予防と自立支援のすすめ方－，医学書院
2．奥野茂代，大西和子監修，百瀬由美子編（2019）老年看護学第6版，ヌーヴェルヒロカワ
3．メアリー・A．マテソン，エレアノール・S．マコーネル著，粟生田友子，小野寺杜紀ほか訳（1996）看護診断にもとづく老人看護学3　身体的変化の看護診断，医学書院
4．米田和子，深井正美，山田ひとみほか（1994）リハビリテーションを受けている高齢患者の転倒・転落と痴呆症との関係－看護記録による事故分析結果から－，日本看護学会集録：第25回老人看護
5．篠田規公雄，岩月宏康，岩月順子ほか（1994）高齢骨折者における転倒状況についての調査，看護技術，40（10）

4-5
1．浜田きよ子監修（1998）排泄介護実用百科―トイレの自立を守るコツ，ひかりのくに
2．奥野茂代，大西和子監修，百瀬由美子編（2019）老年看護学第6版，ヌーヴェルヒロカワ

3．鎌田ケイ子（1996）尿失禁アセスメントツールの開発過程，看護研究，29（5），pp. 15-33
4．比嘉静江（2001）痴呆性老人の抑制はずしにおける失禁対策，排尿障害プラクティス，9（1），pp. 77-81
5．義永敏明，軍場ルリ子，倉道洋子（1998）オムツ使用者が不潔行動で表すクライシスコールの意味，日本精神科看護学会誌，41（1），pp. 505-507
6．福井準之助，並河正晃（1992）JJNスペシャルNo.29　高齢者の尿失禁看護，医学書院
7．小松浩子（1994）腹圧性尿失禁をもつ中高年女性の尿失禁自己管理とその影響要因に関する分析，聖路加看護大学紀要，20，pp. 2-10
8．クリスティーン・ノートン著　河野南雄訳（1992）失禁ケアマニュアル，医学書院
9．安藤眞理子，山名敏子（2000）あきらめないで！失禁ケア，エキスパートナース，16（5），pp. 24-28
10．竹崎久美子（2000）高齢患者の排泄ケアに必要なアセスメントとケアプラン，臨床老年看護，7（1），pp. 27-34
11．小松浩子（1996）老人ケアの新しい展開　尿失禁管理，臨床看護，22（4），pp. 505-512

4-6
1．安藤進，鈴木隆雄，橋竜太郎（2000）老化のことを正しく知る本，中経出版
2．高橋三郎ほか訳（1996）DSM-Ⅳ精神疾患の診断・統計マニュアル，医学書院
3．平澤久一，長谷川雅美，滝井ヒロミ（2000）症状別・病態別精神科看護，日総研出版
4．松岡緑（2000）アセスメントに焦点をあてた看護過程　精神障害者のケア第2版，ヌーヴェルヒロカワ
5．奥野茂代，大西和子監修，百瀬由美子編（2019）老年看護学第6版，ヌーヴェルヒロカワ
6．外口玉子ほか（2000）精神看護学1　精神保健看護の基本概念，医学書院
7．高橋祥友（2000）中高年の自殺を防ぐ本，法研
8．荊木裕（1997）65歳からの生死を創る，中央法規出版
9．日野原重明（1996）健やかないのちのデザイン，春秋社
10．田中澄江（1994）美しい老いの秘訣，PHP文庫
11．中島健一編（1999）高齢者のこころのケア，小林出版
12．鈴木映二，藤澤大介，大野裕監訳（2003）高齢者うつ病診療のガイドライン，南江堂

4-7
1．東京都老人医療センター編（1999）痴呆性高齢者ケアマニュアル，メディカルレビュー社
2．医学大辞典　第19版（2006），南山堂
3．日野原重明，井上裕夫監修　井藤英喜編（2005）看護のための最新医学講座第17巻　老人の医療第2版，中山書店
4．高橋三郎ほか訳（1995）DSM-Ⅳ精神疾患の分類と診断の手引き，医学書院
5．呆け老人をかかえる家族の会編（2005）若年期認知症　本人の思いとは何か―松本照道・恭子夫妻の場合，クリエイツかもがわ
6．太田正博ほか（2006）私，バリバリの認知症です，クリエイツかもがわ

4-8
1．和田攻，武富由雄編（2000）高齢者介護実践ガイド　寝たきりにさせない，ならないために，文光堂
2．和田攻編（1996）ナースのための患者とその家族の指導ガイド，文光堂

5

特徴的な疾患をもつ高齢者への看護技術

[学習目標]
1-1. 大腿骨頸部骨折患者の治療は，長期臥床によってもたらされる廃用症候群の防止とQOL向上のため，早期に手術およびリハビリテーションを開始する方向に変化していることを理解する．
  2. 大腿骨頸部骨折の術後合併症をあげ，その発症メカニズム，症状，予防方法について理解する．
  3. 退院計画と退院に向けた教育の内容と方法を理解する．
2-1. 慢性心不全をもつ高齢者の特徴について理解する．
  2. 薬物療法を受けている慢性心不全の高齢者に必要な運動療法および食事療法について理解し，看護援助について学ぶ．
  3. 急性心不全の発作予防の生活管理における看護援助について学ぶ．
3-1. 慢性閉塞性肺疾患をもつ高齢者の特徴を理解する．
  2. 在宅療養を行っている高齢者の問題を理解する．
  3. 呼吸リハビリテーションおよび在宅酸素療法の目的を理解し，援助技術を学ぶ．
4-1. インスリン自己注射技術を習得する上での高齢者の特徴を理解する．
  2. 高齢者の糖尿病療養生活に関連した問題について理解する．
  3. 高齢者のインスリン自己注射技術への援助と療養生活への援助技術を学ぶ．
5-1. 脳梗塞の病態生理について理解する．
  2. 急性期，回復期，維持期のケアの違いを理解する．
  3. リハビリテーションと自発性との関係について探求する．
6-1. 胃がんでターミナル期にある高齢者の特徴について理解する．
  2. 胃がんでターミナル期にある高齢者の痛みの緩和，食事，排泄の援助について理解する．
  3. がんのターミナル期にある高齢者が，その人らしく生を全うすることができるよう援助することの重要性を理解する．

5．特徴的な疾患をもつ高齢者への看護技術

1 大腿骨頸部骨折で手術を受ける高齢者への看護技術

① 基礎知識

　高齢者が，療養時の長期の臥床などがきっかけとなり介護が必要になったとされる主な原因疾患は，脳血管疾患，認知症，衰弱，関節疾患，転倒・骨折などである（国民生活基礎調査結果より）．高齢者が安静臥床となると，筋力低下，関節拘縮をはじめとする廃用症候群を生じやすい．かつては骨折で受傷すると長期臥床を強いられていたが，強固な内固定術や人工骨頭置換術が実施されるようになり，早期に手術，早期にリハビリテーションを開始する積極的な方針がとられるようになってきている．

　図5-1は大腿骨頸部骨折の急性期病院と回復期リハビリ病院の地域連携パスである．近年，在院日数の短縮や効率医療の確立を目的に，クリニカルパス（クリティカルパスともいう）が病院で導入されている．さらに，クリニカルパスの進化型として地域連携パスが生まれ，2006年4月の診療報酬改定で大腿骨頸部骨折の地域連携パスが初めて診療報酬に評価されるようになった．図の地域連携パスは，急性期病院から回復期病院を経て早期に自宅に帰れるよう標準的な診療計画が示されており，治療を受ける2つの医療機関で共有される．あらかじめ診療内容を患者に提示，説明することにより，患者は安心して医療を受けることができる．急性期病院では術後1日目よりリハビリを開始して，2日目には車イス移乗，術後1週間で創抜鉤，歩行訓練を開始する．術後1週間，もしくは2～3週間で転院基準により退院または転院となる．ADL（日常生活動作）拡大に向けたリハビリ，自宅生活に向けたホームプログラム指導は回復期リハビリ病院で行うようになっている．

　大腿骨骨折は，骨折線が関節包内にあるか外にあるかにより内側骨折と外側骨折（転子部骨折）に分けられる．内側骨折は大腿骨頭への血流が遮断されやすく，大腿骨頭部には骨膜がないことなどから骨癒合が困難とされている．そのため，骨癒合をあきらめて人工骨頭置換術が行われることが多い．外側骨折は骨膜を有し血管損傷もより少ないので治療しやすく，内固定具（金属）を用いた骨接合術が行われる（図5-2）．麻酔は，全身麻酔による術後の肺合併症の危険を考慮して，腰椎麻酔あるいは硬膜外麻酔が選択される．

② 日常みられる問題

　手術前，手術直後から離床まで，リハビリ期から退院までの3期に分けて問題点をあげる．

〔1〕手術前
①骨折からくる疼痛，ベッド上安静や牽引に伴う同一体位保持による身体的苦痛がある．

5．特徴的な疾患をもつ高齢者への看護技術

■ 大腿骨頸部骨折地域連携パス（公立富岡総合病院）

患者氏名　　　性別　　　年齢　　　主治医
住所　　　　　　　　　　　　　　　電話番号

術式		急性期病院（公立富岡総合病院）					回復期リハビリ病院（　　　）		
経過/日付	入院日～手術前日 入院日：	手術当日	術後1日目	術後2日目	術後3～6日目	術後1週 転院日：	術後2～3週 転院日：	入院時 平成 年 月 日 → リハビリ期	～退院時 平成 年 月 日
アウトカム	手術の準備ができる	術後合併症（後出血、神経・循環障害、再骨折、深部静脈血栓症、イレウス）が起こらない→		愛肢非荷重で車椅子移乗できる リハビリ出床ができる		・転院基準 創感染なく抜釘できる 退院・転院ができる→	・転院基準 創感染なく抜釘できる 退院・転院ができる	日常生活動拡大に向けたリハビリ 転倒・再骨折が起こらない	日常生活能力の獲得 日常生活を自宅で可能とする状態まで改善・回復 ケアプランの作成、自宅生活改築等の完了
治療処置検査	深部静脈血栓予防の説明と準備 弾性ストッキング メドマー X-P	弾性ストッキング メドマー X-P 採血	採血	創部オプサイト処置	創部包交	弾性ストッキング除去 メドマー終了 創抜針X-P	創部確認		リハビリ介護サービス組み合わせても自宅生活が困難 継続した医療が必要
点滴		点滴							
内服	常用薬有無確認 抗凝固剤中止確認	手術前内服確認 手術後内服再開			必要に応じて点滴	退院時服薬指導		内服薬 服薬指導 自己管理指導	服薬方法の確認及び家族指導
安静度リハビリ	床上安静 介助体位交換 スポンジ架台 患肢拳上	床上安静 介助体位交換	術式に応じて安静度拡大 リハビリ開始			部分荷重開始（　　　）	全荷重開始（　　　）	リハビリ評価	ホームプログラム指導
食事	OP前21時より禁食 飲水のみ可	OP後飲水再開	朝：全粥食 昼から常食						
排泄	床上トイレ	尿管	尿管抜去 トイレ						
清潔	ストレッチャーシャワー		清拭	ケア表に沿って実施					
説明	入院時オリエンテーション 術前オリエンテーション 必要物品確認 絶飲食の説明 患者用パス説明	介助体位交換の必要性説明 飲水開始時間 術後説明	術式に応じてバラエティソング・SLR説明	床上リハビリ説明（パンフレット） リハビリオリエンテーション	家族に対する機能予後説明 退院説明	転院・退院サマリー 退院指導 次回受診日（　　　）	歩行器歩行・杖歩行 転院・退院サマリー 退院指導 次回受診日（　　　）	入院時オリエンテーション 入院治療計画書	介護指導家族指導 外出外泊訓練 退院指導 次回受診日（　　　）
退院時情報	退院時患者状態：					公立富岡総合病院 主治医		退院時患者状態：	平成 年 月 日 病院名： 主治医：

転帰
□自宅退院
□回復期リハビリ病院
□介護施設
□療養型病院

mRS：
※mRS：modified Rankin Scale
※SLR：膝伸展下肢拳上運動
※パラセッティング：大腿四頭筋等尺性収縮運動

転帰
□自宅退院
□介護施設
□療養型病院

図5-1　大腿骨頸部骨折の地域連携パスの例
（資料提供：群馬県・公立富岡総合病院）

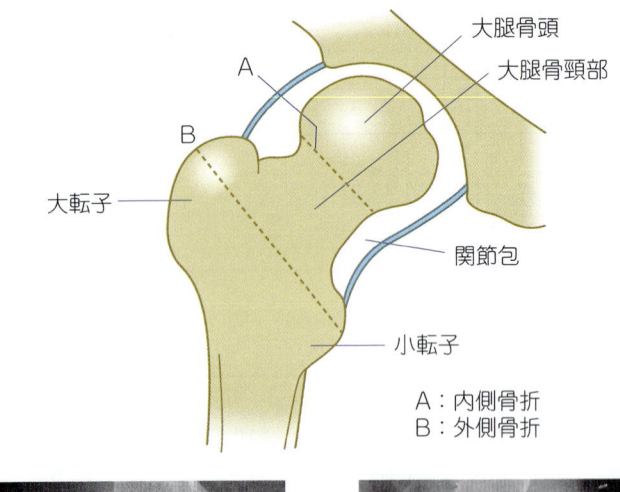

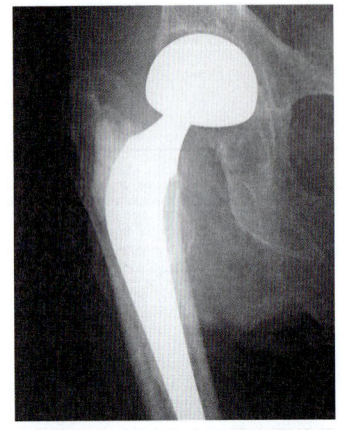

図中ラベル:
- 大腿骨頭
- 大腿骨頸部
- A
- B
- 大転子
- 関節包
- 小転子
- A：内側骨折
- B：外側骨折

内側骨折に対する人工骨頭置換術
ベートマン型人工骨頭

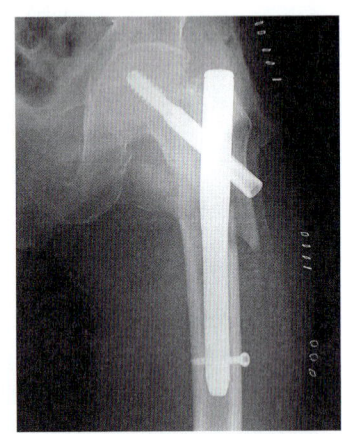

外側骨折に対する骨接合術
ガンマーネイル法

図5-2 骨折部位（上）と手術方法（下）

②受傷時より飲食しないで脱水状態に陥っていたり，心肺機能の低下，糖尿病，高血圧，心疾患，肝臓・腎臓障害など手術に影響する内科的問題をもっていたりするため，術前の評価と調整が必要である（表5-1）．
③突然の受傷によるショックや疼痛，緊急入院，検査・処置，手術に対しての不安が大きい．さらにベッド上の臥床が強いられることからくるストレスや感覚遮断，脱水などの代謝異常も加わり，精神的混乱やせん妄をきたしやすい．
④ベッド上安静からくる筋力低下，関節拘縮，褥瘡，血栓症などの廃用症候群を起こす危険性がある．
⑤ベッド上安静によってもたらされるセルフケア不足がある．

〔2〕手術直後から離床

①術後の疼痛がある．
②術後の合併症として，肺炎，出血，血栓症，股関節脱臼（人工骨頭置換術の場合），せん妄の危険性がある．

(3) リハビリ期から退院まで

①術後の疼痛や筋力低下，バランスの不安定から，転倒や脱臼の危険性がある．
②体動による疼痛，疲労感やADLの拡大に対する不安などから，機能訓練やADLの拡大が進まない場合がある．
③高齢者の回復レベルと家族の介護受け入れ態勢によって退院が遅れたり，リハビリ病院や介護保険施設へ転院となる可能性がある．

③ 看護技術

3期に分けてアセスメントのポイント，看護目標，看護の実施方法を述べる．

手術前

❶ アセスメントのポイントとその根拠

〔1〕全身状態

高齢者の多くは高血圧，糖尿病，心疾患など何らかの既往歴をもっていることが多い．また，脱水状態となっているケースもあり得る．バイタルサインの測定，入院時検査，病歴聴取やフィジカルアセスメントから，手術に向けて問題となる医学的問題を把握する必要がある．看護の立場からは，飲食，排尿と排便，睡眠，清潔といった基本的なニーズの充足に関わるアセスメントを行うことが重要である（表5-1）．

〔2〕疼痛と患肢状態

患者の訴える疼痛の部位・程度，疼痛部の皮膚の状態や圧迫の有無，肢位の状態を観察する．手術までの間，局所の安静と疼痛軽減のために牽引が実施される場合（図5-3），神経障害の有無や褥瘡ができていないかを確認する．

〔3〕精神・心理状態

ストレスが加わると精神的混乱やせん妄状態となったりするので，意識レベルや睡眠覚醒状態に注意する．検査や処置に付き添い，訴えや表情から苦痛の程度を推し量る．病歴聴取時や入院時，またはオリエンテーションの際に，急な入院による心配がないか質問する．医師のインフォームドコンセントに立ち会い，患者・家族の理解と治療の受け入れ状態をアセスメントする．

〔4〕受傷前の生活状態

生活状態，特に活動能力・範囲は，リハビリテーションのゴール設定につながる情報として重要である．生活習慣に関わる希望などを聞き，入院後のケアに取り入れるようにする．家族・家庭環境，介護状況やキーパーソンについて情報を得ておく．

表5-1 外科手術を受ける高齢患者の看護のポイント

システム	加齢変化	看護内容
外観外皮	・身長，体重，皮下脂肪の変化，皮脂の分泌低下，弾力性，保湿性の低下に伴い外傷を受けやすい	・身長・体重の測定 ・皮膚・粘膜の観察；外傷，褥瘡，炎症など
感覚知覚	・視力と聴力の低下の可能性	・感覚欠損に対する代償的働きかけ；大声をたてずにゆっくり話す，騒音を最少に，話しかける時は患者の視野に入る位置で話す，補聴器や老眼鏡の使用をすすめる，禁食の際に口腔の湿潤状態を観察，口腔ケアを行う
呼吸器	・咳嗽反射の低下と呼吸機能の低下	・咳と深呼吸方法を教育し実行を促す ・呼吸機能の検査データを評価し，持続的にモニターする
心臓血管	・高血圧 ・心臓の予備能力の低下 ・動脈硬化	・血圧の変動をモニターする ・血栓形成の有無を観察 ・心電図をモニターし不整脈を評価
胃腸	・消化管の蠕動運動の低下	・栄養に富む食事，軟食の摂取を促す ・必要時食事介助する ・腸蠕動のモニター
腎泌尿器	・腎機能の低下 ・排尿パターンの変調	・水分出納，電解質のモニター ・薬剤の副作用のモニター ・必要に応じ排泄を介助する
筋骨格	・関節の硬直，筋力低下 ・骨粗鬆症	・手術体位の工夫 ・移動に際しては注意深く行う ・早期離床を計画する
精神心理	・新しいことを覚えにくい ・せん妄を生じやすい ・入院に伴う不安や孤独	・意思決定に十分な時間を与える ・生活習慣や信念，信仰を尊重する ・頻回なオリエンテーション ・家族との交流を図る

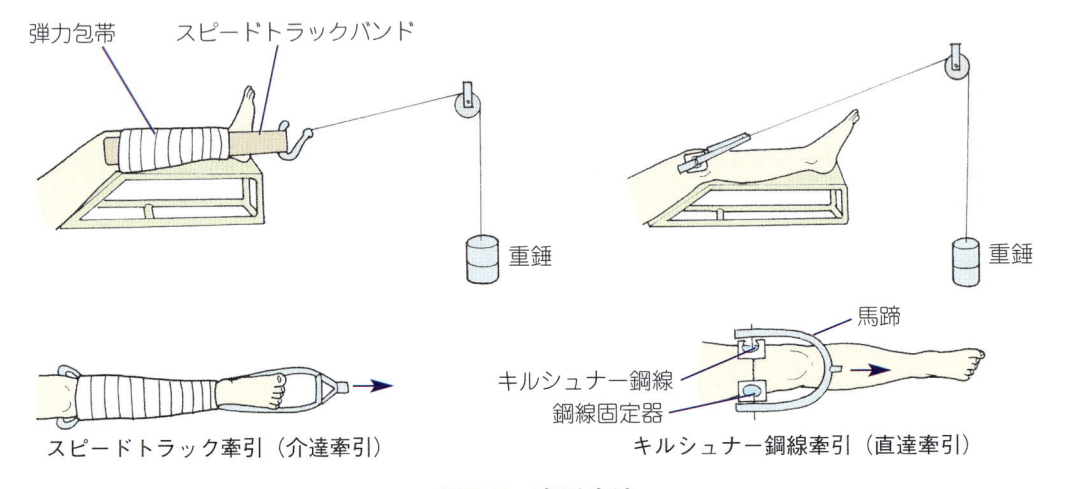

図5-3 牽引療法

2 看護目標

（a）疼痛が表出でき，鎮痛剤の使用や牽引療法により軽減する．夜間睡眠がとれる
（b）入院・治療を受け入れることができる．また，不安の表出ができる
（c）心身ともに良好な状態で手術の準備ができる

3 実施方法

[手　順]
　表5-2に示す．

表5-2　手術前の看護

目的	理由・根拠	看護師の行動	注意事項
骨折，牽引に伴う疼痛の軽減	骨折からくる疼痛，ベッド上安静や牽引に伴う同一体位保持による身体的苦痛を軽減するため	・疼痛の部位・程度，疼痛部の皮膚の状態や圧迫の有無，肢位の状態を観察する ・疼痛が自制できない場合は鎮痛剤を早めに使用する ・牽引中は牽引の方向，重りの重さが適切か，良肢位保持を確認する ・体を動かす時は複数の介助者でもって肢位に注意して短時間で行う ・スピードトラック牽引の場合，1日1回バンドの巻き換えを行う（図5-3）	
入院時不安の軽減	突然の受傷によるショックや疼痛，緊急入院，検査，処置，手術に対しての不安が大きいため	・患者の訴えを傾聴して，声かけや事前説明を丁寧に行う ・入院時オリエンテーション，クリニカルパスまたは地域連携パスを用いて説明する ・除痛を図る ・家族の許容範囲で面会や付き添いを依頼する	移動やケアの際に苦痛を与えないことが安心と信頼につながる
廃用症候群や二次的合併症の予防	・ベッド上安静による廃用症候群として，筋力低下，関節拘縮，褥瘡，静脈血栓症がある ・緊急入院，疼痛，臥床が強いられることによるストレスや感覚遮断などが加わり，せん妄を生じやすい ・下肢は外旋位をとりやすく腓骨小頭の圧迫により腓骨神経麻痺を生じやすい	・深呼吸，足関節底背屈運動を行う ・褥瘡予防に無圧マット，骨突出部の好発部位にはスポンジなどで除圧する ・深部静脈血栓症予防のため手術後に弾性包帯またはメドマー使用について説明する ・せん妄の発症に注意する ・せん妄の原因に対処する ・夜間眠れるように医師の指示により睡眠剤などの与薬をする ・腓骨神経麻痺に注意する；下腿から足背にかけてのしびれ，知覚異常の有無をチェックする ・患肢は回旋中間位を保つ	仙骨部や踵に褥瘡ができていないか観察する

表5-2 手術前の看護（つづき）

目的	理由・根拠	看護師の行動	注意事項
セルフケアの介助	ベッド上安静によりセルフケア不足を生じるため	・食事はベッドアップした姿勢でとるようにする ・床上排泄介助 ・洗面・清拭介助	・水分摂取を制限しないよう注意する ・便秘や排尿困難に注意する ・便器挿入時は健足を使用して腰を上げてもらう
術前オリエンテーション	・緊急入院により手術の受け入れ準備が十分できていない可能性がある ・認知症を合併していることがある	・医師の説明に同席して患者や家族が不安や疑問を表出できるようにする ・パスを活用して術前の準備と術後の経過を説明する	・認知症の場合，系統的説明は混乱をまねきやすいので，そのつど説明する
術前準備を安全に行う	高齢者は高血圧，糖尿病，心疾患など手術に対して問題となる既往歴を合併していることが多い	・医学的問題の把握とその治療介助 ・手術前日：ストレッチャーでのシャワー，浣腸，21時以降禁食，指示により睡眠剤与薬 ・手術当日：血管確保と輸液，プレメディケーション，膀胱留置カテーテル挿入	・プレメディケーション前後のバイタルサインの変動に注意する

手術直後〜離床

1 アセスメントのポイントとその根拠

〔1〕術直後の全身状態

術直後，意識レベルや下肢の運動・知覚の戻りを観察し，バイタルサインを測定する．必要時，心電図や酸素飽和度をモニターする．高齢者は血圧の変動，不整脈を生じやすいので留意する．また，水分出納バランスのチェックを行う．

〔2〕術後の疼痛に関する状態

術後の疼痛に対しては，痛みがひどくならないうちに鎮痛剤を用いて夜間の睡眠が得られるようにする．

〔3〕術後合併症（肺炎，深部静脈血栓症，股関節脱臼，せん妄）に関する状態

全身麻酔の場合，気道分泌物が増加し，無気肺や肺炎などの呼吸器合併症が起きる可能性がある．定型的な症状を示さないので，バイタルサインや全身状態の観察を十分に行う．

下肢の安静による末梢循環不全から深部静脈血栓症を起こしやすい．患肢の腫脹やうっ血，浮腫の有無を観察し，バイタルサインの異常に注意する．呼吸困難や胸痛，血痰があれば肺塞栓を疑う．深部静脈血栓症を予防するために弾性ストッキングを装着したり，空気でマッサージする

ブーツを装着する．これらは下肢の静脈還流を促し血栓を予防する目的で使用される．足関節の底背屈運動も静脈還流に有効である．

　人工骨頭置換術の場合，術後の肢位は外転・回旋中間位に保ち，外転枕を用いて脱臼を予防する（図5-4）．体位変換する場合などは常に肢位に注意する．

　高齢者は術後の安静時や夜間に術後せん妄が起きやすい．手術当日よりも，術後1～2日目に日中の傾眠，軽度の失見当，つじつまの合わない言動が観察され，夜になって夜間せん妄が出現する傾向がある．原因は酸素不足，電解質，pHなどの代謝異常，薬剤の影響，疼痛，体位固定に伴う感覚受容パターンの変調などが考えられるが，原因が複合して不明なことも多い．また，認知症患者に発症しやすい．せん妄はいったん起こってしまうとその晩のうちに鎮静化させるのは難しく，睡眠・覚醒リズムを乱し，夜間せん妄を繰り返しやすくなる．したがって，日中のうちからせん妄の発症をとらえ，予防的に鎮静させることが有効である．術前にせん妄がみられた患者は，精神科医のコンサルテーションを受けるなどして対策を立てておくとよいだろう．せん妄が発症した際は，医師とともにせん妄の原因を調べ，対処する．また，患者を監視下に置き，危険な行為に及ばないように注意する．下肢の固定以外に上肢等の抑制が必要な場合，循環障害や神経障害が起きていないか頻回に観察する．

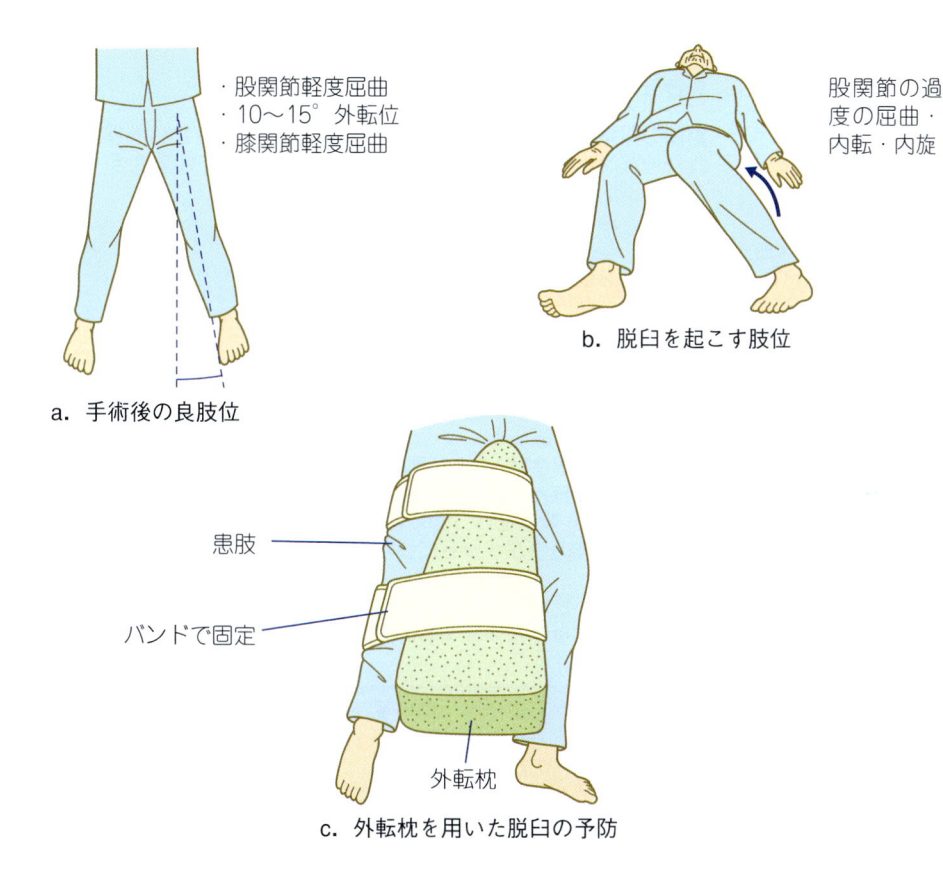

a．手術後の良肢位
・股関節軽度屈曲
・10～15°外転位
・膝関節軽度屈曲

b．脱臼を起こす肢位
股関節の過度の屈曲・内転・内旋

c．外転枕を用いた脱臼の予防
患肢
バンドで固定
外転枕

図5-4　術後の肢位

（上記a,bについては，佐藤香代，秋元邦子，小笠原史子（2001）大腿骨頸部（内側，外側）骨折患者の看護のポイント，臨床看護27（1），p.83，へるす出版より転載，一部改変）

2 看護目標

(a) 疼痛が表出できて，鎮痛剤の使用や良肢位の保持により自制内にある
(b) 術後脱臼や深部静脈血栓症，せん妄などの術後合併症がない
(c) 離床に向けて，ベッドアップ，ベッド上端座位，車椅子乗車が段階的に行える．併せて床上排泄から車椅子でのトイレ排泄を行えるようになる
(d) ベッド上でのリハビリテーションを継続できる（図5-5，5-6）

3 実施方法

[手 順]

表5-3に示す．

表5-3 手術後の看護

目的	理由・根拠	看護師の行動	注意事項
術直後の全身状態の観察		・下肢の運動・知覚の回復，バイタルサインの測定，水分出納バランスのチェックを行う	
術後合併症の観察と予防	術後合併症として後出血，神経・循環障害，深部静脈血栓症，イレウスなどがある	・創部の観察 ・腓骨神経麻痺に注意する ・深部静脈血栓症に対して，患肢の腫脹やうっ血，浮腫の有無の観察，足背動脈触知 ・静脈還流を促すために弾性ストッキングや空気マッサージ器を装着 ・床上リハビリは筋肉ポンプにより静脈還流を促し，血栓を予防する意義もある	・血栓症から肺梗塞にならないように注意する
人工骨頭置換術後の脱臼の予防	股関節脱臼は股関節の内転・内旋・屈曲位で生じやすい（図5-4）	・外転（10～15度）・回旋中間位を保つ ・外転枕の使用（図5-4） ・側臥位にする場合は，1人が患肢を支え，上半身と下半身が同時に側臥位をとるよう複数で行い，背部をしっかり枕で支え，上になる患肢の膝がベッドにつかないよう枕を挿入 ・外転枕を除いた後もしばらくは車椅子や仰臥時など，タオルや枕を股の間に置いて意識づける	・骨接合術の場合も人工骨頭置換術と同じ肢位とするが，脱臼はしないので外転枕は使用しない
手術後段階的なＡＤＬの拡大	移動時にバランスを崩して転倒しやすい	・**移動**：ベッドから車椅子，車椅子から歩行器，歩行器からT字杖歩行といった順序で，移動動作の訓練を進める ・**食事**：端座位から車椅子移動できるようになったら，腰掛けた姿勢で食事をとるようにすすめる ・**排泄**：膀胱留置カテーテルは術後1日目をめどに抜去し，トイレ排泄を介助する ・**清潔**：創の状態で術後3日目にシャワー可	・高齢者では部分加重では転倒の危険性が高いので，全加重までは車椅子使用とする ・膀胱留置カテーテル抜去後に一時的に頻尿や尿失禁，尿閉となることがあるので注意する．失禁に備えて紙おむつや尿採りパッドの装着，夜間の排尿方法について，患者と相談しておく

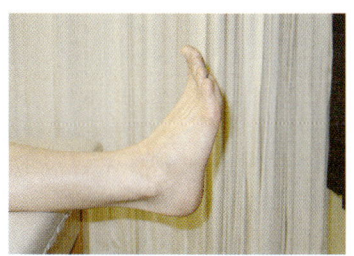

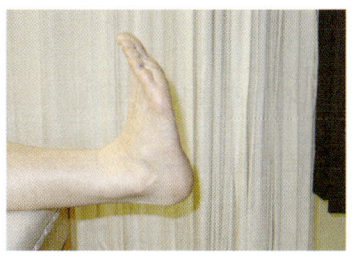

5．特徴的な疾患をもつ高齢者への看護技術　　**201**

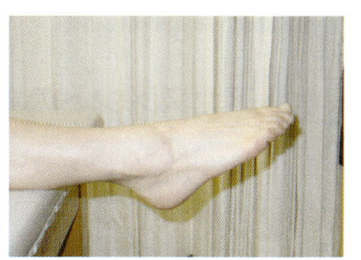

足関節の底背屈運動

①4〜5秒ずつゆっくりと　　②背屈　　③底屈

大腿四頭筋の等尺性運動

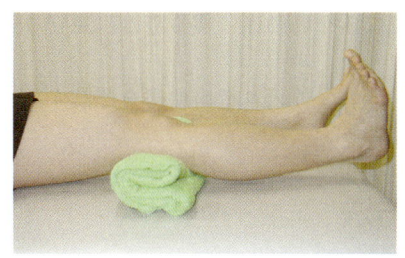

膝の力をいれて4〜5秒保ち，サッと力を抜く

図5-5　患肢の運動

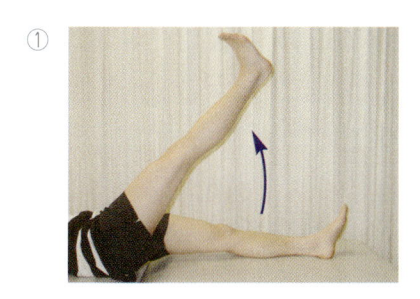

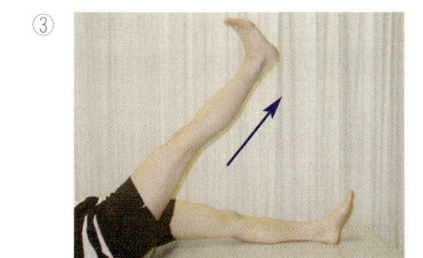

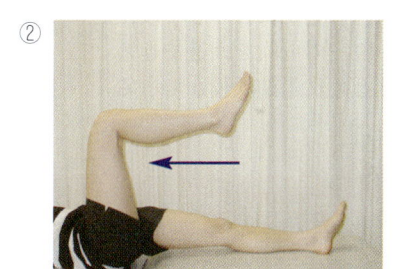

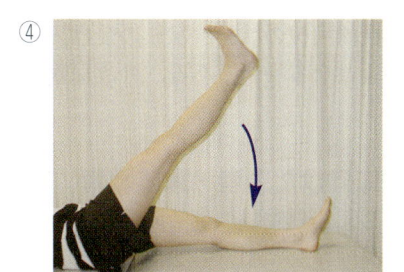

①　②
③　④

図5-6　4カウント運動

リハビリ期〜退院

① アセスメントのポイントとその根拠

①リハビリ室での訓練と病棟でのADLの進み具合をクリニカルパス（または地域連携パス）と照らし合わせてアセスメントする．高齢者は骨粗鬆症，変形性関節症，筋力の低下などから，訓練や動作時に痛みや疲労感を感じたり，あるいは活動の拡大に対する不安などから，リハビリが順調に進まなかったりする場合がある．リハビリ部門と連絡をとって調整を行うとともに，患者の意見を聞くなどしてその原因をアセスメントする．

②離床が進む際にバランスを崩したり，無意識に不良肢位をとることがある．転倒や股関節脱臼をきたす危険があるので，特に新しい動作に移る際は，見守りと声かけをして注意を促すようにする．

③退院に向け，家屋の構造や家族の受け入れ準備態勢を確認する．介護保険の要介護認定や身体障害者手帳の申請手続きを確認する．

② 看護目標と実施方法

（a）機能訓練を段階的に行える

　車椅子乗車ができるようになったら，リハビリ室において，歩行に向けた機能訓練が開始となる．立位訓練から開始し，平行棒内歩行，四脚型歩行器を用いた訓練，杖歩行訓練を行う．歩行器の場合，歩行器→患肢→健肢の順で踏み出す3動作歩行を指導する．杖歩行は，最初に杖（健側）→患肢→健肢の3動作歩行で訓練し，安定してきたら，杖と患肢を同時→健肢の2動作歩行を訓練する．

（b）機能訓練の進度に合わせて段階的にADLの拡大を行える
（c）転倒や脱臼の危険を回避できる
（d）家族とともに退院準備ができる

④ 健康教育

〔1〕退院後の生活設計の話し合いと準備

　予測される機能レベルを示し，今後の生活設計を本人と家族で話し合い，退院後の準備を進める．患者の機能回復の状態，家族の受け入れ状態によっては，療養型病院へ転院したり，介護保険施設に入所となる場合もある．介護保険申請や人工骨頭置換術の場合に身体障害の申請手続きの案内をする．

〔2〕退院に向けた患者・家族教育

　家族を交えて退院後の生活の過ごし方を話し合い，ベッドからの起居動作，移動動作，トイレ動作，入浴動作などADLの実際場面を家族にみてもらい，見守りの要点を説明し，介助方法を指導する．

　退院に向けて試験外泊を実施することがあるが，外泊に際して患者が試行すべきこと，退院後

の生活や介護について検討すべきことのリストを渡し，結果や意見を書いてきてもらうと具体的な指導に活用できる．

　転倒防止に対する教育として，歩行時は活動しやすい服装，滑らない運動靴を使用する，杖を使うときは両手をふさがないようにする，などの指導をする．手すりの取り付け，段差の解消，トイレや浴室などの住宅改修についての検討を促す．ベッドや車椅子の導入，住宅改修には介護保険の給付が受けられることを説明する．

　脱臼予防のために禁忌肢位を避けるよう説明する．それは，割座や横座りをしない，低い腰掛けや和式便所を使用しないようにする，靴を履くときは腰掛けてあぐらをかくような姿勢で履く，などである．また退院後に転倒を心配するあまり，必要以上に外出を控えて閉じこもり傾向となりやすいので，日課の中に散歩（車椅子乗車を含む）を取り入れたり，デイケア（通所リハビリテーション）やデイサービス（通所介護）の利用をすすめる．デイケアは医学的管理の下にリハビリテーションを要すると主治医等が認めた要介護者等について，介護老人保健施設，病院，診療所において，心身の機能の維持・回復を図り，日常生活の自立を助けるために必要なリハビリテーションを提供する介護保険の在宅サービスの一つである．趣味や役割を見いだして社会的交流が図れるようにも助言する．

　また，患者は骨粗鬆症の素因をもっているので，カルシウムを多く含むバランスのよい食事指導，服薬指導，障害に見合った運動や陽に当たることを指導する．

2 心不全の薬物療法を行っている高齢者への看護技術

① 基礎知識

　心不全は，心臓の血液拍出量の低下により，十分な静脈還流にもかかわらず身体組織や臓器に必要な血液を供給できない状態をいう．心拍出量を決定する4大因子は，①心拍数，②心収縮力，③前負荷，④後負荷——であり，これらが互いに代償し合って心機能を保ち，運動時等でも必要な血液供給をする．しかし基礎的疾患などにより，これらの要因に障害が起き代償機能が破綻したとき，心不全をきたす（図5-7）．高齢者に特徴的な心不全の基礎的疾患には，①虚血性心疾患（心筋梗塞，狭心症など），②弁膜症，③高血圧性心疾患，④心筋症，⑤不整脈——があげられる．

　寿命の延長や循環器疾患の治療の進歩などにより高齢者の心不全は増加する傾向にあり，全心不全患者の80%は60～80歳が占めるが，最近では85歳以上で急増している．特に高齢者では，心収縮機能低下ばかりでなく，左室肥大や心筋間質の線維化，心筋虚血による左室壁コンプライアンスの低下した拡張型心不全が多い．これら高齢者の心不全の臨床的特徴として，心不全が一臓器の疾患でなく多臓器および，加齢に伴う生理的機能の低下とともに複雑な病態を示すことがあげられる．そのため治療も複雑となり，治験結果などによる心不全ガイドラインによる薬物療法を基本にして，個々の患者の病態像を把握した上で，患者の生活全般におよぶ包括的な治療・看護援助が不可欠である．

　高齢患者の治療・看護援助の目標は，①生活習慣の改善と管理（食事・運動）と薬物療法による原因疾患の治療・症状の改善，②増悪の予防・早期発見・処置による生命予後の改善，③患者のQOLの改善，にまで配慮した看護支援が必要である．急性増悪による入退院のくり返しは著しいQOLの低下と終局的に死に至ることが多いため，厳しい制限ある生活ばかりでなく患者の命の尊厳や豊かさのための支援も大切になる．

② 日常みられる問題

　多くの基礎疾患をもつ高齢者の心不全の治療は多方面にわたり，その中で薬物療法は不可欠である．その患者の多くが，慢性心不全の急性増悪による入退院を余儀なくくり返している．増悪により平均1カ月前後の入院治療が必要となり，社会的・経済的負担は増加傾向にある．数々の問題を抱えながら生活している高齢者の，疾病の病態上と療養生活上からくる問題について述べる．

〔1〕疾病の病態に伴う問題

①高血圧，腎機能障害，脳血管障害，糖尿病，閉塞性動脈硬化症や不整脈など多病併存性（polypathy）疾患をもち，多薬物の併用（polypharmacy）など複雑な治療を必要とする．

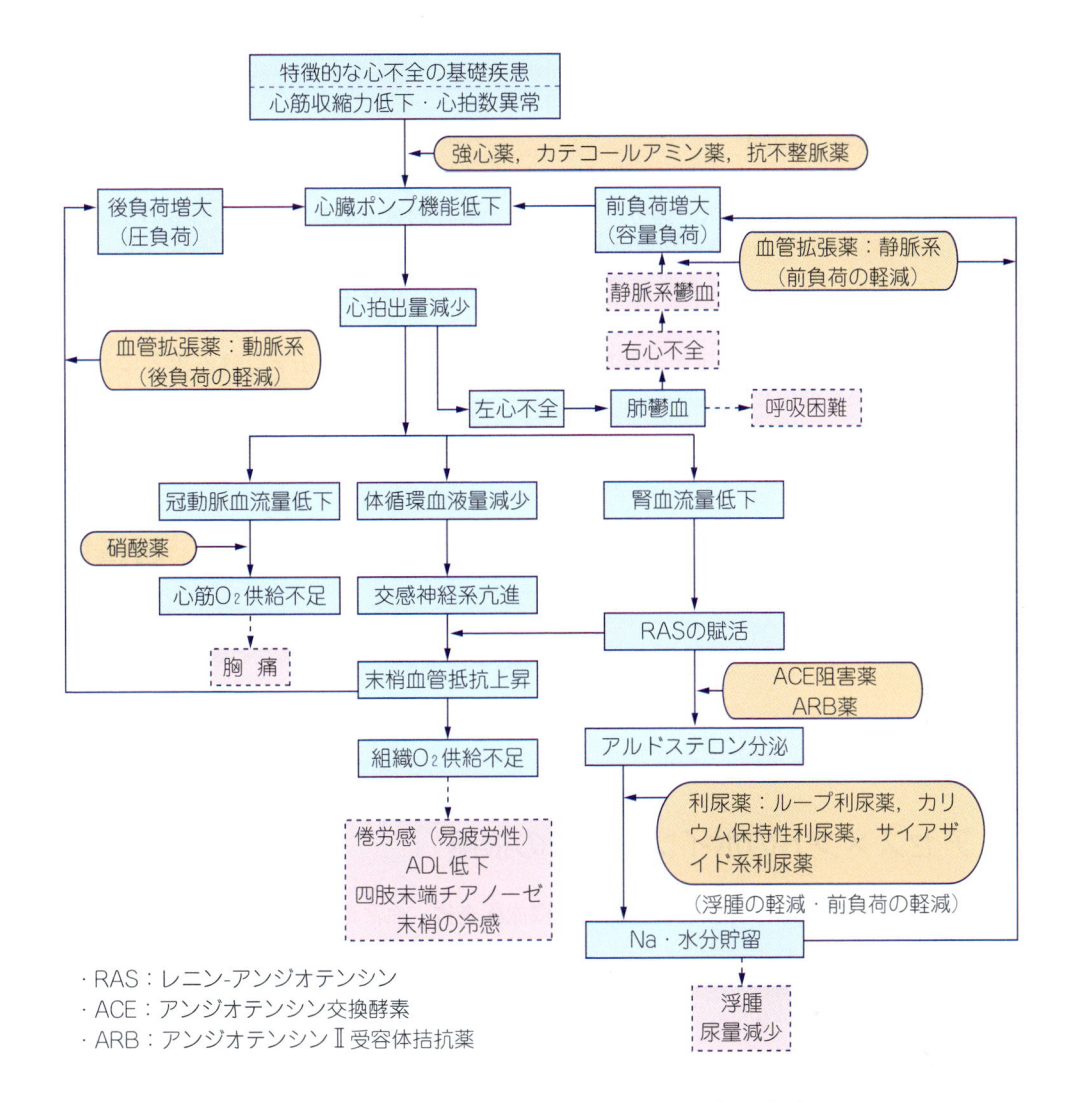

図5-7 高齢者心不全の病態・症状と薬物療法

- RAS：レニン-アンジオテンシン
- ACE：アンジオテンシン交換酵素
- ARB：アンジオテンシンⅡ受容体拮抗薬

②体内水分量の減少や肝・腎機能の低下により薬物の血中半減期の延長をきたし，多薬物の併用もあって副作用が出やすい．

③心不全症状の無自覚など非定型的なものが多く，他疾患との症状ともまぎらわしく，病歴聴取も困難で，早期発見・治療が遅れる．

④高齢者にみられる機能低下（心拍出量の低下，循環血液量の減少，自律神経機能の低下）により病態の悪化をまねきやすい．また腎機能障害を併発しやすく，それに伴う合併症・症状が多く，日常生活の制限が増す．主訴は呼吸困難，浮腫，胸痛，食欲低下，胸部圧迫感，動悸等を伴い，恐怖・不安を伴いやすいなどがある．

⑤加齢に伴う諸機能の低下により，過労・脱水などささいな原因でも心負荷が増し，急性増悪し

やすい．
⑥治療薬の安全域が狭い．

〔2〕療養生活に伴う問題
①増悪による再入院をくり返す．その主な誘因は塩分・水分制限の不徹底が33％と最も多く，治療薬服用のノンコンプライアンス，過労，精神的また身体的ストレスに関連するものが多く，生涯を通しての継続的な生活管理が必要である．
②心機能また予備力の低下による自覚症状（特に呼吸困難）やADL制限によって，QOLの低下をきたしやすい．
③加齢に伴う認知症など，認知障害や難聴も起こりやすく，薬物療法を受ける患者にとって家族・介護の支援が不可欠となる．
④再三の悪化や入院治療により，死への恐怖や医療費の負担など精神心理的なストレスも高く，家族も含めたソーシャル・サポートが重要である．

③ 看護技術

慢性心不全の三大療法である薬物療法，運動療法，食事療法の看護技術について述べる．

薬物療法

１ アセスメントのポイントとその根拠

①バイタルサイン，不整脈，腎機能検査値，肝機能検査値，血清電解質データ，水分出納バランス
②高齢者に特徴的な，多病性，多薬物性，長期与薬，副作用や非定型的症状などについて注意する．
③肝機能・腎機能低下により，薬物血中濃度の増加をきたしやすいため注意する．

２ 看護目標

（a）正しい薬物の服用方法と副作用について理解する
（b）薬物を定期的に服用する
（c）薬物療法の効果と副作用について自己モニターできる

３ 実施方法

[使用物品]
　薬品と服薬用品，薬物手帳など
[手　順]
　表5-4に示す．

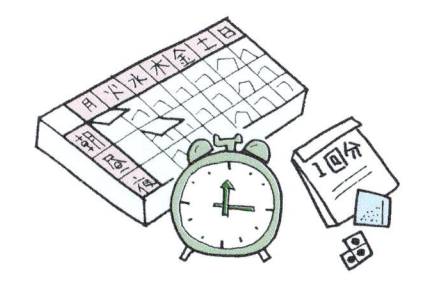

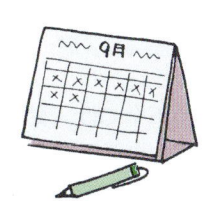

表5-4 高齢心不全患者の薬物療法

目的	理由・根拠	看護師の行動	注意事項
・生理的機能の検査値を把握 ・副作用の出現の防止	・加齢による薬物動態(吸収,分布,代謝,排泄)の変化により,薬物の副作用が出現しやすい ・治療薬の安全域が狭い ・必要時,薬物の生化学的検査値の確認をする ・低アルブミン血症は薬物の血中濃度に影響する	・与薬前に,腎機能・肝機能や電解質の異常について確認する ・副作用について確認し,出現の徴候についてモニターする ・低アルブミン血症がある場合の食事療法などを指導する	・加齢による腎機能・肝機能の低下がみられる ・高齢者与薬の3大原則:必要最小限の量,短期間与薬,必要な薬品のみ ・BNP値は,心不全の指標となる
・与薬する薬物の確認 ・適量・適時の服薬の確認 ・副作用の有無の確認	・多病性により,多くの診療科・医師からの処方を受け,多薬物を同時に服薬している場合が多い ・薬効の現象,相乗作用をきたし,吸収状況に影響しやすい ・自己服薬に際しては,過剰与薬,服薬ミスなど服薬のコンプライアンスが低下しがちである	・薬品を確かめ,服薬量,回数,時期と方法を正しく,定期的に与薬する ・患者の服薬行動/コンプライアンスの把握をする ・患者の症状・バイタルサインを確認する ・必要時,服薬禁忌のサインの有無について確認する ・他の関連職者と情報を共有し,早期に対処する	・主要な薬物と副作用・注意点: ①ACE阻害薬・ARB薬:血圧低下,高カリウム血症,腎機能低下 ②ループ利尿薬(フロセミド):過度の脱水,電解質異常,特に低カリウム血症(腎機能の悪化,不整脈,塞栓症など合併しやすい) K＋保持性利尿薬:高カリウム血症 ③β遮断薬:低血圧,不整脈(徐脈,心ブロック)などの誘発 ④ジキタリス:治療薬の安全域が狭く,中毒症状が出現しやすい(特に低カリウム血症,低アルブミン血症,腎機能低下時),副作用:不整脈,消化器症状など

表5-4 高齢心不全患者の薬物療法（つづき）

目的	理由・根拠	看護師の行動	注意事項
・患者指導：薬物療法に関連する発作発症，副作用による障害の防止	・加齢による薬物反応の閾値が低く副作用をきたしやすい ・薬物関連による事故や医原性疾患は重篤な結果をきたしやすい ・加齢による認知・記憶力の低下をきたす場合が多くなる	・使用中の薬物のすべてについて薬名，目的と使用量，薬物の効果，副作用の徴候などについて注意点を説明する ・正しい薬物療法の必要性について，わかりやすい言葉で説明する ・服薬中の自己管理の指標について指導する ・服薬中の薬物の相互作用（飲みあわせ）や食物との相互反応について指導する ・服用上のコンプライアンスの低下の危険性について指導する（特に，誤薬，過剰服用，自己判断による服薬増量・中止の危険性について） ・必要時，家族・介護者を含めた指導をする	・理解しやすく，読みやすいパンフレットなどを活用 ・身体管理項目：自覚症状，体重，血圧，脈拍，浮腫，胸痛，息切れなどについて，患者の目標値・状況による報告の必要性 ・1日・1回分の薬物を包み，カレンダーとの連動，薬箱などの使用

❹ 観察・評価の視点

〔1〕実施前
観察：バイタルサイン（呼吸，脈拍，血圧），腎機能検査値，血清電解質データ，患者の薬物とその副作用などに対する知識，理解度
評価：患者のアセスメントにより，薬物服用の適正を確かめる．

〔2〕実施中
観察：正しい薬物，適量，正しい服用方法，服用時の姿勢・誤飲の有無
評価：服用を確かめる．

〔3〕実施後
観察：バイタルサインのうち特に頻脈・徐脈，低血圧，尿量，体重・浮腫の程度
評価：薬物効果（特に利尿・血管拡張効果），副作用の有無，患者の状態の確認をする．

運動療法

　心不全では，従来の「安静」を強いる治療がかえって廃用症候群を引き起こし，心筋の萎縮・収縮力の低下，心負荷予備力の低下をまねき，起立性低血圧などの障害もきたしやすい．よって，早期離床をすすめ，個別的な運動療法を取り入れることが必要である．

1 アセスメントのポイントとその根拠

①<u>運動耐容能力</u>を把握する．患者の病態・自他覚症状から心予備力を把握し，医師による「運動処方」を理解する．年齢予測最大心拍数の40～60％から始め，通常60～70％とする．心仕事量と心機能にあわせて処方する．年齢最大心拍数：220－年齢．

②<u>運動療法中止の規準</u>（表5-5）を理解し，実施前・中の患者の状況を継続モニターし，運動による障害を防止する．特に，薬物効果の時間帯を考えて運動実施する．高齢者でははっきり自覚症状がない場合やコミュニケーションがとれなかったり，精神機能が低下している認知症患者などでは注意する．

2 看護目標

（a）安全で，効果的な運動療法を継続的に行うことを習得する
（b）運動療法による障害を防止する方法がとれる
（c）患者・家族が運動療法の目的・意義を理解する

3 実施方法

[使用物品]
バイタルサイン測定機器，必要ならば歩行補助器，および虚血性発作のためのニトログリセリン舌下錠

[手　順]
表5-5に示す．

表5-5　高齢心不全患者の運動療法

目的	理由・根拠	看護師の行動	注意事項
薬物療法中の運動療法	・薬物療法による心不全のコントロールの状況また血液中の薬物濃度との関連により，運動負荷による障害をきたす場合がある	・服薬中の薬物を確認し，その効用と運動負荷との関連を把握する．特に服薬時間と適切な運動開始の時間帯の調整をする ・多薬物併用時の相互作用に注意する ・早朝，内服時間の前後の薬効が薄い時間は避ける ・運動負荷により起こしやすい症状・徴候をモニターする ・必要時情報を報告し，薬物の変更・中止などについて評価する	・血管拡張薬：自律神経障害・薬物効果でめまい，起立性低血圧をきたしやすいので，服薬時間との調整が必要 ・硝酸薬：必要な場合，運動前にニトログリセリンを与薬し虚血発作防止，または運動時に持参させる ・ジキタリスなど：心拍数・不整脈のコントロール ・精神薬・向眠薬：ふらつき，精神機能低下・動作緩慢による事故防止

表5-5　高齢心不全患者の運動療法（つづき）

目的	理由・根拠	看護師の行動	注意事項
安全・適切な運動療法	・個人の運動耐容能を評価し，適切な運動処方による安全・適切な運動負荷が重要である ・運動時の心拍数増加反応が不良である ・運動後の起立性低血圧，放熱機能が低下しがちなので，終了時の時間調整が必要である ・過度の安静は，脱調節症状をきたしやすい ・過負荷による好気的代謝閾値レベルを超えた運動は心不全を悪化させる ・特に急激な「力み」，バルサルバ反応（脳や心臓の血流を低下させる反応）などをきたす運動は心負担を増加させる ・適切な運動は，筋肉の酸素利用効率を改善し，心機能を改善する ・障害の防止は，ADLの回復を維持・促進する	・患者の運動処方（医師による処方）を把握する ・運動過負荷による症状をモニターする ・運動耐容能を評価する「血圧×心拍数」（PRP）を指標とする ・併発している疾患がある場合の運動耐容についてモニターする ・必要時，酸素療法を使用し，運動中のSpO₂をモニターする	・最適な運動：好気的代謝閾値レベルの運動（歩行，水泳，リズム体操など） ・低強度運動で，時間と頻度を徐々に増やす ・ウオームアップ・クールダウンをとる（各10〜15分） ・一日20〜45分，週3〜5回 ・特に後期高齢者では，急激な「力み」，バルサルバ反応などをきたす運動に注意 ・貧血・甲状腺機能低下・亢進症などのある場合：頻脈・徐脈，息切れ，心筋虚血症状などに注意 ・年齢最大心拍数（220−年齢）の60％から開始，最大で70％，最大心拍数予備の40〜65％程度，ボルグ指数の12-13を併用 ・PRPは耐性能力の指標
患者指導：正しい運動の実施方法	・効果的で安全な実施により，合併症が発生した場合のQOLの低下を防止する ・運動療法が負荷になった場合などの自覚症状を理解し，自己管理によりコントロールしながら実施することが重要である	・運動実施法について説明する ・睡眠・食事摂取状況，バイタルサイン，胸痛などをチェックする ・自己検脈についても指導する，必要時家族も含める ・運動負荷中止のサインについて説明する	軽い運動で開始し終了 ・食後1時間は避ける ・カテコールアミン反応性低下による起立性低血圧をきたしやすい ・運動負荷中止のサイン：ふらつき，めまい，胸苦しさ，動悸，冷汗，顔面蒼白，疲労感，我慢できない下肢痛，脈拍の増加（20/分以上，ただし120/分以下）不整脈，特に突然の頻脈，モニター時のST-Tの変化，血圧の上昇・減少（20mmHg以上の変化）

表5-5 高齢心不全患者の運動療法（つづき）

目的	理由・根拠	看護師の行動	注意事項
廃用性萎縮を主体とするADL低下の防止	早期離床，適当な運動療法による廃用症候群の予防は，ADLのセルフケア能力を維持し，精神心理的な効用も大きく，QOLを高める	・精神的サポートと定期的な運動を奨励する ・ADL低下，精神心理的障害を防止する	・身体機能の低下は"自身の有用性"の低下→自己否定→ADL低下→精神心理的障害の悪循環 ・運動の効用：運動耐容能増強，症状の軽減，QOLの改善，入院率の減少

4 観察・評価の視点

〔1〕実施前
観察：バイタルサイン，自覚症状の有無，服薬の状況と効果，活動耐性，患者・家族の同意，理解力と意欲，精神状態
評価：運動療法禁忌の状況がないことを確かめ，患者のレディーネス（準備状態）を評価する．

〔2〕実施中
観察：上記の症状や不整脈の有無・程度，顔色，表情，訴えなどを継続観察し，運動禁忌のサインなど状況を観察する．適切な運動か否かの観察
評価：運動療法の進行状況，また運動耐容能を判断する．

〔3〕実施後
観察：上記観察と運動後の疲労感，バイタルサインの変化，呼吸困難や胸痛の有無など．
評価：心仕事量と運動耐性のバランスについて調べる．合併症がなく効果的で安全な運動を確認し，ADLの変化やQOLの向上など運動範囲の拡大とその効果について評価する．

食事療法

1 アセスメントのポイントとその根拠

〔1〕食事制限の内容とそのアドヒアランス
　食生活においては，特に患者・家族によるセルフマネジメントが重要になる．心不全患者の食事制限，特にナトリウムの貯留や，体液の過剰による心負担を増加させるといった悪循環を防止するため，塩分の制限，水分出納の調節，栄養・食事摂取の調節が必要になる．高齢者では，味覚の鈍化で増塩がちになったり，口渇感中枢における反応が鈍り水分補給の低下をまねいたりしやすい．また利尿薬の使用による脱水状態に陥りやすいこともあり，水分の出納をモニターする．注意する症状・徴候を指導して，制限に対する患者の理解と受容の状態であるアドヒアランス（積極的参加）をアセスメントする．

〔2〕食生活の嗜好・摂取のパターン

高齢者の食生活は，長年の嗜好傾向や摂取の状況に個人差がある．これらの情報を収集し，個人の嗜好を考慮しながら心不全治療に必要な食生活との調整をする必要がある．

② 看護目標

（a）心不全治療に必要な食事制限の根拠を理解する
（b）必要な食事制限を日常の食生活に取り入れることができる

③ 実施方法

[手　順]
　表5-6に示す．

表5-6　高齢心不全患者の食事療法

目的	理由・根拠	看護師の行動	注意事項
食生活（習慣・嗜好）について情報収集	・高齢患者の長年の食生活（習慣・嗜好）に配慮した食事療法は，個人の制限に対するアドヒアランスを高め，行動変容が期待できる ・個人の食生活のニードにあったものとし，満足度をあげる	・食習慣・嗜好品の使用状況などについてのニードアセスメントをする ・制限が必要な点，また改善する領域を確認する	・高齢患者の長年の食習慣を食事療法に可能な限り生かし，QOLを考慮した支援をする
効果的な食事療法の実施	・食事制限の目的・意義を理解することでアドヒアランスが上がる ・適切な食事療法により関連する併発問題を予防し，身体的・心理的な負担を軽減する ・塩分・水分の過剰摂取は，心不全増悪の主な誘因である	・食事療法の必要性（目的と意義）について説明する：水分制限・塩分制限 ・制限の内容についてパンフレットなどを使用し，具体的に指導する ・消化器症状をコントロール（下痢・便秘,腹部のはり感など）できるように指導する ・食物繊維の摂取，適当カロリーの摂取，脂肪分の制限などについて指導する ・水分・塩分過剰にある状態で起こりうる自覚症状（体重増加，尿量の減少・浮腫，息苦しさなど）について説明する ・状態の変化時，病院・医師へ報告する必要について指導する	・塩分制限（軽症：7-9g/日，中等度：5-7g/日，重症：3g/日以下） ・水分制限：1日許容量をわかりやすく容器,コップに示し，実際に患者・家族と演習する ・下痢：電解質の異常・脱水をきたし,不整脈の発症，血圧低下，また塞栓症などを併発 ・便秘：排便時の「力み」などによる血圧の変動や心負担，身体的・精神的苦痛

表5-6 高齢心不全患者の食事療法（つづき）

目的	理由・根拠	看護師の行動	注意事項
多種の併発疾患・薬物療法がある場合の制限の程度の調整と弊害防止	・栄養状態，特に貧血や低アルブミン血症は，組織への酸素運搬能と運動耐容能に影響し，ADL障害やQOLを低下させる	・水分の出納に注意する：体重測定，浮腫の有無と増減，血圧測定など ・必要時，不整脈の出現の有無をモニターする ・糖尿病・高血圧の併発時，薬物による下痢・便秘，利尿薬による過利尿が起きた場合，水分制限に注意する ・貧血・低アルブミン血症がある場合の食事療法について指導する	・水分出納，体重，浮腫，呼吸困難や疲労感など症状を記載する自己管理ノートをつける習慣が必要 ・受診時ノートを持参させ，セルフモニタリング状況について一緒にレビュー・再確認する
食事療法の制限による苦痛を軽減	・食品の選択や食生活の工夫を患者・家族でコントロールできるよう考慮することにより，苦痛の軽減，満足度も上がる	・食塩制限時の工夫について指導する：香辛料・酸味の使用，食卓塩を除去 ・汁物では，具を増やし，汁の量を制限する，麺類では汁を飲まないよう指導する ・加工食品などの塩分含量をモニターする方法について指導する	・脱水状況になりやすいので，過度の制限には注意 ・薄味に慣れさせて汁類を制限 ・電解質異常，不整脈，栓塞性脳梗塞など

④ 観察・評価の視点

〔1〕実施前

観察：水分摂取量・尿量・下痢の有無，浮腫・皮膚の性状，体重の増加，電解質異常の有無，食生活パターン

評価：水分の出納状況，浮腫・脱水の状況，食事制限に対する知識・アドヒアランスについて評価する

〔2〕実施後

　水分出納のバランス，浮腫の減少・脱水症状の訴えがないか，体重のコントロール，水分・塩分過剰摂取に関連する症状がないかなどを観察し，心不全の悪化を防止する．患者・家族が水分・塩分制限の目的・意義を理解し，制限を受容でき，家族の支援も受けて，節制ある食生活ができることが必要である．

④ 健康教育：発作予防の生活管理

　高齢者の心不全の特徴として，急性増悪による再入院が多いことがあげられ，入院費高騰のほか，患者の予後やQOLに大きく影響する．現在の薬物療法の進歩によっても，心不全患者の3分の1に再入院は起きる．心臓負荷の増加につながる増悪誘因（表5-7）の防止につとめるために，発作再発の防止のための生活指導が重要となる．心機能を最大限に維持し，「自分のペースでその人らしい」生き方によってQOLを向上させる支援が大切である．高齢者では，ADLの低下や認知症などの障害による種々の制限があることが多く，家族や介護者も含めた指導を配慮する．

表5-7　急性増悪の誘因

基礎疾患の増悪＊	：特に虚血性心疾患，不整脈，弁膜症（僧房弁閉鎖不全，大動脈弁狭窄症）
感染症・発熱＊	：肺炎，感冒，インフルエンザ，尿路感染
生活の不摂生＊	：水分・塩分の過剰摂取（体重増加，肺鬱血），不眠，過労（運動過負荷），喫煙・飲酒
精神的ストレス	：不安，うつ状態，日常生活の予期せぬ出来事発症時
薬物療法上の問題	：薬物コンプライアンス不足，副作用，誤薬，退院指導が不十分 加齢による生理的変化（代謝・排泄機能低下），医原性（過剰補液，輸血など）

（＊）：3大増悪因子

〔1〕早期発見・早期治療

　早期発見・早期治療のため，増悪についての症状・徴候について指導する（表5-8）．
　また主な誘因はあげられているが，その半数の症例しか誘因が特定できないということもあり，高齢者に特有な身体・生理的，精神社会的な要因なども含めて考える．
　ささいな変化でも，心不全増悪の引き金になりやすい．中でも特に薬物使用については細心の注意が必要であり，全身予備能力の低下，併発症が多いなどの点を考慮し，心臓だけでなく多臓器疾患としてとらえる．また，症状の悪化・発作時の対処について患者・家族への指導をすることが重要となる（表5-9）．

表5-8　心不全増悪の症状・徴候

体重の増加	：2～3kg増加/1～2週間，浮腫の増加，尿量の減少，夜間頻尿，腹水
血圧・脈拍の変動	：低血圧・頻脈性心房細動などの不整脈
呼吸困難	：夜間発作性呼吸困難，起座呼吸，喘鳴，喀痰，夜間使用する枕の高さが違う，労作時呼吸困難，会話時の息切れ
消化器症状	：右上腹部のもたれ感・痛み，食欲不振
日常生活行動時の変化	：倦怠感・易疲労性，めまい，ADLの低下（歩行困難など），意欲低下，不眠など

表5-9 健康教育・心不全増悪発作予防への生活管理

目的	理由・根拠	看護師の行動	注意事項
患者と家族指導	・生活の自己管理は最重要であり，家族・介護者も含めた生活・療養指導が必要である ・セルフケア能力を引き上げ，また療養についてのアドヒアランスを高めることが，発症予防とともに患者の健康・QOLの向上につながる ・心不全の急性増悪による再入院率は高いので，これらの予防は効率的な医療につながる	・セルフケア能力の評価確認をする ・心不全悪化の徴候について指導し，自己認識させる ・家族・介護者にも自覚・他覚症状のモニターについて指導する：体重，血圧，脈拍，浮腫の有無・増加傾向 ・治療へのアドヒアランスを高めるための継続的な支援をする	・発作の誘因についての自己管理能力および早期発見，早期処置 ・家族の介護者も高齢であることが多い ・心不全の急性増悪の2大原因：水分摂取過剰・塩分摂取過剰
発作誘因の予防対策： ①感染症・発熱の予防	・高齢者では，免疫機能低下や複数の易感染性となる誘因がある ・感染症・発熱による基礎代謝率（BMR）の増加は酸素消費量を上げ，心機能への負担を増強させる ・発熱時などの水分不均衡をきたしやすい ・感染症，特に肺炎などでは重篤な合併症をきたしやすい	・感染予防について指導する（室温，湿度の調節，入浴時の注意（長湯，湯冷め），外出時の心がけ，冬季のインフルエンザワクチンの与薬など ・深呼吸など呼吸調息法の指導をする ・気管内分泌物の観察，効果的な喀出の指導をする ・毎日の保清の指導をする（皮膚，口腔，陰部） ・発熱時の適切な処置，水分補給などについて指導する	・急激な寒暖差に注意 ・免疫力の低下，感冒の悪化，インフルエンザ，肺炎，意識低下や脳梗塞などによる嚥下障害 ・適切な湿度，乾燥を避ける ・肺機能を上げる ・尿路感染・上気道感染 ・BMRの増加による酸素消費量の増加
②服薬・療法に対するコンプライアンスの低下	・「薬物療法」「食事療法」参照	・心不全の食事療法について，個々の制限によって指導する ・必要時，栄養士の指導を受ける ・各種モニターの指標をレビューして，自己管理ができるよう演習指導する	・モニターする指標の確認 ・定期的な受診の重要性：受診率の低下は急性悪化や予後に有意に関連

表5-9　健康教育・心不全増悪発作予防への生活管理（つづき）

目的	理由・根拠	看護師の行動	注意事項
③生活の不摂生の防止／過労の防止	・過労は新機能低下による乳酸などの疲労物質の蓄積により起こりやすく、生活意欲の減退など精神的な機能低下につながる ・あらゆる生活の不規則・不摂生は心不全急性増悪の誘因となり、再入院・QOLの低下につながる	・過労・不眠などによる過度の心負担を軽減することの重要性について指導し、理解度を確認する ・運動の許容量について定期的に評価して、「動きすぎ」「過度の安静」による弊害についてモニター・指導する ・排泄の調節により、便秘を防ぐための指導をする ・暴飲・暴食の防止と、適切なカロリー摂取と高コレステロール食を減らす工夫を指導する ・飲酒・喫煙を中止するよう指導する	・生活のリズム、適当な休息、睡眠 ・排便のコントロール ・適切な栄養管理：血清アルブミン低下・低栄養状態、電解質異常など ・易疲労性と回復遅延のモニター ・身体活動の制限については表5-5「安全・適切な運動療法」参照。1日の活動の時間的配分・自覚症状の有無、疲労感などにより活動調整し、自己管理。必要時にコンサルテーションし、サポートする
ストレスの軽減	・ストレスによる生体反応である交感神経賦活による身体的・精神心理的な負担は、心機能低下・運動耐容能の低下を引き起こす原因となる ・ストレスはADLなどの回復遅延の誘因となる ・うつ状態や不安感など心理的な状態は心機能などに負担となる	・ストレスの誘因についてアセスメントし、それらの除去・軽減を図る ・ストレスによる症状と心機能への関連を評価する ・ストレス軽減について指導する：規則的な生活、定期的な運動など ・患者家族のソーシャルサポートについてアセスメントし、患者支援体制について配慮する	・家族内・介護上の問題からくるストレスにも注意する ・副交感神経優位への調整 ・ストレス軽減のための方法：音楽療法、ヨガ、運動、十分な睡眠・熟睡 ・うつ状態と循環器疾患の予後には相関がある
緊急時の処置対応の指導	・心不全の増悪時の身体的・精神心理的な負担は著しく心機能を低下させた状態であり、処置・対処の結果は生死を左右する ・早期発見・早期治療が最重要である	・発作時の安静について指導する ・心不全の増悪時の症状について、家族も含めて説明する ・緊急時の対処方法について指導する ・緊急時の医師、医療関係者や救急医療機関への連絡方法について指導する	・心不全の急性増悪による予後は重篤であり、治療内容と時期は生死を左右する ・救急処置（図5-8）

〔2〕生活管理の徹底

心不全の健康管理はその予後を左右する．薬物療法，食事療法，運動療法と急性増悪の予防が主要をなす．薬物療法が十分でも生活管理ができなければ，心不全の増悪は明らかである．よって，生活指導の徹底が大切である．画一的な生活指導でなく，患者の生活様式，患者個人の性格，家族のサポート体制などを考慮した個別的な健康管理について教育する．特に服薬中断，塩分過剰摂取，過労や感染などには十分配慮し，患者の自己管理能力を十分に引き出す指導が大切である．

退院後も，治療経過と生活指導の定期的な外来または在宅フォローアップが重要である．

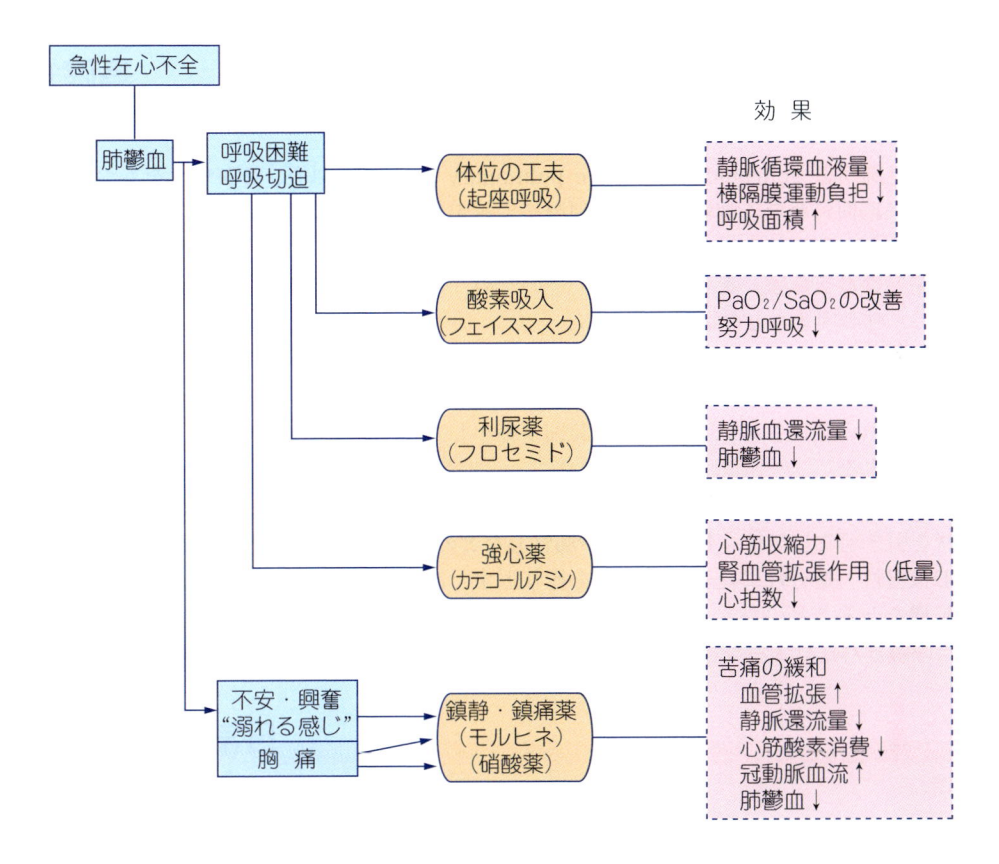

図5-8 急性心不全発作時の救急援助

3 慢性閉塞性肺疾患で在宅療養を行っている高齢者への看護技術

① 基礎知識

　慢性閉塞性肺疾患（chronic obstructive pulmonary disease：以下，**COPD**）をもつ高齢者は，その多くが長期間にわたる喫煙による煙刺激によって気管支，細気管支，肺実質に障害を生じている．すなわち，肺の弾力性・収縮力が消失し，末梢の気道閉塞により呼吸機能のうち呼気の換気障害（**閉塞性換気障害**）を引き起こす．そのため，患者は咳嗽や喀痰，動作時に低酸素血症からの息切れ，呼吸困難などの症状を呈する．

　このような症状は，患者に生命に対する不安や死への恐怖心を抱かせ，精神的ストレスをまねくことになる．また，呼吸機能障害により身体に必要とされる酸素の供給が不十分であるため，ADLが制限され，活動性の低下から行動範囲が縮小したり，仕事や家庭生活などの生活全般に影響を受けたりする．

　高齢者は身体の予備力が低下しているので，少しの無理が疲労感や睡眠障害，食欲不振などの身体症状を引き起こしたり，上気道感染や肺性心などの合併症を生じやすくさせる．

　COPDは慢性・進行性に経過し，悪化を繰り返すたびに重症化して，最終的に呼吸不全状態から死の転機をとることになる．現在のところCOPDの根治療法はないが，患者は**禁煙**をはじめ**薬物療法**，**呼吸リハビリテーション**，**在宅酸素療法**および**日常生活管理**が必要である．

② 日常みられる問題

　COPDで在宅療養を行っている高齢者は，1985年に在宅酸素療法が**健康保険の適応**になったこと，訪問看護活動や在宅ケアシステムが整備されたことなどにより増加している．75歳以上の高齢者についても在宅酸素療法にかかわる医療費は，平成20年4月に施行された後期高齢者医療制度により，所得に応じて保険料を支払うようになっている．

　在宅療養を行う高齢者は日常生活において様々な問題に遭遇するが，本節では2つの側面に分けて述べる．

〔1〕疾患に伴う問題
①呼吸機能障害による息切れ，呼吸困難などの呼吸器症状や，身体活動やADLによる疲労感，体力低下，睡眠障害，食欲不振などの身体症状による苦痛がある．
②息切れや呼吸困難の自覚により生命に対する不安，死への恐怖など精神的苦痛を生じる．

③上気道感染や肺性心などの合併症を起こす危険性がある．

〔2〕療養生活に関連する問題
①症状の改善，疾病の悪化防止のため，呼吸管理や日常生活の自己管理を継続しなければならないことによる心身への負担がある．
②病状の悪化や，将来の生活に対する不安がある．
③仕事や家庭，社会における役割の遂行が妨げられ，治療に伴う費用負担など経済的な問題を生じる．
④家族や介護者によるサポートへの依存，あるいは遠慮や気兼ね，負担感などの心理的問題を生じる．
⑤医療・福祉関係職との連携やサポートシステムに関連する問題を生じる．
⑥介護に伴い家族関係や家族生活に支障をきたすようになり，患者・家族のQOLの低下をまねく恐れがある．

③ 看護技術

COPDをもつ高齢者にとって，在宅治療の中心となる呼吸リハビリテーションと在宅酸素療法に焦点をあて，その援助技術について述べる．

呼吸リハビリテーション

❶ アセスメントのポイントとその根拠

〔1〕患者の状態と呼吸リハビリテーションの適応状況
呼吸リハビリテーションは，労作に伴う息切れや呼吸困難を軽減し運動耐用能を維持・向上させる目的で，呼吸訓練，呼吸筋の強化訓練および運動療法を行う治療法である．

呼吸リハビリテーションを行うには，リハビリテーションの目的と内容をふまえ，患者の状態に応じた方法を設定することが大切である．そのため患者の病態，自覚症状，動脈血ガス分析値や肺機能検査値，全身状態，運動能力などを多角的に把握する必要がある．

〔2〕患者の認識と自己管理能力
呼吸リハビリテーションは，患者が日常生活の中で継続して行うことにより効果が期待できるが，中断するとその効果はもとに戻る．そのため，患者が疾患や呼吸リハビリテーションに対してどのように受け止め理解しているか，また，リハビリテーションの実施に対する意欲や自立度，実践能力について把握する必要がある．

〔3〕家族の理解とサポート状況
高齢者にとって，家族や介護者の協力，サポートは重要である．家族や介護者が呼吸リハビリテーションの意義や目的，方法についてどのように理解し受け止めているか，またどのような協力や支援がどの程度得られるかを把握する必要がある．

2 看護目標

(a) 患者および家族が呼吸リハビリテーションの意義・目的を理解し，方法を習得することができる
(b) 患者が呼吸リハビリテーションを効果的に継続して行うことができる

3 実施方法

[使用物品]
　呼吸筋訓練器，パルスオキシメータ
[手　順]
　表5-10に示す．

表5-10　呼吸リハビリテーションの実施方法

目的	理由・根拠	看護師の行動	注意事項
呼吸訓練 ・効率的な呼吸をすることにより，息切れや呼吸困難の軽減を図る	①口すぼめ呼吸 呼気時に口をすぼめることで，気道の陽圧を高め，気道閉塞を防ぎ，呼吸数の減少，1回換気量が増大する	・適切な体位をとらせる ・口すぼめ呼吸は，吸気を2回吸って，呼気は口をすぼめ「フー」または「スー」と音を発しながら，ゆっくり吐き出してもらうように伝え，10回／分程度を目標に練習する 口すぼめ呼吸のやりかた ①口を閉じて鼻から息を吸う　②口をすぼめてゆっくり吐く ☆1. 2で吸って3. 4. 5. 6で吐く（呼気を長くする）	腹式呼吸の訓練に先だって習得させておく
	②腹式呼吸 横隔膜を用いたゆっくりした呼吸により，横隔膜を押し下げ，肺の伸展を高め，呼吸数の減少，1回換気量が増大する	・仰臥位をとらせ，腹部に置いた手を持ち上げるように吸気を行わせ，呼気時に口すぼめ呼吸をさせる 仰臥位での腹式呼吸 ・おなかの上に手をおくか，1kg程度のおもりを置いて腹部の動きを確かめる ・1. 2で吸って… ・3. 4. 5. 6で吐く	仰臥位からはじめ，うまくできるようになれば，座位→立位→歩行時→階段昇降時へと段階的に進めていく

表5-10 呼吸リハビリテーションの実施方法（つづき）

目的	理由・根拠	看護師の行動	注意事項
		歩行の腹式呼吸 1.2で吸い，3.4.5.6で吐きながら歩く． 自分の歩調に合わせて歩くようにする	
呼吸筋の強化訓練 ・努力性の最大吸気や呼気を行うことで肺胞の拡張を促す	深呼吸による胸腔内の陰圧，あるいは呼気に抵抗を負荷して気道の陽圧を高め，肺胞を膨らませることで，低換気が改善・予防できる	・呼吸筋訓練器の使用方法を指導し，一緒に行ってみる 呼吸筋訓練器 （写真提供：チェスト）	
運動訓練 ・全身の活動能力を高め，精神・心理的効果をもたらす	・息切れや呼吸困難による全身の活動性減少によって起こる筋力低下を防止する ・安心や自信など精神・心理効果により全身状態を改善させる	・体操や歩行訓練など，患者が日課として取り組める運動をすすめる ・毎日定期的に行えるよう習慣づける ・最初は5分程度から開始し，20分間継続できることを目標に，徐々に距離・時間を増やしていく ・運動後10分くらいで回復する程度を目安とする	・患者の個別性を重視する ・楽にできる負荷量から開始し，徐々に負荷を上げる ・安静時の脈拍が90拍／分以上の場合は行わない ・運動量はSaO_2が90%以上，心拍数は110拍／分を超えない
安全性への指導 ・患者が不安なく継続して実施することができる	高齢者は労作や運動による呼吸困難に対し，不安や恐怖心を抱きやすく，呼吸リハビリの継続が困難となりやすい	・患者の理解度に応じて目的や方法を説明し，不安や恐怖心を軽減する ・患者の日常生活やニードに合わせ，無理のないように進めていく ・異常を示す症状や徴候を説明する ・脈拍の測定法や，パルスオキシメータの使用法を指導する ・平常と異なる場合や，異常時の対処方法，連絡方法を伝える ・毎日の実施状況（リハビリ内容），全身状態，自覚症状の有無を日誌に記録するよう伝える	・患者の個別性を重視する ・日誌は経過がわかるよう表にし，簡潔に書ける工夫をする

4 観察・評価の視点

〔1〕実施前
以下のような項目について観察する．
① バイタルサイン
② 呼吸状態（呼吸数，深さ，型，規則性）
③ 息切れ，呼吸困難の有無と程度
④ 動脈血ガス分析値，肺機能検査値
⑤ 運動能力
⑥ 患者・家族の受け止め方，理解度，意欲

評価：呼吸リハビリテーションを行える状態にあるかどうかをみる．体調不良の場合は無理に行わせない．

〔2〕実施中
以下のような項目について観察する．
① バイタルサインの変化
② 息切れ，呼吸困難の有無と程度
③ 動脈血ガス分析値，酸素飽和度
④ リハビリテーションの実施状況
⑤ 顔色，表情，患者の訴え

評価：リハビリテーションの継続，あるいは中止が必要であるかどうかをみる．バイタルサインの変化や症状が出現すれば中止する．

〔3〕実施後
以下のような項目について観察する．
① バイタルサインの変化
② 息切れ，呼吸困難の有無と程度
③ 動脈血ガス分析値，酸素飽和度
④ 疲労感，患者の訴え

評価：1回換気量の増大，機能的残気量の減少，肺活量の増大，呼吸数の減少などから呼吸訓練の効果をみる．また，日常生活行動範囲の拡大や症状の改善により効果を確認する．

在宅酸素療法（HOT）

1 アセスメントのポイントとその根拠

〔1〕患者の状態とHOTの適応状況
　在宅酸素療法（home oxygen therapy：以下，HOT）は，低酸素状態を改善し身体の各組織に酸素を供給する目的で，自宅で酸素ボンベや酸素濃縮器を用いて長期的に酸素吸入を行う治療法である．一般的に，動脈血酸素分圧（PaO_2）が60Torr以下，あるいはパルスオキシメータによる酸素飽和度（SpO_2）が90%以下になると全身への酸素供給が低下し，身体に悪影響を生じるため

酸素吸入が必要となる．

HOTは適応基準（表5-11）に基づいて行われるが，その他として患者の状態が安定していること，禁煙が守れること，家族の協力度などを十分考慮して開始される．

患者の状態は，安静時，動作時，および睡眠時の動脈血ガス分析値や低酸素状態による症状や徴候の有無について把握する必要がある．

表5-11　健康保険による在宅酸素療法の適応基準

1. チアノーゼ型先天性心疾患
2. 高度慢性呼吸不全例
　　在宅酸素療法導入前に動脈血酸素分圧55mmHg以下の者および動脈血酸素分圧60mmHg以下で睡眠時または運動負荷時に著しい低酸素血症をきたす者であって，医師が在宅酸素療法を必要であると認めたもの
3. 肺高血圧症
4. 慢性心不全
　　医師の診断により，NYHA Ⅲ度以上であると認められ，睡眠時チェーン・ストークス呼吸がみられ，無呼吸低呼吸指数（1時間あたりの無呼吸数および低呼吸数をいう）20以上であることが，睡眠時ポリグラフィ上確認されている症例

（厚生労働省，平成16年4月）

〔2〕患者および家族の受け止め方と理解度

HOTは，生涯続ける必要のある治療法である．そのため，患者や家族がHOTの意義や目的，必要性をどのように理解しているか，実践する能力はあるかについて把握する必要がある．特に，高齢の患者にとって家族の協力やサポートは重要である．

〔3〕HOTの方法選定と機器類の管理能力

HOTは，酸素供給機器の種類により酸素ボンベ，酸素濃縮器および液体酸素を使用する方法がある．各方法には長所と短所があるので，患者の病態，年齢，生活状況，家庭環境などをよく検討して最良の方法を選定することが大切である．最近では，90％以上の高濃度の酸素が得られる吸着型の酸素濃縮器や液体酸素が普及し，使用されている．

酸素吸入を安全かつ効果的に行うには，火災に注意し，酸素量・濃度を医師の指示に従い適切に調整することが重要である．自分勝手な判断で酸素流量を変更したり，適切に調整しなかったりした場合には，副作用や合併症を起こす危険性がある．特に過剰な酸素投与では，CO_2ナルコーシスや酸素中毒に注意する必要がある．呼吸困難などで酸素量や濃度を変更せざるを得ない場合には，あらかじめ医師の指示を受けておくよう指導しておくことが大切である．

〔4〕異常状態と対処方法

HOT施行中に起こる異常事態には，機器類の不調による場合と患者の状態変化による場合とがある．前者は主に酸素濃縮器の故障による場合で，異常の際にはすぐに酸素業者に連絡をとるよう指導しておくことが大切である．また，停電時の対処方法についても指導しておく必要がある．

患者の状態変化は，呼吸状態の悪化や気道感染，肺性心などの合併症を起こした場合である．

看護師は患者や家族に，このような場合の症状や徴候を説明し，普段と異なる変化があった場合には医師や看護師にすぐに連絡してもらい，適切に対処行動がとれるよう指導しておくことが大切である．

② 看護目標

（a）患者および家族がHOTについて理解し，適切な機器類の使用・管理方法を習得する
（b）医師の指示に従い，安全かつ効果的に酸素吸入を行うことができる
（c）患者および家族が異常状態を理解し，必要時に適切な対処行動をとることができる

③ 実施方法

[使用物品]
　酸素ボンベ，酸素濃縮器，液体酸素，鼻腔カニューレ（鼻めがね），連結管，蒸留水（薬局では精製水）

[手　順]
　表5-12に示す．

表5-12　在宅酸素療法

目的	理由・根拠	看護師の行動	注意事項
患者の状態のアセスメント ・患者の状態や個別性に応じた援助	長期にわたる継続的治療法であるため，多側面を考慮し，評価する必要がある	・患者の病態，呼吸機能，動脈血ガス分析値，低酸素血症の症状・徴候などを把握する ・理解力，心理・精神的安定度，自立性や依存性，価値観などを把握し，患者の状態をアセスメントする	患者の状態が安定しているか，禁煙を守ることができるか，などについて考慮する
家族・介護者のアセスメント ・家族・介護者の状態や特性に応じた援助	長期にわたる継続的治療法であるため，家族の管理能力は必要条件となる	・家族の理解力，生活状況，サポート体制，管理能力などを把握し，アセスメントする	家族・介護者の協力が得られるように考慮する

表5-12 在宅酸素療法（つづき）

目的	理由・根拠	看護師の行動	注意事項
HOTについての説明 ・患者・家族が理解して，治療に臨むことができる	治療にあたる主体である本人と家族が正しく理解し，納得して治療法を受け入れる必要がある	・HOTの意義，目的，効果について，患者本人と家族・介護者に説明する ・医師の決定した酸素供給機器（酸素濃縮器，酸素ボンベ，液体酸素）の特徴（長所・短所など）について説明する ・患者本人，家族・介護者の不安や心配事を聞き，一緒に話し合う 携帯用酸素ボンベ （写真提供：帝人ファーマ）	パンフレットやビデオなどを活用し，理解しやすい説明となるよう工夫する
酸素供給機器の取り扱い方法・管理方法の指導	機器の特徴に応じた適切な取り扱いを行う必要がある	・実際に在宅訪問し，機器の設置場所や家庭環境などを確認する ・酸素供給機器の設置場所，部屋の換気について説明する ・フィルターの清掃（毎日清掃，洗浄は１週間に１度），加湿器の扱い，カニューレの扱い（１カ月で新しいものと交換する），延長チューブの使用法について説明し，一緒に使用法を実施してみる いつでもベッドのスペースを用意　空気吸入口，排気口および前後左右15cmあける 液体酸素を使用　酸素濃縮器を使用	・火気類をそばに置かない ・現在，加湿器は不要とする意見もある（鼻という天然の加湿器を使って酸素吸入をする時にあえて加湿する必要はないという意見もあり，鼻カニューレで酸素流量は３ℓ/分以下，あるいはベンチュリ・マスクで40％以下にあえて酸素を加湿する必要はないと「酸素療法ガイドライン」（日本呼吸器学会・日本呼吸管理学会編，2006年）にも記載されている）

表5-12 在宅酸素療法（つづき）

目的	理由・根拠	看護師の行動	注意事項
酸素吸入方法の指導 ・医師の指示にしたがって適切な酸素吸入ができる	・基本的には5ℓ/分を上限，SpO₂ 90～95％を目標とする ・ADLの状態により，酸素消費量は異なる（労作時は，安静時の約2～3倍）	・安静時，労作時（排泄，入浴，歩行など），睡眠時など各状態に応じた酸素流量と目標となるSpO₂の設定方法を教える ・パルスオキシメータでSpO₂の測定法を教える ・家族や介護者にも同様に指導する パルスオキシメータ （写真提供：コニカミノルタセンシング）	・指示された酸素量・濃度を守り，自分勝手に変更しない ・高齢者は夜間にトイレに行く回数が多いので，低酸素状態に気をつける
安全面への指導		・酸素の特徴，取り扱い時の注意事項について説明する ・延長チューブの長さによる活動時の危険性がないか，確認する	パンフレットなどを作成し，いつでも活用できるよう工夫する
異常時の対応方法についての指導		・予測される異常（機器類の故障，停電など），異常を示す症状や徴候について説明する ・異常時はすぐに関係者に連絡するよう伝える	パンフレットなどを作成し，いつでも活用できるよう工夫する
日常の体調管理への指導		・患者本人または家族に，毎日の実施状況（酸素流量，濃度，時間），活動状態，全身状態，自覚症状の有無を日誌に記録するように指導する	日誌は経過が把握しやすいように表にし，簡潔に書けるよう工夫する

4 観察・評価の視点

〔1〕実施前

以下のような項目について観察する．
① バイタルサイン
② 動脈血ガス分析値，酸素飽和度
③ HOTに対する患者や家族の理解度，受け止め方
④ HOTに対する悩み，心配事

評価：患者の状態に応じた方法であるかどうかをみる．

〔2〕実施中

以下のような項目について観察する．
① 一般状態
② 指示された酸素流量が維持されているか

③鼻腔カニューレのはずれやつまりはないか
④チューブの屈曲や圧迫はないか，長さは移動や行動を妨げていないか
⑤加湿器の水量は維持されているか
　評価：酸素供給機器の作動状態，方法の適切さ，患者の安全性を評価する．

〔3〕実施後
以下のような項目について観察する．
①症状の緩和や改善
②息切れ，呼吸困難の有無・程度
③動脈血ガス分析値，酸素飽和度
　評価：動脈血ガス分析値および酸素飽和度の改善，活動範囲の拡大により効果をみる．

④ 健康教育

慢性的な低酸素状態にある高齢者の在宅療養においては，呼吸管理と日常生活管理が重要である．そのためには，患者に酸素消費量を増加させないで，心身への負担の少ない方法による食事，排泄，清潔，睡眠および活動の仕方について指導する必要がある．また，患者の個別性や置かれている状況をふまえて禁煙指導や感染防止の指導をする必要がある．

高齢者は病態が悪化すれば生命の危機をまねくので，緊急時や急性増悪時の対処方法，在宅医療・福祉関係者との連携方法について指導し，患者や家族が安心して療養生活が送れるように援助する必要がある．

高齢者にとって，在宅治療は住み慣れた生活環境での療養法であるが，家族にとっては心身への負担も大きい．したがって看護師は患者・家族に在宅療養のメリットを十分理解させ，患者や家族が精神的安定を維持しながら生活を送ることができるよう援助することが重要である．

4 糖尿病でインスリン導入をする高齢者への看護技術

① 基礎知識

　高齢者が**インスリン注射**を行う場合，大きく分けて2つのパターンが考えられる．1つは若年より糖尿病を発症し継続してインスリン注射を行っている場合で，もう1つは高齢になって糖尿病を発症したか，あるいは若くして発症していた糖尿病のコントロールが不良となってきたためにインスリン注射が必要となった場合である．

　高齢糖尿病患者でインスリン注射が問題となるのは，主に後者の場合であろう．多くの場合，高齢者は合併症の出現あるいはその可能性を抱えている[1]と考えられる．ほかの慢性疾患を有していることもあろうし，個人差はあるが，加齢による変化によって様々な身体機能に衰えがみられる．このような要因によって，新たな知識や技術の習得が困難となることを考慮しておく必要がある．

　またインスリン療法の導入となると，これまでの療養方法では糖尿病のコントロールがうまくいかなくなった，合併症が出現したという経緯があり，注射をするイコール自己管理ができていなかった，という印象を患者に与えがちである．自己管理の失敗の結果としてインスリン注射があるととらえられた場合，患者のインスリン療法に対する否定的な考えはよりいっそう強固になると考えられる．そこで，注射という複雑な技術を習得するための**様々な機能についてアセスメント**し，その人に合った方法を選択し援助していくと同時に，インスリン注射に対する抵抗感や否定的な感情，不安といった心理的な側面を十分にアセスメントする必要がある．

　一般に高齢者は新しい知識の獲得をしにくいと考えられているようだが，そのように決めつけて関わるのは好ましくない．高齢であっても十分知識や技術の獲得が可能な患者もいるし，むしろ若い人よりも自己管理をきちんと守るという報告もある[2]．高齢者の持っている能力には個人差が大きいということである．その人に合った援助を提供するためには，療養生活を送るうえでの，また新しい治療法を習得するうえでの高齢者の特徴[3]をある程度知っておく必要がある（表5-13）．そして何より大切なことは，単に正確な注射技術を習得するためだけの援助ではなく，インスリン療法という新しい治療を患者の**生活の中に組み込んでいけるような援助**を提供することである．

② 日常みられる問題

　加齢による様々な変化に伴い，糖尿病の療養生活を送るうえでも様々な影響を受けることを考慮に入れておく必要がある．インスリン注射を行っている場合，低血糖症状などの合併症を引き起こす原因になることもあるので，それぞれの患者の**加齢による影響**を十分にアセスメントしておく必要がある．

表5-13 セルフケアを身につける上での高齢であることの影響

高齢者に特徴的な状況	セルフケアを身につける上での影響
記憶力，理解力の低下	・情報，知識を獲得しづらい，あるいは獲得するのに時間がかかる ・実行すべきセルフケアをつい忘れる．実行したかを忘れることがある ・状況に合わせた柔軟な対策を考えにくい
難聴	・個別指導，集団指導など聴覚から得られる情報を獲得しづらい ・人とのコミュニケーションがとりづらいことで情報を獲得しづらい．また，情緒的サポートも受けづらい
視力の低下	・本，ビデオなど視覚から得られる情報を獲得しづらい ・視力低下の程度によってかなり差があるが，料理，運動，内服，インスリン注射，血糖測定などセルフケア行動を実際に行う時支障がある ・足や皮膚の状態の観察，血糖値など自分のセルフケアを自分の視覚で確認しづらい
味覚の低下	・甘さを感じにくくなり，さらに甘いものを求めることがある ・味覚での食事の調整は，不正確がます可能性がある ・制限食の中でさらに食事としての楽しみがもちづらくなる可能性がある
感覚・知覚の低下	・糖尿病の症状を知覚しづらく，糖尿病であるという認識がもちにくくなる可能性がある ・高血糖や低血糖を自覚しづらくなり，対処が遅れる可能性がある ・新たな症状や合併症の発見が遅れる可能性がある
巧緻性の低下	・インスリン注射，血糖測定など細かな作業を伴う手技を身につけることが難しく，工夫が必要
運動機能の低下	・外来受診が困難になる可能性がある
糖尿病以外に複数の疾患を発症しているか，潜在的にもっている	・シックデイが起こりやすく，また重症化しやすい ・他の疾患を考慮したセルフケアが必要になり，セルフケアがより複雑になる可能性がある
長い歴史のある人生，個々の高齢者なりの価値観	・今までの生活を変えることが難しい場合が多く，患者の生活に合ったセルフケアの方法でなければ取り入れにくい ・患者の納得が得られなければ，患者にとってよりよいものとならない可能性がある

（清水安子（2000）糖尿病患者のケア 事例糖尿病患者のセルフケアサポートのポイントと実際，看護技術，46（13），p.45，メヂカルフレンド社より転載）

〔1〕身体機能の変化

加齢に伴う身体機能の変化は様々である．一般に視力障害や，運動機能障害，認知機能の変化，記憶障害などによる自己注射技術習得や療養生活上への影響，内分泌・代謝機能の変化や知覚機能の変化による合併症の知覚への影響など，糖尿病のコントロールも様々に影響を受けるが，個人差が大きいこともまた高齢者の特徴である．

認知機能の変化や健忘，指の機能の巧緻性や握力の変化などに伴い，インスリン注入器が正しく扱えない場合がある．例えばペン型インスリン注入器の種類によっては必要単位のインスリンを皮下に注入する際，ある程度の握力を必要とするが，加齢に伴う握力の低下などによって必要量がきちんと注入されないということが生じる可能性がある．

視機能の変化として**老人性白内障**がある高齢者は，寒色系の色の識別が困難となる場合があるため，インスリン製剤に張られてあるラベルの色による判別が困難となることもある．また視力低下に伴い，インスリン注入器の表示が見えにくくなることがある．

個々の患者が加齢に伴う変化によって療養上どのような影響を受けているかをアセスメントし，個人に合わせた援助の工夫を行っていくことが必要となる．

〔2〕心理的変化

身体機能の変化は，心理的にも様々な影響を与える．身体機能の低下に伴い今までできていたことができなくなるという喪失体験は，抑うつや引きこもりをまねくことがある．

また高齢者は，**合併症**の出現率も高くなることが考えられる．合併症の出現が自分の管理不足から生じたと感じている場合，自己管理に対して自信を失ったり，**自尊感情を低下**させたりすることも考えられる．

また認知機能の変化に伴って，新しいことを覚えることにわずらわしさを感じるようになるかもしれない．そのような場合，インスリンの注射手技を覚えることに消極的だったり，注射に対して否定的な感情を抱くようになったりする可能性もある．

〔3〕社会・環境的変化

子どもの独立や自身の退職といった社会的役割の変化に伴い，糖尿病の自己管理も変化することがある．退職をきっかけに仕事上の付き合いが減り，食事療法がしやすくなったり，不規則な生活をしなくなったことで自己管理が行いやすくなったというような報告[4]がみられている．

その一方で，糖尿病によるインスリン注射の導入で，仲間との付き合いがしづらくなるという制約感を抱くかもしれない．子どもの独立や退職によって，社会との接点が少なくなりがちな患者にとって，インスリン注射により食事の時間や内容が制限されるということは，活動範囲をさらに狭めてしまう要因ともなり得るし，インスリン注射の導入を，自己管理の失敗ととらえた場合，抑うつ的な反応から引きこもりとなる可能性もある．

また，配偶者との死別により独居となった患者の場合，「夫のために食事を作る」など，これまでの配偶者役割の喪失から，かえって食事が不規則となってしまう場合もある．要介護高齢者を抱えている場合は（老老介護），介護負担の大きさから，糖尿病の自己管理がおろそかになってしまうことも十分考えられる．独居であったり要介護高齢者を抱えるようになったりという環境の変化は，自己管理や日常生活への不安をもたらす．インスリンの導入に伴って低血糖症状の出現が予想されるようになると，独居の患者の場合その対処が遅れ，重篤な症状に陥る危険も考えられる．

また，インスリン療法の導入に伴いそれまでの医療費に比べ負担額が大きくなる．インスリン療法には，薬剤にかかる費用のほか様々な管理料がかかり，患者の医療費を大きく膨らませている．大石ら[5]は，インスリン治療にかかる**経済的負担**に関する調査で，高齢者に多い2型糖尿病患者の場合の年間医療費は約46万円になり，経口血糖降下剤による治療の約1.6倍，非薬物治療の場合の約2.4倍であったと報告している．したがって，インスリン療法導入に際してその使用量や自己注射にかかる機器の選択等では，高齢者の経済的側面を十分に考慮した検討が重要であり，医師との連携も必要である．

③ 看護技術

インスリン療法導入の際には，高齢者に限らず，患者がインスリン注射の必要性を理解することができ，自己注射に前向きに取り組めるような援助が必要となる．

1 アセスメントのポイントとその根拠

〔1〕インスリン療法に対する患者の姿勢

インスリン療法が適応になるのは，これまで行ってきた食事，運動，薬物療法では血糖のコントロールが不十分になった場合や，合併症の進行が深刻になってきた場合，他の肝障害や腎障害などの併発疾患を伴った場合，ステロイド剤の使用時，などである．しかし患者の中には，注射に対する恐怖心がぬぐえなかったり，インスリン注射を始めると一生涯インスリンを注射しなければならないと考えたりして，前向きに取り組むのが困難となる場合がある．また，インスリン導入となると今までの自己管理がよくなかったためだととらえる患者がいる．このようなとらえ方をしていると，注射に対する否定的な考えを拭いきれず，前向きに取り組みにくくなるといえる．看護師がインスリン療法に対して患者がどのように感じているかを知ることは，その必要性を理解してもらうためのアプローチに必要なアセスメントといえよう．

〔2〕自己注射技術習得に求められる患者の能力

インスリン自己注射の技術を習得するには，インスリン療法に対する知識や技術を理解する理解力，自己注射の手順を覚える記憶力，手指の細かい動作を行う巧緻性やある程度の握力，細かい目盛りを判読するのに必要な視力など，様々な機能を必要とする．

インスリン導入となる高齢者の注射技術習得に関する能力がどの程度であるかを把握することは，患者がインスリン療法を行っていくために必要な支援を行う上で重要である．

〔3〕患者をサポートする資源

患者の中にはインスリン注射の手技がおぼつかない，視力に障害があり誰かに確認してもらわなければならないなど，インスリン療法をしながら自己管理していくのにサポートを必要とする場合がある．合併症が進行して障害がある場合や重篤な低血糖症状が出現した時，インフルエンザなどの感染症にかかった場合など，対処・支援してくれる配偶者や家族，あるいはそれに代わる人が必要となる．

患者を取り巻く人的・社会的環境についてのアセスメントは，患者をサポートする資源を活用していくうえで重要となる．住環境はどうか，どのような地域に暮らしているか，経済的な状況はどうか，家族構成や配偶者・家族からの支援は得られるのか，独居であったり老夫婦二人暮らしであったりした場合，必要なサポートは得られるか，介護保険の利用を行っているか，その中でどのようなサポートが得られるか，などのアセスメントをしておくことが必要である．

〔4〕患者の特徴に応じた問題の予測

患者の身体的・心理的・社会的状況をアセスメントしたうえで，患者が新しいインスリン治療を学習し自己管理していく際に予測される問題点を把握し，援助する必要がある．内海[6]は，高齢者がインスリン治療を行うにあたって考えられる導入期の問題状況を表5-14のようにまとめている．高齢者を様々な角度からアセスメントすると同時に，高齢者の能力と予測される問題状況をとらえながら援助を展開する必要がある．

表5-14　インスリン導入期の問題状況および具体的な内容と解決方法

問題状況		具体的な内容	解決方法
注射手技習得時の困難な状況	インスリン注射手技の習得に時間がかかる	・忘れやすい ・説明の理解に時間がかかる ・難しい，自分にはできないという思いがある	アセスメント 　・手技習得能力をアセスメントする 学習環境の提供 　・落ち着いて手技習得に向かえる環境を作る 　・高齢者に適した学習ペースを考慮する 　・わからないことを聞けるような雰囲気を作る 教材の工夫 　・あとから見直せるわかりやすい教材の利用 　・"できそう""わかる"と感じられる教材を利用 　・高齢者が理解しやすい事象と関連させて説明する 　　（過去の職業や関心の強い事柄） 援助者の姿勢 　・マニュアルどおりの方法を強制しない 　・手技のスムーズさを求めない 　・一度できたことが次にできるとは限らないことを理解しておく 　・間違いを指摘しない 　・できているところ，頑張りを認めてから，修正した方がよい場所を伝える
	インスリン注射手順の中に実施困難な手技がある	・インスリン注入器，単位などが見にくい ・針のキャップの取り外し，針の取り付け取り外しができない ・握力が不足し，注入ボタンを押すことが難しい	インスリン注入器の選択を工夫する 補助具等の使用 　・拡大鏡の使用，音と感触による単位確認 　・指サックの使用 　・注入器が見やすいようなコントラストのはっきりした台紙や敷物の色を工夫 サポート資源の活用 　・家族や周囲の人のサポートを活用する その他 　・疾患や疼痛がある場合には適切な治療を受けられるように調整する（白内障，関節リウマチなど）
インスリン療法を受け入れがたい状況		・インスリン療法への誤解や悪いイメージを抱いている ・身体上，生活上の困難さのためインスリン療法を受け入れる気持ちの余裕がない	・インスリン療法の受け入れ状況を把握する ・インスリン療法に対する思いを傾聴する ・インスリン療法の必要性を説明する ・インスリン療法への抵抗感が軽減できるよう支援する ・インスリン療法を受け入れる気持ちが整うまで待ち，高齢者が治療の選択を決定できる機会をつくる

（内海香子（2007）インスリンを使用する高齢者の問題点は？, Q&Aでわかる肥満と糖尿病, 6 (4), p.618, 丹水社より転載, 一部改変）

2 看護目標

（a）インスリン療法の必要性を理解し，インスリン自己注射の知識・技術を習得することができる
（b）低血糖症状について理解し，対処することができる
（c）血糖自己モニタリングを行いながら糖尿病のコントロールを行っていける

3 実施方法

インスリン療法導入時の援助の手順を表5-15に示す．

表5-15　インスリン療法導入時の援助

目的	理由・根拠	看護師の行動	留意点
（1）準備 ①インスリンの必要性の理解	・インスリンの必要性の理解は，インスリン療法に対するコンプライアンスの維持を助ける	・患者の糖尿病コントロールの状況，インスリン療法が導入となった経過をアセスメント ・自己注射に必要な能力のアセスメント（理解力，記憶力，視力，手指の運動能力など） ・患者がインスリン治療をどのように受け止めているかアセスメント ・インスリン治療の意義と目的を説明する	・自己注射が1人で可能か，家族などの助けが必要か ・注射器などの管理ができるか ・日常生活の中できちんとインスリン注射を行っていけるか ・補助具などの特別な工夫が必要か ・インスリン治療の導入をどのように受け止めているか ・必要に応じて患者の気持ちを積極的に傾聴する
②学習環境の整備	・適切な学習環境を整えることで，患者の能力を発揮することが可能となり，インスリン自己注射の習得が可能となる	・患者の状態に合わせて必要なものを準備する（拡大鏡，補助具，字の大きなパンフレットなど） ・学習に集中できる時間，空間の確保	・必要に応じて家族への注射指導を行う ・患者や家族の都合のよい時間帯か ・話に集中できるような環境か
③インスリン療法に必要な知識の提供	・正しいインスリン自己注射手技の習得を助ける ・インスリン治療における副作用の予防と早期発見を助ける	・使用するインスリンの種類と作用について説明する ・患者のインスリン使用量と注射回数を説明する	・患者，家族が使用するインスリンについて理解が得られたか

表5-15 インスリン療法導入時の援助（つづき）

目的	理由・根拠	看護師の行動	留意点
④注入器の選択	・適切なインスリン療法の継続を助ける	・患者の能力や生活様式に合わせた注入器の選択を行う	・必要物品は実際に手にとってもらいながら使用方法を説明する
（2）注射技術指導 ①必要物品の準備 ②使用器具の名称と扱い方 ③注射手順	・注入器等の安全な取り扱いの習得により，事故の予防が図れる ・安全，確実な自己注射の実施が可能となる ・適正なコントロールが可能となる	・必要物品の準備について説明 ・使用する注入器，必要物品の名称と特徴，取り扱い方法について説明 ・必要物品の管理について説明 ・注射手順の説明とデモンストレーション ・パンフレットもしくは手順表を見ながら操作してもらう	・患者の状態に応じて段階を設けながら指導する（図5-9）.
④使用済みの針，注入器の扱いについて	・針刺し事故防止を図る	・使用済みの針，注入器の処理について説明	

❹ 観察・評価の視点

〔1〕準備

（1）インスリン自己注射の必要性の理解

　患者がインスリン療法に対してどのような姿勢でいるのか，インスリン療法が必要となった経過をどのように認識しているのかなどのアセスメントとともに，インスリン療法はインスリンの作用不足が原因で起こる糖尿病の治療として最も理屈に合った方法である[7]ことや，2型糖尿病の場合はコントロールがよくなればインスリン注射が必要なくなることもあるということを理解してもらうよう援助する．

（2）学習環境の整備

　患者の学習能力に応じて，より効果的な学習が進むような環境を提供する．視力障害がある場合は，拡大鏡，大きな文字のパンフレットなどを用意する．難聴がある場合，よく聴こえる側に援助者が座ったり，補聴器の使用をすすめたりして患者の理解が進むような配慮を行う．また，静かで学習に集中できるような場所の確保や，患者や家族の都合のよい時間帯に指導を行う，患者が疑問に思ったことについて質問しやすいような雰囲気作りをするということも重要である．

（3）インスリン療法についての知識の提供

　インスリンに関する知識の提供は，患者が安全にインスリン療法を行い自己管理していくうえで大切である．インスリン製剤には作用の発現時間と持続時間から様々な種類があり（図5-10），患者個々の状態に応じて処方される[8]．人によっては，複数のインスリン製剤を組み合わせて用い

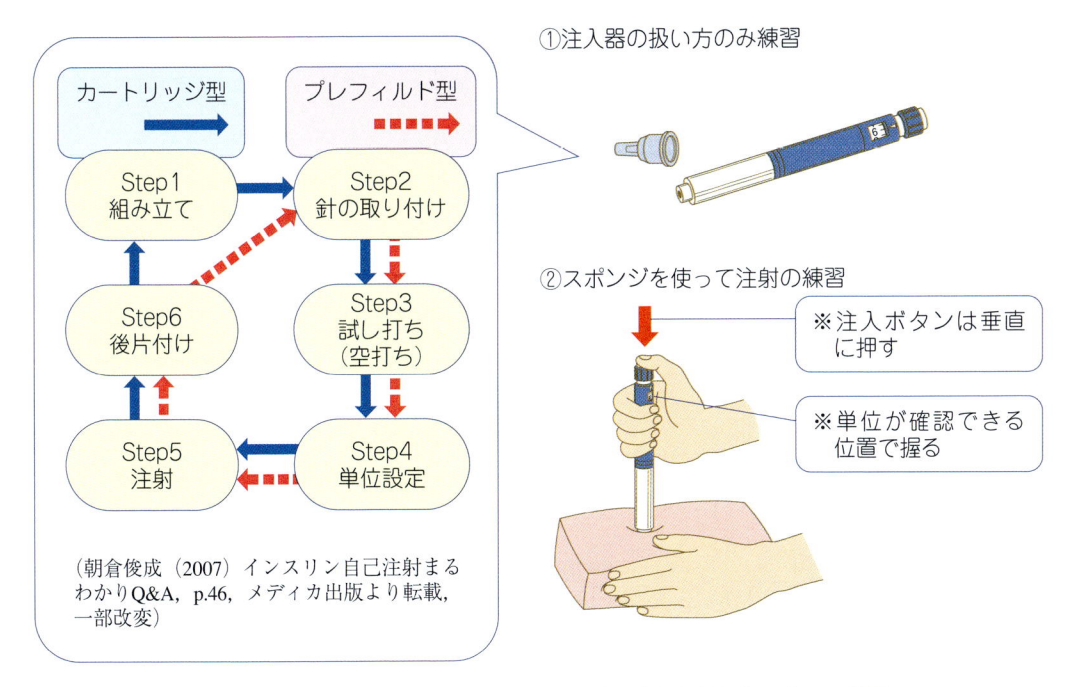

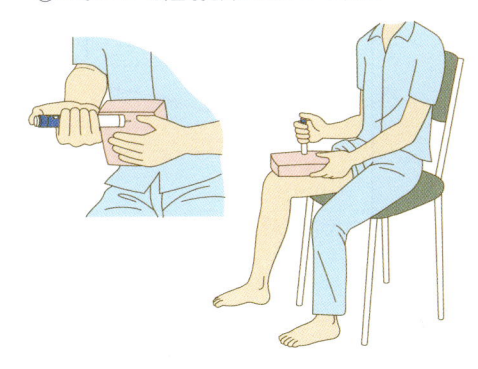

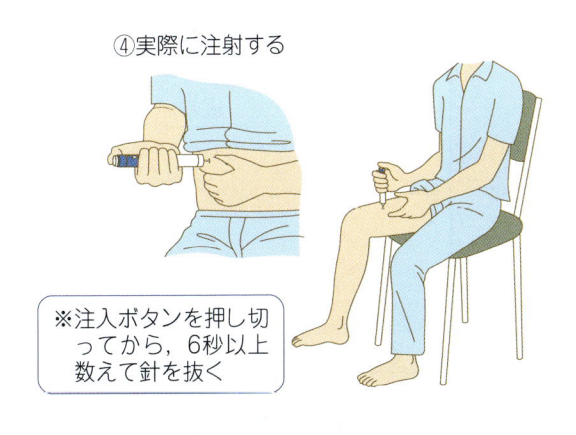

5．特徴的な疾患をもつ高齢者への看護技術　235

図5-9　段階的なインスリン自己注射の練習

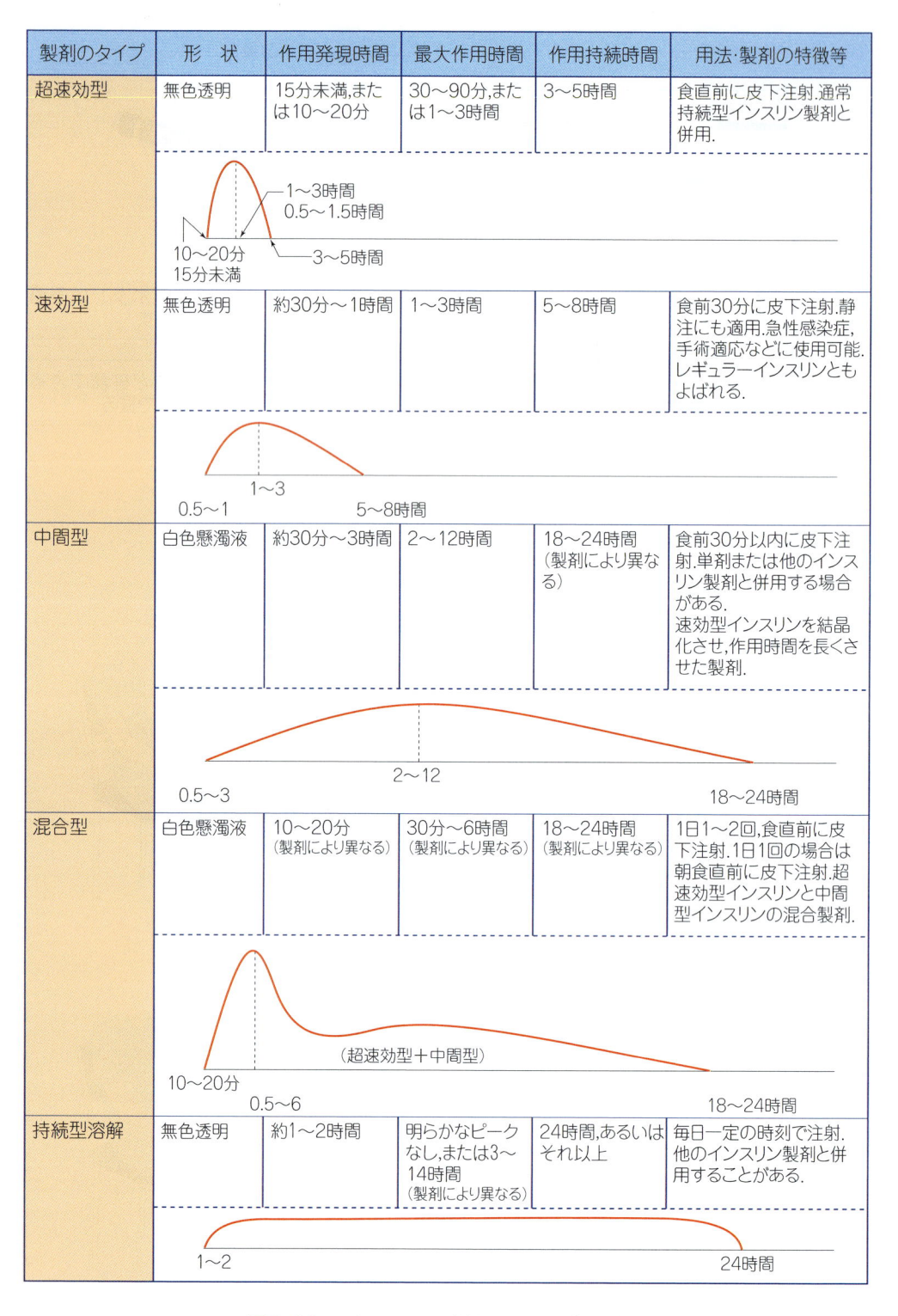

製剤のタイプ	形状	作用発現時間	最大作用時間	作用持続時間	用法・製剤の特徴等
超速効型	無色透明	15分未満,または10〜20分	30〜90分,または1〜3時間	3〜5時間	食直前に皮下注射.通常持続型インスリン製剤と併用.
	10〜20分 15分未満 / 1〜3時間 0.5〜1.5時間 / 3〜5時間			
速効型	無色透明	約30分〜1時間	1〜3時間	5〜8時間	食前30分に皮下注射.静注にも適用.急性感染症,手術適応などに使用可能.レギュラーインスリンともよばれる.
	0.5〜1 / 1〜3 / 5〜8時間			
中間型	白色懸濁液	約30分〜3時間	2〜12時間	18〜24時間（製剤により異なる）	食前30分以内に皮下注射.単剤または他のインスリン製剤と併用する場合がある.速効型インスリンを結晶化させ,作用時間を長くさせた製剤.
	0.5〜3 / 2〜12 / 18〜24時間			
混合型	白色懸濁液	10〜20分（製剤により異なる）	30分〜6時間（製剤により異なる）	18〜24時間（製剤により異なる）	1日1〜2回,食直前に皮下注射.1日1回の場合は朝食直前に皮下注射.超速効型インスリンと中間型インスリンの混合製剤.
	10〜20分 / 0.5〜6（超速効型＋中間型）/ 18〜24時間			
持続型溶解	無色透明	約1〜2時間	明らかなピークなし,または3〜14時間（製剤により異なる）	24時間,あるいはそれ以上	毎日一定の時刻で注射.他のインスリン製剤と併用することがある.
	1〜2 / 24時間			

図5-10 インスリン製剤のタイプと特徴

る場合もあるため，インスリンの種類や作用に関する知識を提供し，自分がどの種類のインスリンをどれだけの量使うか患者がわかるよう援助する．また高齢者の場合，加齢に伴い体脂肪率が増加し，インスリン抵抗性が増大するといわれている．インスリン療法を行いながら同時に運動療法を行う必要性なども，併せて話しておくことが必要であろう．患者が提供された知識をどの程度理解できたかを確認することも大切であるが，実際の療養生活の中で学習した知識を活用していけるよう援助することが大切である．

（4）注射方法の選択

インスリンの自己注射には現在様々な種類の注入器が使用されるようになった．従来のインスリン専用シリンジからペン型の注入器，あるいは小型の専用注入器と，種類や特徴は様々である．近年，使いやすさ，管理のしやすさからペン型の注入器が処方の主流となってきている．またペン型注入器には，インスリン製剤を詰め替えて使用できるカートリッジタイプのものと，あらかじめインスリン製剤が本体にセットされている使い捨てタイプ（プレフィルド型）のものとがある．使いやすさ，管理のしやすさ，コストの面でそれぞれ特徴があるため，どの注入器を使用するか患者の特徴や希望に合わせて選択できるとよいであろう（表5-16, 図5-11）．

その際，指示量に単位を合わせる時の目盛りや数字の大きさ，注入器の操作のしやすさ，持ちやすさ，注入のしやすさ，生活の中での使いやすさなど，実際の注入器やサンプルを見たり使用したりして確認しながら決めるのが好ましい．また個人の身体能力に応じて，注入器に取り付けられるルーペなどの補助物品を用いることも，援助方法の一つといえよう．

〔2〕注射技術指導

（1）必要物品の準備

どのようなものが必要となるかについては，患者個々の状態に応じて判断する．実際に注入器などを手にとってもらって使用することで，目盛りが読みにくい，うまく握れないなど，自己注射を行う際に必要となる補助器具などがわかってくる．

低血糖の可能性のある場合は，ブドウ糖やペットシュガーをすぐに摂取できるような準備も必要である．

（2）使用器具の名称と扱い

使用器具の扱い方については，説明しながら実際に手にとってもらい，操作の仕方や器具の特徴について体験しながら覚えてもらう．併せてインスリンや注入器などの管理方法を説明しておく．

（3）注射手順

注射技術を習得する方法は，患者一人ひとりに合わせることが必要である．注入器の取り扱いを説明したパンフレットを用いたり，文字を大きくし図で手順を示してあるような説明書を用いたりすることは，効果的な学習を助けてくれる．

時には何度か繰り返して指導する必要が生じることがあるが，そのような場合，患者はすぐに覚えられないということに対して自信をなくし，無力感を感じているかもしれない．同じ指導を何度も繰り返され，そのつど評価されることで自尊感情をますます低下させてしまうこともあり得る．

指導をする時間を決め，それ以外の場面では指導的な関わりを控えてみるのも一つの方法とい

表5-16 インスリン注入器とその特徴

種類	ペン型注入器				インスリン・プレフィルド製剤		
名称	ノボペン4	ノボペンエコー	ヒューマペンラグジュラ	イタンゴ	フレックスタッチ	イノレット	ミリオペン
単位設定	1～60単位	1～35単位	1～60単位	1～60単位	1～80単位	1～50単位	1～60単位
単位刻み	1単位	0.5単位	1単位	1単位	1単位	1単位	1単位
単位合わせの操作	ダイアルを回す				ダイアルを回す		
単位の修正操作	正しい目盛までダイアルを戻す				正しい目盛までダイアルを戻す		
インスリン残量と不足単位の確認	残量はカートリッジの目盛りで確認（12単位）	残量はカートリッジの目盛りで確認（12単位）	不足分の単位数が注射後に表示される	残量はカートリッジの目盛りで確認	残量はカートリッジの目盛りで確認（12単位）	残量はカートリッジの目盛りで確認（12単位）	残量はカートリッジの目盛りで確認（20単位）
注入器の太さ（握りやすさ）	細め	細め	太く安定	太く安定	握りやすい	握りやすい	細め
注入ボタンの押しやすさ	○	○	◎	○	◎	◎	○
取り扱い時の注意点	必ず試し打ち（空打ち）を行う	0.5単位刻みのため目盛を確認する	・カートリッジの装着手順がやや複雑で,手指の力が必要 ・注入前に必ず単位数を確認する	・カートリッジ装着の手順がやや複雑 ・注入ボタンを真上からまっすぐに押す必要がある	・インスリン注入時の抵抗が少ない ・軽く押すだけでインスリンが排出される	・握力の低下している人に適している ・凍結すると使用不可	・単位表示窓の数値を必ず確認する ・注入時の音がないため,メモリの「0」表示で確認を要する
携帯性	専用ケースあり．本体細身のため携帯便利	専用ケースあり．本体細身のため携帯便利	専用ケースあり．本体はやや太め	専用ケースあり．付属品は別に携帯	専用ケースあり．本体細身なので携帯に便利	キャップをして携帯可．本体大きい	専用ケースあり．本体やや細身 携帯に便利

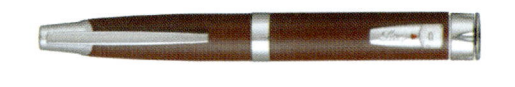

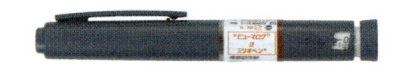

カートリッジタイプ　　　　　　　　使い捨て（プレフィルド）タイプ

図5-11　インスリン注入器
(写真提供：日本イーライリリー)

えよう．患者が日常生活の中で工夫していることや努力していることを傾聴し，肯定的にフィードバックしたり，自己注射の手順を段階をふみながらすすめていく方法[9]は，患者の自尊感情を脅かさず，また，患者自身ができている部分に気づくという援助になる．高齢者はとかく様々な機能が衰えており，新たな学習がしにくい存在であるとみられがちである．しかし患者の能力，できる部分に着目することと，その能力を活用できるように環境を整えたり工夫を試みたりすることによって，高齢者であっても自己注射方法を習得し自己管理することが可能となる．

　注射に対して前向きな姿勢をもっており，自分で積極的に取り組むことができる患者がいる一方で，抵抗感が強く，注入器を見るのも嫌だと感じる患者もいるだろう．これから一生注射をしなくてはならないという思いに圧倒されているかもしれないし，今までの自己管理がよくなかったためにこうなったのだと感じているかもしれない．注入器を見るのも嫌な理由は何なのか，前向きに取り組めない原因はどこにあるのかを知ろうとする姿勢が大切である．

　正木[10]は合併症が強い自覚症状を伴い出現したときの日常生活への支障は大きく，明確な治癒の見通しがもてないことへの心理的負担も大きいと述べている．このような場合，少しでも自覚症状を緩和できるような工夫や，自覚症状によって障害されている部分を補うような注射手技の工夫をともに考え，精神的な支えとなるといった関わりが必要とされる．

(4) 使用済みの針・注入器の取り扱い

　使用済みの針の扱いについての説明をきちんと行っておくことは重要である．注射針の安全な取り扱い，使用済みの針の適切な処理方法に関する知識・情報の提供と実際に患者が行っている対処方法の確認は，感染予防，患者や家族の安全の確保という面からも重要な援助である．

　患者やその家族には，インスリン自己注射や血糖自己測定によって生じた使用済みの針は，針の突き抜けない硬い容器に入れて医療機関にもってきてもらい**医療廃棄物**として処分するように指導をする．また，通常のゴミとして処分する際には，針にキャップをしたうえで，針が貫通しないような硬い容器に入れて出す（収集方法は自治体により異なる）．その際には医療関係機関等が感染性廃棄物を排出する際に運搬容器につけることとされている**バイオハザードマーク**（針など鋭利なものは黄色で表示，図5-12）のついた容器に入れることが望ましい．それらがない場合には「取り扱い注意」などと記載して出す，空き缶やペットボトルは使わないことを指導する．

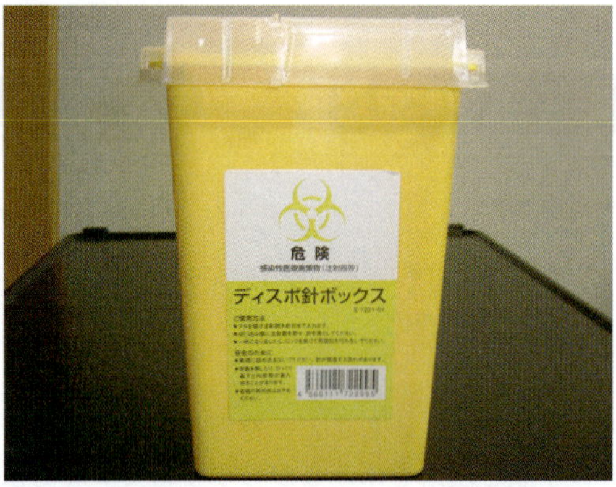

図5-12 黄色いバイオハザードマークのついた使用済みの針・注射器廃棄ボックスの例

❺ 血糖自己測定

　インスリン療法を始めるにあたり，血糖値を自分で測定することが必要となる．血糖測定の意義は，インスリンの副作用である低血糖の早期発見・対処に役立つこと，適切なインスリンの量を調整するのに役立つこと，自己管理のための指標とすることができること，などである．記録された血糖値を用いて，インスリンを使用してからの血糖値の変化をみて体調の変化と関連づけられるようフィードバックをしたり，数値の変動理由を問いかけながら自己管理の振り返りをしたり，低血糖症状の確認をしたりするよう指導することは，患者が自己血糖測定や血糖値の自分にとっての意味をみいだし，自己管理に活用できるための援助となる．

　インスリン注射を行っている患者の場合，保険で血糖測定器が貸与され，消耗品も支給される．測定のための機器は，音声ガイドによって操作手順の案内があるものや携帯に便利なもの，表示が大きく見やすいものなど，各社からそれぞれ特徴のあるものが出ている（表5-17，図5-13）．患者にとって扱いやすく，安全なものを選択するのが望ましい．

　血糖自己測定指導の際の観察項目としては，正しい操作を行っているかもさることながら，測定に十分な血液量が確保されているか，器械のメンテナンスは正しく行われているか，定期的に器械が正しく作動しているかを確認しているのをみていくことも重要である．

❻ 患者をサポートする資源の活用

　患者の状態によっては，家族など患者の周辺の人々にも知識や技術を提供しておくことが必要になる場合がある．合併症の出現によってインスリン療法が必要になる場合は，このようなケースが多くなると思われる．患者の状態を把握しながら，どこまで患者の自己管理をサポートしてもらうのか査定していくことが必要である．高齢者を取り巻く社会的環境は複雑な場合が多い．また，認知症症状を持つ患者の家族の場合，介護に関することだけでも負担は大きい．介護保険のサービスなど患者や家族が使える社会的資源に関する情報提供，シックデイや重篤な低血糖症状が出現したときのサポート体制の整備などは重要な援助である．

表5-17 血糖自己測定器とその特徴

測定器名	測定範囲	測定時間	その他
グルテストNeoアルファ （三和化学研究所）	10-600 mg/dl	5.5秒	測定方法：酵素電極法 試薬校正：自動補正
メディセーフミニ GR-102 （テルモ）	20-600 mg/dl	10秒	測定方法：GOD比色法 試薬校正：必要なし
メディセーフボイス （テルモ）	20-600 mg/dl	18秒	測定方法：GOD比色法 試薬校正：必要なし 音声ガイド対応
アキュチェックアビバ （ロシュDCジャパン）	10-600 mg/dl	5秒	測定方法：GDH電極法* 試薬校正：必要
ワンタッチウルトラビュー （ジョンソン・エンド・ジョンソン）	20-600 mg/dl	5秒	測定方法：酵素電極法 試薬校正：自動補正
フリースタイル プレシジョンネオ （アボットジャパン）	20-500 mg/dl	5秒	測定方法：酵素電極法 試薬校正：必要なし ケトン値の測定も可能

*GDH電極法：ガラクトース，マルトース投与中の患者（透析患者など）では数値が高めに出る

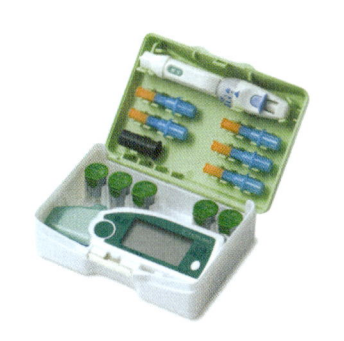

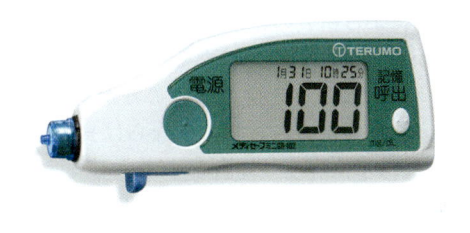

図5-13 血糖自己測定器
(写真提供：テルモ)

7 日常生活上の援助

〔1〕低血糖

　低血糖は糖尿病の薬物療法でもっともよくみられる急性合併症である．対処・治療が遅れ重症遷延化すると昏睡となり，脳機能障害をきたしたり死亡したりする危険性がある症状である．一般的に健常者の場合は血糖値が60mg/dl以下となると低血糖と定義されるが，糖尿病の臨床においては血糖値が70mg/dl以下を低血糖として対処する場合が多い．

低血糖になると，空腹感，冷汗，振戦，動悸などの自律神経症状が出現する（表5-18）．この症状は低血糖を患者が自覚して重症低血糖を回避するための警告症状であるといわれている．高齢者の場合は，このような症状を自覚しない場合があり，自律神経障害のある患者は注意が必要である．低血糖になりやすい時とは，主に食事時間の遅れ，食事量の不足，運動量の変化，インスリンの過剰与薬，などがある（表5-19）．

高齢者は多くの慢性疾患を抱えている場合が多く，複数の薬を併用することが多い．併用する薬剤によっては低血糖症状を起こすことも考えられる（表5-20）．患者が普段からどのような疾患でどのような薬を内服しているかを把握しておくことが重要である．また患者にも十分な説明を行い，低血糖症状とその対処方法について確認をしておく必要がある．

〔2〕低血糖の予防と対処

重篤な低血糖症状の出現を予防するためには，低血糖の早期発見・早期治療を心がけておくことが重要である．そのために低血糖症状に関する知識を提供することは当然であるが，その知識を患者がどのように自分の体験と結びつけて理解しているかを確認することがさらに重要である．低血糖症状の現れ方も患者一人ひとり異なる．

高齢者の場合，低血糖による動悸や冷汗などは出現しにくいといわれている．自分にどのような症状が出た時低血糖状態なのかということを患者が把握できるような援助が必要であろう．血糖測定値の記録をもとに日常生活の振り返りをしたり，体調の変化を細かくたずねたり，変化がみられた時にどのような対処をしたのか，血糖測定をして確認してみたか，そのときの血糖値はどのくらいだったかなど，患者に問いかけることは，とても大切な援助である．このような援助は，患者自身が自分の生活を客観的に振り返る機会を提供し，体験として認識されていなかった低血糖症状に患者自身が気づき，適切な対処を考えるきっかけを提供することにもなるだろう．

低血糖症状が出現したら，速やかに血糖を上昇させるよう対処することが必要である．方法としては，経口による糖質の摂取（砂糖もしくはブドウ糖10〜20gもしくはそれに代わるジュースなどの糖質）がもっとも一般的である．普段からブドウ糖，もしくはそれに代わる糖質（ペットシュガーやジュースなど）を携帯することが望ましい．症状が治まった場合でも再度血糖が下降することが考えられるため，食事の前ならば食事をとる，あるいは食事の時間にはまだ1時間以上あるようならば，1単位程度の補食をすすめる．

高齢者は，症状を自覚しにくいために低血糖に対する対処が遅れるという可能性がある．糖尿病でインスリン注射をしていること，低血糖の可能性があることやその対処方法について，患者と同居している家族や身近な人に知っておいてもらうことが望ましい．経口摂取が不可能となるような重症の低血糖となった場合，速やかに専門医療機関を受診することが必要であるが，受診までの間にも対処は必要となる．たとえばグルカゴンの注射は，肝臓でブドウ糖を放出する作用によって，血糖値を上昇させる．重篤な低血糖を起こす可能性が高いと考えられる患者の家族には，グルカゴンの注射方法を指導しておくというのも大切な援助の一つである．

④ 健康教育

〔1〕食事療法・運動療法

インスリン療法は，不足のインスリンを外から補う考え方の治療法である．インスリン療法を行うからといって食事療法・運動療法をやらなくてよいというわけではないということを，患者

表5-18 低血糖による自律神経症状

自覚症状	他覚所見
空腹感，脱力感，発汗，振戦，熱感，動悸，不安感，悪心，知覚異常，頭痛	発汗，顔面蒼白，頻脈，振戦，血圧上昇

表5-19 低血糖症状を起こしやすい状況

1. 食事量や食事時間の変化
   食事量，特に糖質が少ない場合
   食事時間が遅れたとき
   必要な捕食をとらなかったとき
2. 運動量や運動時間の変化
   運動量，労働量が多すぎるとき
   空腹時の運動
   登山やマラソンなどの長時間の強い運動の後12～24時間後
   （運動後低血糖）
3. 経口血糖降下薬，インスリンの使用量や使用時間の変化
   使用量の増量，服薬時間や注射時間の変更
4. ほかの薬剤の影響
   解熱薬，鎮痛薬（サリチル酸製剤，フェニルブタゾン等）の使用
   抗不整脈薬（シソピラミド，シベンゾリン，β遮断薬等）の使用
   クマリン系抗凝固薬，MAO阻害薬などの使用
5. その他
   アルコール摂取（空腹時に糖質を摂取せずに飲酒した場合）
   性周期：月経開始時に生じやすい
   自律神経障害による消化管の運動障害
   ステロイド薬の減量時
   ほかの疾患の進行（腎不全，肝不全など）

（引用文献11）をもとに作表）

表5-20 血糖低下作用を増強しうる薬剤

- β-遮断薬（プロプラノロールなど）
- アルコール（エチルアルコール）
- カリニ肺炎治療薬（ペンタミジン）
- 抗高脂血症薬（クロフィブラート）
- 合成抗菌剤
- 抗不整脈薬（ジソピラミドなど）
  サリチル酸系薬（アスピリン）
- ニューキノロン系抗菌剤（レボフロキサシンなど）

（日本糖尿病療養指導士認定機構編（2002）日本糖尿病療養指導士受験ガイドブック2002　糖尿病療養指導士の学習目標と課題，p.48-50，メディカルレビュー社より転載）

に知らせておく必要がある．

　食事療法では，低血糖症状予防のため，食事の時間をそれまでよりもコントロールする必要が生じてくる．不規則な食事時間は低血糖症状を引き起こす原因となりうるし，血糖値も安定しにくくなる．また，量，内容ともに指示カロリーを守っていく必要がある．

　運動では，食前の運動療法は低血糖症状を起こす原因となるため，食後に行うことが望ましい．またこのことは，インスリンの感受性を高めたり，食事で摂取したカロリーの消費を高めたりする上でも意味がある．激しいスポーツを行う時などは，低血糖症状の対策として必ず補食を用意するなどの配慮が必要になる．

〔2〕シックデイ・ルール

　糖尿病以外のインフルエンザなど感染症や感冒にかかった場合をシックデイというが，このような時に必要な対処方法をシックデイ・ルールとして習得しておく必要がある．患者は，食事がとれないことで低血糖症状の出現を恐れ，インスリン注射を行わないことがある．一般的に感染症は血糖を上昇させることがあるため，自己判断によるインスリン注射の中止が高血糖をまねき重篤な合併症を引き起こす危険があることを，患者に知らせておく必要がある．

　一般にシックデイでは，こまめに血糖測定をする，摂取可能な食べ物・水分をとる，インスリン注射を行うなどが対応の基本となる．高齢者の場合，口渇を訴えることが少ないため，水分摂取を行わないことにより容易に脱水を誘引することが考えられる．症状が重篤な場合は医療機関への速やかな受診が必要である．

　患者にシックデイに関する基本的な対処方法を示したパンフレット等を渡しておくことも一つの方法である．また，症状が重く自分で対処できなくなることも十分考えられるので，家族に対しても療養方法に関する理解を求め，情報を提供することが必要となるであろう．

5 脳梗塞でリハビリテーションを行っている高齢者への看護技術

① 基礎知識

　脳梗塞とは，脳血管の閉塞や血流障害により脳実質が壊死に陥った状態であり，脳血栓と脳塞栓に大別される．脳血栓は，動脈硬化などにより脳血管壁に血栓が少しずつ付着し，血管内腔が閉塞したものである．65歳以上の高齢者に比較的多くみられる．脳塞栓は，心臓や肺などの他臓器でできた血栓がはがれ，血流にのって脳血管内に流入，閉塞させるものである．原因疾患により若年から高齢まで幅広くみられるが，高齢者により多い．以下に脳血栓と脳塞栓の違い，脳の機能分布と脳動脈，脳梗塞の部位と特徴的な症状，脳梗塞のリハビリテーションについてわかりやすく図表に示す．

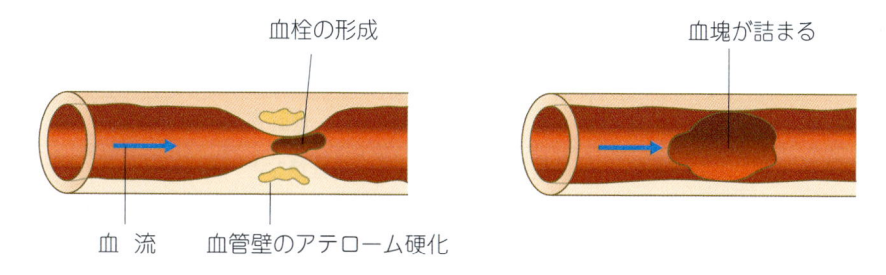

図5-14　脳血栓（左）と脳塞栓（右）の違い

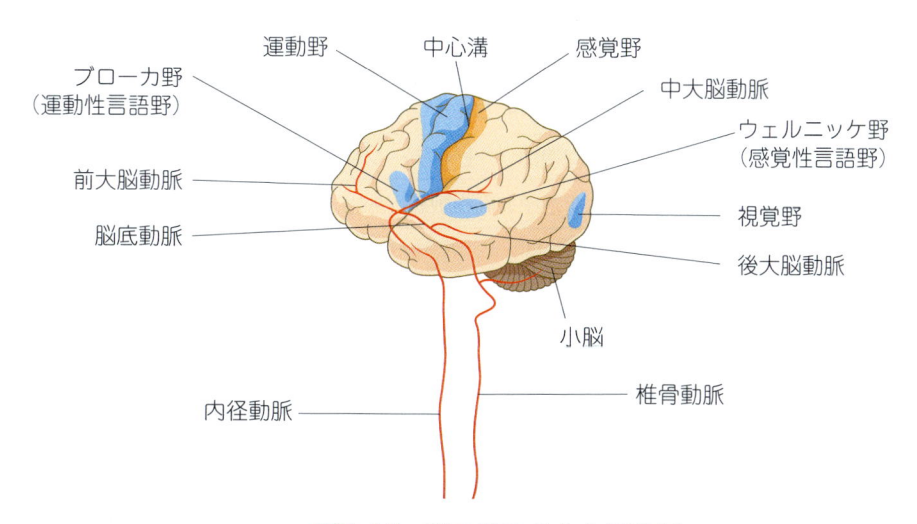

図5-15　脳の機能分布と脳動脈

表5-21 脳梗塞の部位と特徴的な症状

		症　状
閉塞性血管	内径動脈	内径動脈塞栓は重篤となる場合が多い．症状は中大脳動脈塞栓に似る
	中大脳動脈	運動性片麻痺（上肢＞下肢），感覚障害，失語，失認，同名半盲，共同偏視
	前大脳動脈	運動性片麻痺（下肢＞上肢），感覚障害，把握反射，記憶障害，精神障害
	後大脳動脈	同名半盲，運動性片麻痺，記名力障害，不随意運動
	脳底動脈 椎骨動脈	片麻痺または四肢麻痺，感覚障害，眼球運動，注視麻痺，めまい，嘔気・嘔吐
梗塞部位	前頭葉（ブローカ中枢）	運動性失語症：比較的理解力はあるが，言葉が出にくく，たどたどしい
	側頭葉（ウェルニッケ中枢）	感覚性失語症：発語量は多いが，意味不明なことがある．理解力に欠けることがある
	小　脳	歩行失調（足幅が広がり，上体が不安定になる），構音障害（ろれつが回らない），めまい，嘔気・嘔吐

表5-22 脳梗塞のリハビリテーション

	目　的	内　容
急性期	褥瘡予防，関節拘縮，変形予防	正しい姿勢の保持，体位変換
	関節可動域の維持	関節可動域訓練（ROM），他動運動，自動運動
	基本動作の回復	座位訓練（座位バランス維持など）
	ADL動作の回復・健側筋力強化	ベッド上での訓練
回復期	移動の自立	車椅子への移乗・車椅子操作の訓練
	麻痺の回復促進，早期自立	立位・歩行訓練，上肢機能回復訓練
	ADL拡大，QOL向上	ADL訓練（食事，排泄，入浴，整容，更衣など）
	コミュニケーションの確立	言語療法（言語療法士による）非言語的コミュニケーションの使用
維持期	回復した機能の維持・向上	回復期リハビリテーションの続行
	家庭や社会における行動範囲の拡大	生活関連動作訓練（外出，料理，洗濯，掃除，整理整頓など）

② 日常みられる問題

　急性期においては，入院生活を余儀なくされることが多い．そのような状態の中で，高齢者は予備能力が低いため，二次的障害を起こし回復を遅延させたり，心身の機能低下を著しく増大させたり，あるいは最悪の場合は寝たきり状態になる可能性もある．そのため，急性期症状の適切

なケアやその後のベッド上でのリハビリテーションの開始をすばやく行い，本格的なリハビリテーションが円滑に進められるようにすることが重要である．

　回復期においては，高齢者に多い転倒・転落などを起こす可能性がいちだんと高く，それが生じるとリハビリテーション訓練に大きく支障をきたし，回復困難になる可能性がある．そのため，車椅子への移乗時，歩行訓練，ADL動作には十分注意を払いながら支援することが大切である．また，リハビリテーション開始時には意欲的に取り組んでいても，自分の思うように進まないと，気分的に落ち込み，やる気をなくし，リハビリテーションが一歩前進二歩後退ということにもなりかねない．特に高齢者は将来に生きがいを見つけることが難しく，苦痛な訓練をすることに懸念を示し，自分から進んでリハビリテーションをやろうとしなくなることがある．そこでリハビリテーションに対し，やる気を起こさせるような精神的支援やコミュニケーションをうまくとっていく必要がある．

　維持期においては，在宅でのリハビリテーション，あるいは地域でのリハビリテーションが行われている時期である．高齢者は脳梗塞以外にも疾患を抱えていることが多く，それらの疾患治療も併行して行われているため，そのことも考慮しながらリハビリテーションを行っていく必要がある．例えば糖尿病でインスリン注射を行っている場合は，低血糖に注意するなどである．それには患者だけでなく家族の協力が重要になってくるため，退院時にはそのことに十分配慮し，家族への指導・教育を行い，さらに社会資源の活用方法を指導することが重要である．

③ 看護技術

　脳梗塞の発症時は生命維持や二次的障害の予防が中心であるが，状態が安定すると本格的にリハビリテーション開始となるため，ここでは急性期を簡略に述べ，回復期，維持期のリハビリテーションを中心に述べる．

急性期（発症直後から離床期まで）

1 アセスメントのポイントとその根拠

〔1〕機能障害，言語障害の程度

　疾病発症直後から**運動麻痺**，**嚥下障害**，**排泄障害**の有無やその程度をアセスメントし，早期から可能なリハビリテーションを開始し，回復期へのリハビリテーションが円滑に進められるようにしておくことが重要である．また言語障害の程度によっては，意思伝達が思うようにいかず早期リハビリテーションに影響を及ぼす可能性があるため，**言語障害レベル**のアセスメントを行い，コミュニケーションがとれるよう対処することが大切である．

〔2〕合併症や二次的障害の予測

　急性期状態であるため生命維持のケアをしながら，**褥瘡**，**肺炎**，**尿路感染**などの合併症予防のため，また，**関節の拘縮・変形**，**筋力低下**予防のためのアセスメントを行い，具体的ケアを行うことが重要である．なぜなら，合併症や関節拘縮・変形などは，その後のリハビリテーションに影響を及ぼすことが考えられるからである．体位変換，良肢位の保持，関節可動域訓練などが大切である．

〔3〕患者の精神状態と家族関係

突然に発病し，これまでのように自由に身体を動かすことができず，言葉も思うように話せず意思伝達ができない状況で，精神的に不安定になり，いら立って自己概念に混乱を生じる可能性があり，また，患者を支える家族にも**コミュニケーション**がうまくとれないことによりとまどいが生じる可能性がある．このような時期は，患者に対する家族の支援が大切であるため，患者の家族関係を知る必要がある．そのために患者と家族の精神状態，家族関係を十分にアセスメントする必要がある．

② 看護目標

病状に応じて，後の機能回復に有効に生かせるように早期リハビリテーションを開始する

③ 実施方法

[使用物品]
　枕，ボード，タオルなど

[手　順]
　表5-23に示す．

表5-23　急性期の看護

目的	理由・根拠	看護師の行動	注意事項
良肢位保持ができる（関節の拘縮・変形予防のための正しい姿勢） <右側良肢位と左側基本的肢位> (竹内孝仁編（1989）図解リハビリテーション辞典，p.206，廣川書店より転載)	ADLが行いやすい	・発症直後から行う ・良肢位は関節可動域の中間位にあたる体位である．図のような体位にする <良肢位の保持> 上肢：ボールを握った肢位にする．肩関節に枕を入れる．肘を少し曲げ回内位にする．心臓より高くする 下肢：股関節にバスタオルを当てる．膝下に小枕を入れる．両足が肩幅程度に開き外転位にする．足関節は足底板を使用する	・この時期は患者・家族の精神的苦痛に対しては，彼らの苦痛を受け止めるために，十分なゆとりをもって対応することが必要である．相互信頼関係をつくり，さらにいろいろな方法を用い**コミュニケーション**を図り，また家族からの協力を得られるようにすることが重要である． ・関節拘縮予防の必要性を説明し，患者・家族とともに計画を立てる ・ボールの代わりにタオルを巻いたものでもよい ・側臥位で腕を体側から離す（60°くらい） ・仰臥位では腰部に褥瘡が生じやすいので，ドーナツ型円座を当てるなどの工夫をする

表5-23 急性期の看護（つづき）

目的	理由・根拠	看護師の行動	注意事項
関節可動域訓練（ROM）ができる	ADL低下を予防することができる	・発症直後から健側の関節も含めて，他動・自動運動を開始する．ゆっくり，全可動域の自動・他動運動を行う（図5-16）．全身清拭時に行うとよい	・患者自身で行えるところはやってもらう ・関節の正常可動域を超えないようにする
ベッド起き上がり・座位保持ができる	ADL低下を予防することができる	バイタルサインが安定すれば1日から2日目くらいからベッド上での寝返り，起き上がり，移動動作，座位耐性，座位バランス訓練を開始する．看護師は側にいて，必要時介助する（図5-17）	最初は介助しながら行い，徐々に一人で行うようにする．看護師は必ず患者側に立つ

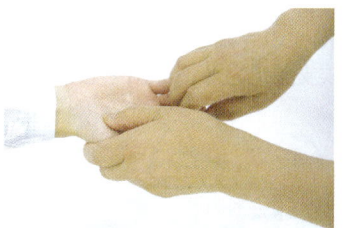

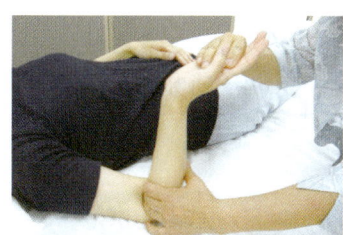

①手指の運動（伸展・屈曲）　②手関節の運動（背屈）　③手関節の運動（掌屈）

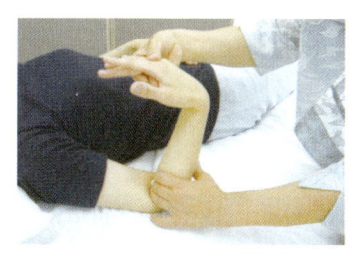

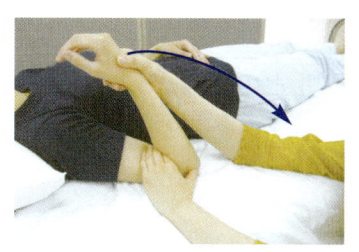

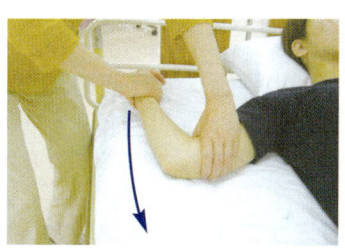

④肘関節の運動（屈曲・伸展）　⑤肩関節の運動（外旋・内旋）　⑥肩関節の運動（外転・内転）

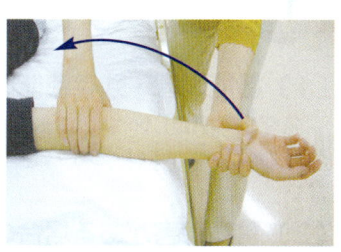

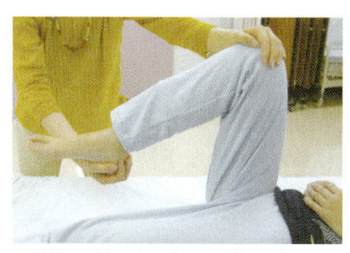

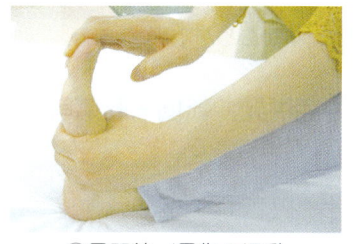

⑦股関節の運動（屈曲・伸展）　⑧足関節／足指の運動（伸展）　⑨足関節／足指の運動（屈曲）

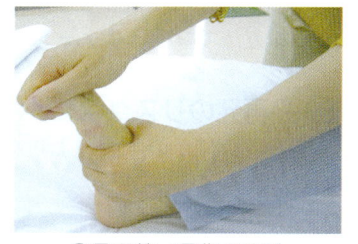

図5-16　関節可動域訓練

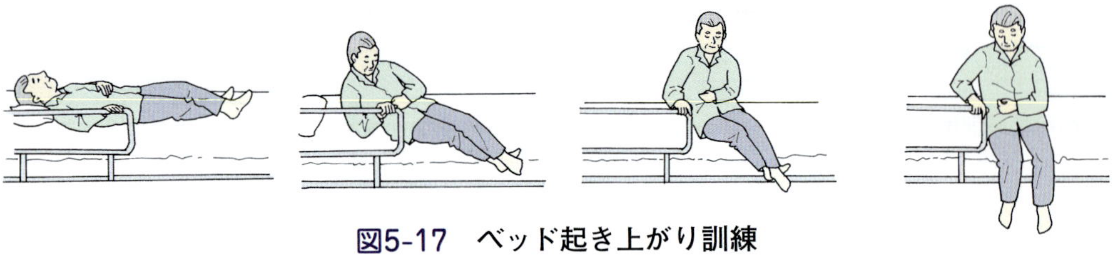

図5-17　ベッド起き上がり訓練

4 観察・評価の視点

①十分に病状把握をし，合併症や二次的障害に注意を払う必要がある．無理に早期リハビリテーションを開始することにより，合併症や二次的障害を起こす危険性があるため，アセスメントを十分に行い実施する必要がある．
②回復期リハビリテーションに進むことができる状態であるかどうかの評価を行う必要がある．身体障害，言語障害，コミュニケーション能力，障害受容，家族支援能力等の評価をし，次のステップへと進むことができるかどうかをみる．

回復期（リハビリテーション治療が進み，退院・社会復帰するまで）

1 アセスメントのポイントとその根拠

〔1〕機能障害・残存機能のレベル評価，発症前のADLレベルとの比較

発症前のADLレベルにまで回復できるようにリハビリテーションを進めるためには，現実のADLレベルを把握し，リハビリテーションプログラムを組む必要がある．

〔2〕言語障害がある場合のコミュニケーション能力

言語障害レベルによっては，意思伝達ができず精神的葛藤やストレスが増し，リハビリテーションへの取り組みに影響を及ぼす．そのため，コミュニケーション能力をアセスメントし，いろいろな方法でコミュニケーションを図ることが重要である．

〔3〕再発のリスク状態，合併症併発，転倒・転落等の二次的障害

高齢者はほかの年齢層よりも特に転倒による骨折のリスクが高いため，十分な予防策を立てておく必要がある．

〔4〕患者の意欲と家族の支援・協力レベル

患者の意欲や家族の支援体制がリハビリテーションの進展を大きく左右するために，この部分のアセスメントを十分にし，患者が意欲を持てるように支援することが重要である．

❷ 看護目標

リハビリテーション訓練で得た成果をADL拡大に生かし，障害を受容し，他者とのコミュニケーションを図ることができ，社会復帰に向けて意欲的にリハビリテーションに取り組むことができる

❸ 実施方法

[使用物品]
適時必要物品を準備

[手　順]
表5-24に示す．

表5-24　回復期の看護

目的	理由・根拠	看護師の行動	注意事項
1) 食事動作ができる	ADLの向上を図る	・ADLにおけるセルフケアレベル評価を行い，それに応じた援助方法を考える ・図5-18の順序で指導する	・訓練が思うようにいかず身体的，精神的に苦痛が大きくなる時期でもある．そのため家族を含め，患者の訴えをよく聞き，精神的支援を行うことが大切である ・患者が一人で食べることができるのを見とどけてから，そばを離れる ・患者の状態によるが，一人で食べるよりほかの人と一緒に食べる方が気分転換にもなり摂取量が増える．そのため早くダイニングルームでの食事になるように進める
2) 排泄動作ができる	ADLの向上を図る	図5-19のように，自分で排泄が行えるよう指導する	①ポータブルトイレが動かないように，ゴムつき足マットを敷き，必要であれば砂のうなどで固定する ②患者が立位になった時，介助者はズボンを下げ，また排泄後の始末をし，ズボンを上げる介助を行う ③患側上肢は膝の上に置く ④夜間は特に転倒・転落に注意する
3) 更衣動作ができる	ADLの向上を図る	図5-20の順序で着脱を行うように指導する	①衣服は少し大きめのもので伸縮性のあるものを選ぶ ②ボタンを大きくしたり，マジックテープを付けたりする ③患側に転倒しないように注意する

表5-24　回復期の看護（つづき）

目的	理由・根拠	看護師の行動	注意事項
4) 歯みがきができる	ADLの向上を図る	・歯みがき動作の自立に必要な動作は，①車椅子で洗面台までの移動，②車椅子に乗ったまま健手で水道栓の開閉，③洗面：健手で顔や手を洗う，④歯をみがく：歯みがき粉を歯ブラシにつけてもらい健手で歯をみがく，コップに水を入れ口をゆすぐ，歯ブラシを洗う． ・ベッド上で行う場合は，テーブルの上に必需品（歯ブラシ，歯みがき，コップ，のう盆，タオル）を準備する．一人でできることを確かめる．できなければ介助する．水をこぼしても大丈夫なように胸元にタオルをかける	・できるだけ一人で行えるように工夫する．しかし細かな動作はできにくいので介助が必要である
5) 車椅子へ移乗・操作・歩行ができる	ADLの向上を図る	図5-21の順序で車椅子へ移乗する．健側上肢で車椅子の肘かけを持たせ，介助者は患者の腰部を両手で支え，膝で患側の膝を支える	①患者の体格に合った車椅子を選ぶ ②車椅子のブレーキがかかっていることを確認する ③フットレストに患足を乗せることを忘れないようにする ④車椅子座位での良肢位をとる
6) コミュニケーションがとれる	意思疎通がとれ，自信にもつながる	日常生活の中では，患者は自分の意思が伝わらず，精神的に落ち込み，自信を失い，自分の殻に閉じこもりやすいので，普段の生活の中でのコミュニケーションを促進させることは重要である．看護師は以下のような点に配慮し，コミュニケーションを図る． 〈患者の話を聞く場合〉 ・患者の話を辛抱強く聴く．無理に話させたり，誤りを訂正したりしない ・患者の話している表情や動作を観察し，話の内容を推察し，それを確かめる ・患者の言葉を反復し，話の内容を確認する ・焦らず，ゆっくり，短い語句で話すように指導する ・日常の挨拶を促し，言語的に刺激をする	・言語障害の回復訓練には，専門的な言語療法士の指導を受けることが望まれる

表5-24 回復期の看護（つづき）

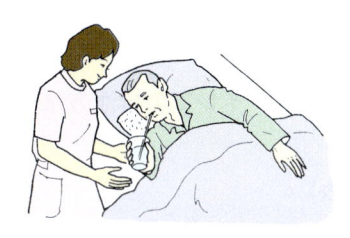

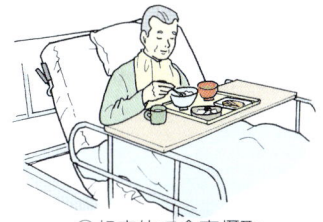

目的	理由・根拠	看護師の行動	注意事項
		〈看護者が話す場合〉 ・短い文でゆっくり話し，口の開閉をはっきりさせる．早口で話さない ・大声で話しかけたり，子どもに接するような話し方をしない ・使い慣れた言葉や表現方法を知り，話しかける．関心のあることについて話しかける ・話の内容が伝わりにくい場合は，違った表現で再度話してみる ・「はい」「いいえ」で答えられるように質問する ・よく使用する語句を表す絵や言葉を書いたカードを用いる ・指でさす，ジェスチャーで示す，健側の手で字を書く，などの言語以外のコミュニケーション方法を用いることを促す 〈家族への指導の場合〉 ・家族に対しても，ゆっくり時間をかけて患者の話を聞くように指導する ・言語療法士の指導方法を取り入れ，言語訓練をする	

①側臥位で飲水　　②起座位で食事摂取

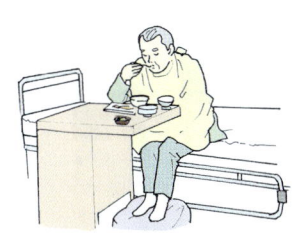

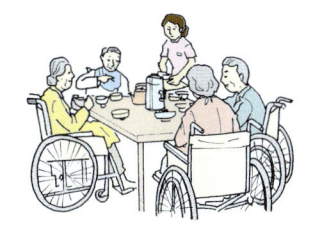

③ベッドに座って食事摂取　　④食堂で他者と一緒に食事摂取

図5-18　食事動作訓練の進め方

254   5．特徴的な疾患をもつ高齢者への看護技術

※症状，麻痺の状態によっては下記のトイレの置き方が最良でない場合もある

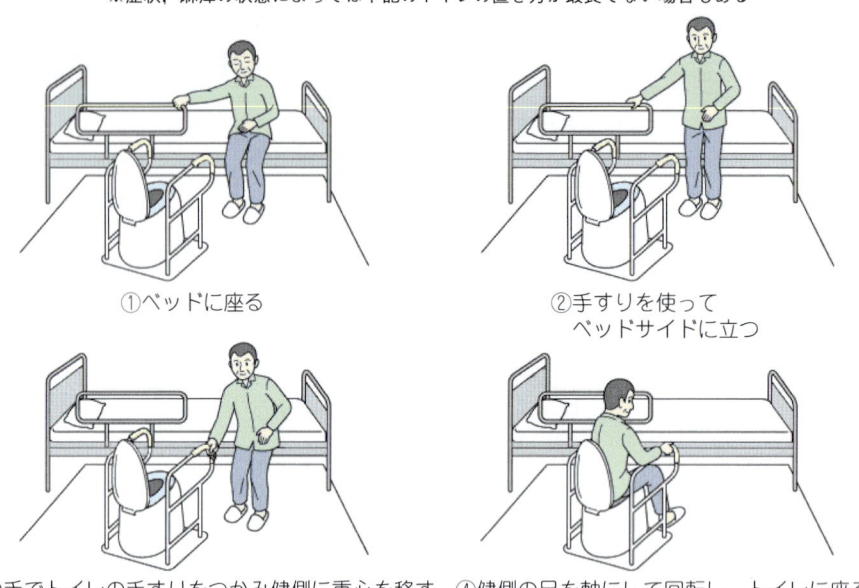

①ベッドに座る　　　　　　　　　　　②手すりを使ってベッドサイドに立つ

③健側の手でトイレの手すりをつかみ健側に重心を移す　　④健側の足を軸にして回転し，トイレに座る

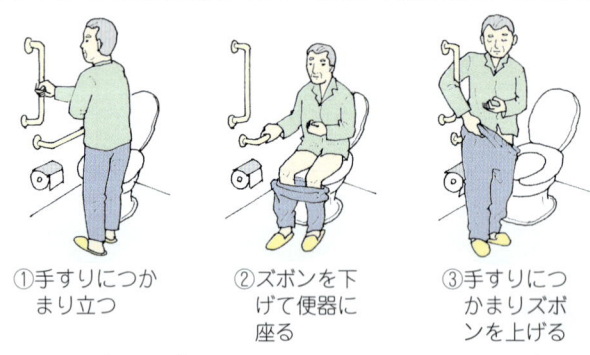

①手すりにつかまり立つ　　②ズボンを下げて便器に座る　　③手すりにつかまりズボンを上げる

図5-19　ポータブルトイレ・洋式トイレでの排泄方法

〈着　衣〉

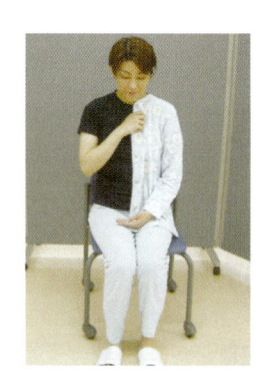

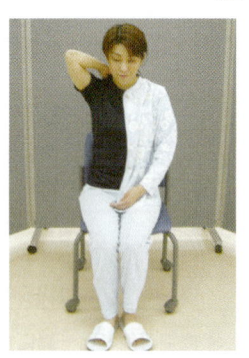

①患側の腕を袖に通す　　②健側で後ろから上着をつかむ　　③健側の腕を袖に通す　　④前を合わせる

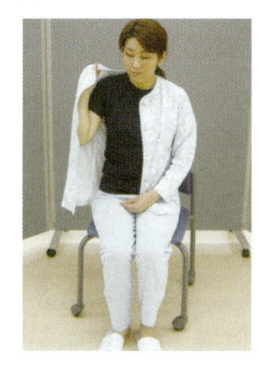

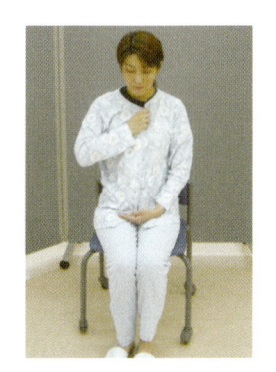

図5-20　上着の着脱法

〈脱　衣〉

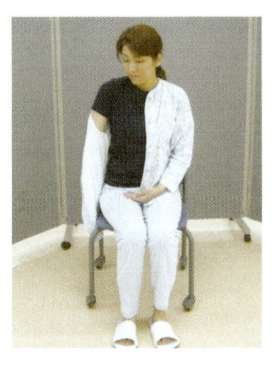

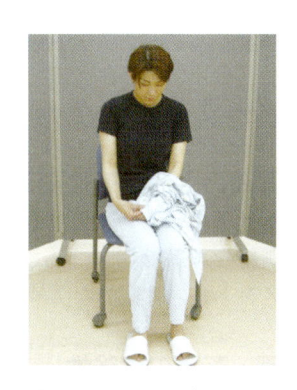

①健側の袖から脱ぐ　　②患側の袖を引く　　③患側の袖を脱ぐ

図5-20　上着の着脱法（つづき）

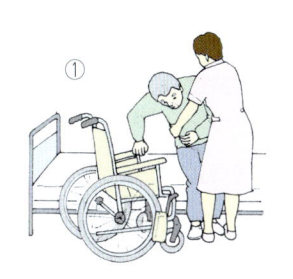

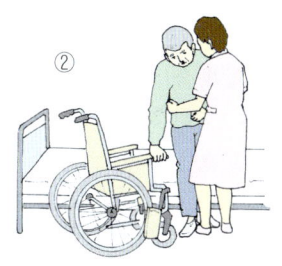

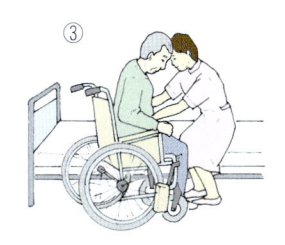

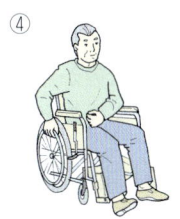

図5-21　車椅子への移乗・操作

4 観察・評価の視点

①ADL拡大がみられるか，自立した行動がみられるか，リハビリテーションへの意欲が減退することなく訓練に意欲を持っているか．
②現実を受容し，社会復帰を期待しているか．
③合併症の悪化はみられないか．
④転倒・転落などの二次的障害の危険性はみられないか．
⑤家族，医療職者，ほかの患者とコミュニケーションはとれているか．
⑥家族も含めて退院に向けての準備はできているか．

5 患者・家族への精神的支援

　患者は社会復帰に向けてリハビリテーションを積極的に行っていても，訓練がスムーズにいかず身体的・精神的に苦痛が大きくなることもある．そのため家族を含め，患者の訴えをよく聞き，精神的支援を行うことが重要である．また退院への希望を持ち準備ができるように，家族への教育的支援も必要である．

維持期（回復期での訓練を維持し，生活へ適応していく時期）

1 アセスメントのポイントとその根拠

〔1〕病気前の生活状態に戻るための訓練状況
　自宅または施設においても回復期での訓練を継続し，以前の自分の生活を取り戻すことが大切である．訓練を継続せず，関節拘縮や筋力低下を起こし，寝たきりになる場合もあるので，状況をアセスメントし，継続的な訓練を実践することが重要である．

〔2〕転倒・転落の危険性
　高齢者にはバリアフリーの住まいが必要であるが，特に脳梗塞後のリハビリテーションを行っている患者は転倒の危険性があるので，身体機能とともに周囲の環境アセスメントを行う必要がある．

〔3〕健康管理能力
　脳梗塞再発のための予防，その他の疾患がある場合は継続治療が必要であるが，それらを怠ると現状態から後退・悪化することが予測される．そのため患者の管理能力をアセスメントし，必要な支援策を講じることが求められる．

〔4〕精神状態
　訓練を継続して行うには，患者の精神的安定，リハビリテーションへの意欲や努力が求められる．

〔5〕家族協力や社会支援のあり方
　退院後はセルフケアが十分にできる状態ではないので，患者の自立や社会生活の範囲を広げるために，家族の身体・精神的支援や社会資源の活用が重要である．

2 看護目標
　生活を主体にしたADL，コミュニケーション，生活関連動作の向上を目指し，QOLを高めることができる

3 実施方法

[使用物品]
　適時必要物品を準備
[手　順]
　表5-25に示す．

表5-25 維持期の看護

目的	理由・根拠	看護師の行動	注意事項
リハビリテーションを継続する	ADLやコミュニケーションの向上につながる	家庭生活に合わせたADL訓練を行う ・住居の改造（洋式トイレ，浴室，廊下などに手すりをつけ，段差をなくす．車椅子や歩行器が使用できるような床やスロープにする）や日常生活用具（ベッド，歩行器，車椅子，自助具・補助具など）を利用する． ・家族や地域の人々とのコミュニケーションが図れるように，言語療法訓練を継続したり家族にコミュニケーションの取り方を指導する	リハビリテーションの継続が難しく，ADLの後退の可能性もあるため，定期的にリハビリテーションの進展状況をアセスメントする必要がある．また，患者や家族にいたわりの言葉や理解ある態度で接することも大切である
生活環境に合った生活関連動作を維持する	ADLの向上につながる	病気前の生活に一歩でも近づくように，車椅子で外出したり，食事の支度をしたりすることの訓練を行う	必要であれば作業療法士から訓練の支援を受けることが求められる
二次的障害の予防を行う	ADL低下を起こさないようにする	麻痺を残している場合，自助具や補助具の活用などを指導する	転倒には十分注意する
健康管理を行う	病気予防，ADL低下予防になる	退院指導時に，家族も含め健康管理（薬物療法の継続・疾病管理，食事指導，介護用品の工夫等）の教育を行い，実践できるよう指導する．また，外来診察日あるいは訪問看護を受けるとき，健康管理がなされているかのチェックや相談を受けることの必要性を指導する	セルフケア能力のアセスメントが大切である
社会的資源の活用を行う	家族の介護負担や精神的負担の軽減になる	高齢者家族や核家族による介護不足や精神的負担が生じることがあるので，訪問看護師・介護福祉士による支援，市町村の福祉課に相談，患者・家族会からの支援など社会資源の活用を促す	情報提供が必要である

4 観察・評価の視点

①家庭での生活が全体的にうまくいっているか．
②家庭生活にそったADLは機能しているか．
③生活関連動作の拡大は図られているか．
④患者・家族のコミュニケーションはよくとれているか．
⑤患者のQOL向上は図られているか．
⑥健康管理はできているか．

④ 健康教育

　脳梗塞の後遺症の程度，患者の性格，家族の支援状況により，健康教育の方法が違ってくる．一般的にこのような患者の場合は，家族も含め健康管理が重要になってくる．薬物療法の継続，二次的障害の予防（転倒・転落），食事指導（食事のバランス，量，塩分制限の味付けなど），積極的なリハビリテーションの実施，精神状態を維持するための生活関連動作の拡大などを維持することが重要である．このような患者にとっては，疾患をもちながらQOLの維持・向上を考慮していくことが健康教育に求められる．

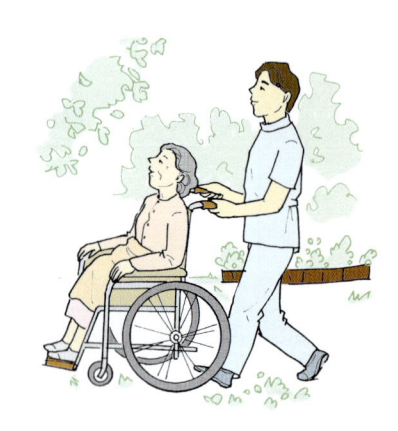

6 胃がんでターミナル期にある高齢者への看護技術

① 基礎知識

〔1〕胃がんの病態
　胃がんは胃粘膜上皮細胞より発生する悪性腫瘍である．がんの深達度で早期胃がんと進行胃がんに大別されるが，がんが粘膜下層を越え，筋層以下に浸潤したものは進行胃がんである．がんが粘膜下層を越えると転移しやすくなり，血行性転移では肝臓に，リンパ行性転移では大動脈周囲リンパ節や左鎖骨上窩リンパ節に転移しやすい．がんが胃の漿膜面に露出した場合には，がん細胞が腹腔内に脱落し腹膜播種性転移を起こす．

〔2〕進行胃がんの治療
　胃がんの進行度は深達度と転移の状況で判断され，それをもとに治療方法が選択される．進行胃がんで隣接臓器への浸潤や転移が進むと手術は不可能となる．手術不能な進行胃がんや再発胃がんに対しては，確実に治癒を期待できる治療法は確立されていない．

〔3〕ターミナル期の症状コントロール
　胃がんのターミナル期にみられる症状は，食欲不振，全身倦怠感，痛み，悪心，嘔吐，腹水，便秘，腸閉塞，呼吸困難，下血，吐血などである．食欲不振や全身倦怠感は胃がん患者の大部分でみられ，痛みも出現しやすいため，適切な症状コントロールが必要となる．
　上部消化管に閉塞がある場合には，経鼻胃チューブで胃液や胆汁を排除しなければならないことも多い．しかし嘔吐がみられる場合でも，消化管の完全閉塞でなければ輸液を控えめに行い，制吐剤の持続皮下注入法などで症状をコントロールすることによって，経鼻胃チューブを必ずしも使用しなくてもすむ[1]こともある．症状のコントロールを目的に施行する輸液についても，ターミナル期の患者においては輸液量を控えめにした方が浮腫や胸水・腹水の増加が起こりにくい[1]．ターミナル期の症状コントロールの方法については，高齢者と家族が理解できるように説明したうえで，十分に話し合って決めることが大切である．

② 特徴と課題

❶ がんターミナル期の高齢者の特徴

①身体面の特徴
　薬剤の副作用が出やすい．転倒しやすい．感染を起こしやすい．褥瘡ができやすい．痛みが比

②精神面の特徴
　混乱が起こりやすい．昼夜逆転しやすい．病状の悪化とともに認知症症状が出現することがあり，もともと認知症がある場合には認知症症状が悪化しやすい．淋しさを感じていることが多い．
③社会面の特徴
　身辺整理や経済的問題はあまり問題とならない場合もある．入院前から社会的に孤独な生活を送っていることがある．
④スピリチュアル面の特徴
　死への恐れや不安は若い人より少ない．

❷ 状態把握の難しさ

　高齢者はがんのほかにも複数の疾患をもっていたり多くの薬剤を使用していたりするため，病状が変化した時にも典型的な症状があらわれにくい．自覚症状がはっきりしないことも多いため，いつもの様子と違うように感じられる時には特に注意深い観察が必要となる．
　また難聴，認知障害，構音障害，失語症などによりコミュニケーションに障害がある場合には，自覚症状を把握するための配慮が必要となる．

❸ 治療やケアに関する意思の把握の難しさ

　高齢者自身が自分の病名や予後を知ったうえでどのような治療やケアを受けたいかを決めることが大切であるが，病名の告知を望まない高齢者も多い．そのような場合には，本人の意向をふまえたうえで病状について説明し，どのような治療やケアを受けたいか意思決定できるよう援助する必要がある．高齢者は「お任せします」と言う場合も多いが，可能な限りわかりやすく説明し，高齢者自身が選択できるように援助していくことが大切である．

③ 看護技術

　胃がんでターミナル期にある高齢者のケアについて，痛みの緩和，食事，排泄，心のケアに焦点をあてて述べる．それぞれの技術に共通して重要なこととして**全人的アプローチ，チームアプローチ**がある．ターミナル期にあるがん患者の苦痛は，単に身体的な側面だけでなく精神的，社会的，スピリチュアルな側面から構成されており（図5-22），患者は全人的に苦悩しつつある人間として存在しているため，全人的アプローチが必要となる[2]．そのためには医師，PT（理学療法士），ソーシャルワーカー，栄養士，宗教家などの他の専門職と連携をとり，チームで援助することが必要となる．

痛みの緩和

　がんのターミナル期にある高齢者が最期までその人らしく生きるには，痛みから解放されることが必要である．

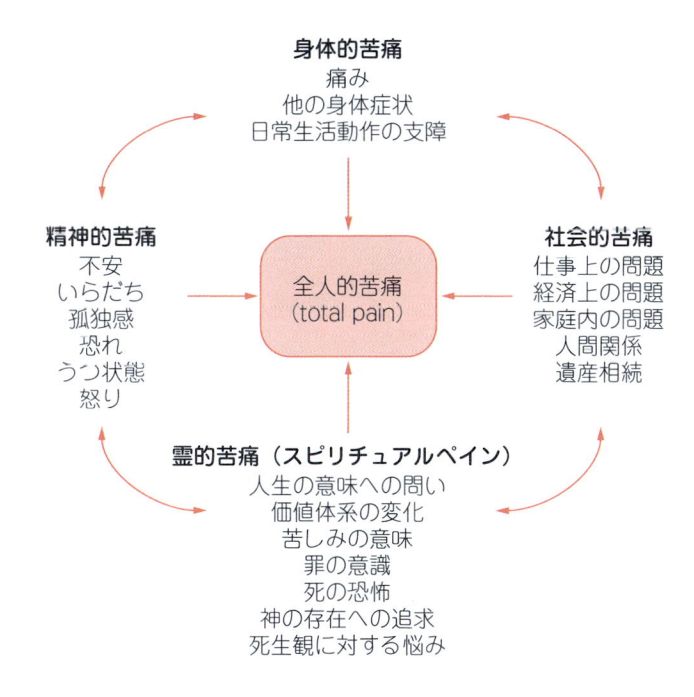

図5-22　全人的苦痛の理解
(淀川キリスト教病院ホスピス編（2003）緩和ケアマニュアル第5版，p.39，最新医学社より転載)

　がんの痛みはその原因から，①がん自体が原因となった痛み，②がんに関連した痛み，③がん治療に関連して起こる痛み，④がん患者に併発したがん以外の疾患による痛み——の4つに分類される[3]．

　がんの痛みの治療の中心は薬物療法であり，**WHO方式がん疼痛治療法**を基本として行われる[3]．そのポイントは，①**鎮痛薬**はできる限り経口的に与薬する，②鎮痛薬は時刻を決めて一定の間隔で規則正しく使用する，③鎮痛薬を**除痛ラダー**にそって順次選択する（図5-23），④患者ごとの個別的な量で，⑤そのうえで細かい配慮をする——である．

　痛みが強くない時には，**非オピオイド鎮痛薬**を使用する．十分な効果が得られない時には，非オピオイドに加えて**弱オピオイド鎮痛薬**を使用する．弱オピオイド鎮痛薬では十分な効果が得られない時には，中等度から高度の痛みに用いる**モルヒネ**などの強オピオイド鎮痛薬を使用する．モルヒネの使用は患者の予後ではなく痛みの強さにより決める．痛みの原因によっては**鎮痛補助薬**が必要となる場合もある．

　モルヒネには経口薬，座薬，注射薬があり，必要に応じて与薬経路を変更することができる．また経口モルヒネ製剤には，即効性のモルヒネに加えて複数の徐放製剤がある[4]．

1 アセスメントのポイントとその根拠

　痛みについては，①痛みの部位，強さ，性質，経過，②痛みを増強する因子・緩和する因子，③痛みが患者の日常生活にどのように影響しているか，などについて把握する必要がある．

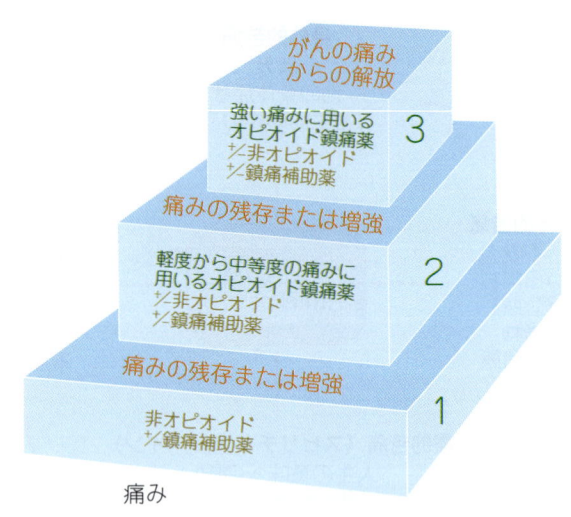

図5-23 WHOの三段階除痛ラダー
（WHOホームページより翻訳して転載）

　痛みの強さをアセスメントする際に使用されるスケールには，ビジュアル・アナログ・スケール，フェイス・スケール，痛みの程度を数字で表す方法などがある．スケールを用いると，患者の主観的な体験である痛みの強さが伝えやすくなり，医療チーム内の共通理解も図りやすい．しかし認知能力に低下がみられる患者の場合には，スケールの意味が十分に理解できないまま答える可能性もあり，スケールを用いての痛みの強さの把握が難しいこともある．

❷ 看護目標

痛みの消失または軽減

❸ 実施方法

表5-26に示す．

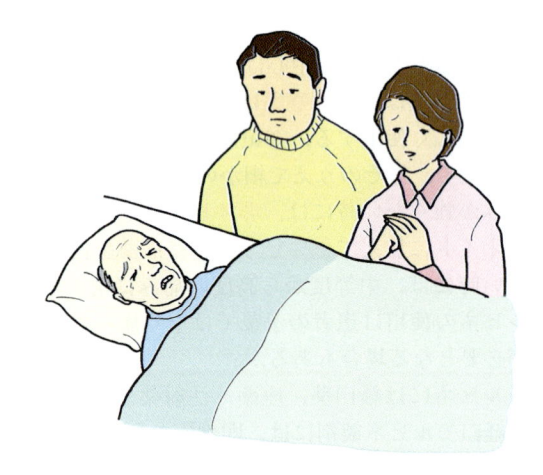

5．特徴的な疾患をもつ高齢者への看護技術

表5-26 痛みの緩和

目的	理由・根拠	看護師の行動	注意事項
痛みの部位，強さ，性状，経過などを把握する	痛みにより日常生活が制限されないように痛みのコントロールをするためには，患者がどのように痛みを感じているかを把握する必要がある	患者が痛みについて表現できるように支援し，その訴えを受け止める	・痛みを我慢させない ・痛みの訴えを過小評価せずに受け止める
オピオイド鎮痛薬を適切に服用できるよう援助する	鎮痛薬の血中濃度を安定させることが大切であるため鎮痛薬を時刻を決めて規則正しく服用する必要がある	患者が定時服用の必要性を理解できるように説明する	・患者の理解力に合わせて援助する ・鎮痛薬を内服することが困難な場合には，座薬，注射薬を用いる
痛みの変化を把握する	鎮痛薬の効果を判定し，十分な鎮痛が得られるよう薬の量を調整する必要性がある	・鎮痛薬の効果が得られているかどうか，どの程度痛みが緩和されているのか把握する ・痛みが緩和されることにより，日常生活にどのような変化が生じているのか把握する	患者にとって望ましい効果が得られているかどうか把握することが大切である
オピオイド鎮痛薬の副作用に対処する	副作用により便秘，食欲不振，眠気や嘔気，呼吸抑制や混乱などの症状があらわれる可能性がある	・鎮痛薬の副作用の有無を把握する ・便秘を防ぐために，鎮痛薬服用開始時から，緩下剤を用いて排便をコントロールする	強度の眠気や嘔気，呼吸抑制や混乱のような症状があらわれた場合には，オピオイド鎮痛薬の減量を検討する必要性がある

4 観察・評価の視点

　鎮痛薬の適切な与薬量は患者ごとに異なる．痛みの状態の変化を把握し，鎮痛薬の効果を判断し適切な与薬量の調整ができるようにする．望ましい結果が得られていると患者自身が感じているのかどうか把握することが大切である．

食事

　食物の経口摂取量が低下した時は，高カロリー輸液を行い栄養を補うことが可能である．しかし食べることは人間にとってとても重要な営みであり，特にターミナル期の高齢者にとっては重要な意味をもつので，可能な限り経口摂取できるように工夫し，食べることや味わうことの喜びを感じられるよう援助することが大切である．

1 アセスメントのポイントとその根拠

〔1〕食事摂取の状況

　高齢者の場合には，摂食嚥下機能の低下，合わない義歯の使用，不適切な食事時の体位などに

より食事が進まないこともある．食欲，食事摂取量とともに摂食嚥下状況，義歯の状態について把握する必要がある．

〔2〕食事摂取量低下の原因
　胃がんでターミナル期にある患者の場合，胃粘膜の荒廃，消化管の通過障害，腹水の貯留などにより食欲不振となりやすい．その他がんによる様々な症状，心因性の原因，環境によっても食事量は低下しやすいため，食事摂取量の低下の原因を知ることが大切である．

〔3〕過去の食習慣や食べ物の好み
　ターミナル期になると，おいしくても過去に食べたことのない物より，過去の食生活の中でなじみの深い献立の方が喜ばれることが多い[5]．少しでも楽しんで食べることができる食事を提供するためには，その人の長年培ってきた食習慣や食べ物の好みを知ることが大切である．

〔4〕味覚の変化，味付けの好みの変化
　薬剤の影響やがんの進行に伴う悪液質により味覚が変化し，甘みや苦みに対して過敏になることがある．体調が変化するにつれ，おいしいと感じられる味が変化し，同じ食事でも口に合わなくなることがある[6]ので継続して把握することが必要である．

❷ 看護目標

食べることや味わうことの喜びを感じることができる

❸ 実施方法

〔1〕経口摂取が可能な場合
　表5-27に示す．

表5-27　経口摂取が可能な場合の援助

目的	理由・根拠	看護師の行動	注意事項
おいしく食べられるよう食事を工夫する	おいしく食べることは生きている喜びにつながる	・食事の種類，温度，味付けなどを患者の好みに合うように整える．盛り付けなども食欲を引き出すように工夫する ・家族に好みの物を持参してもらう	・病状の進行により食べられるものが限られるようになるが，可能な限り食べたい物をおいしく食べることができるよう援助することが重要である ・家族の協力が得られるよう働きかけることも必要となる
口腔内を清潔に保つ	口腔内を清潔に保つことにより唾液の分泌を促すことができる	歯磨きや含嗽などの口腔ケアを行う	
食事環境の調整	食欲は環境により左右される	食事を楽しむことができるよう環境を整える	

〔2〕消化管の狭窄があり経鼻胃チューブが留置されている場合

消化管の狭窄があり嘔吐する場合には，嘔吐防止のため経鼻胃チューブが挿入されることが多い．しかし食べることはターミナル期の高齢者にとって重要な意味を持つので，チューブが挿入されているというだけの理由で食事を止めてしまうのではなく，食べたいという意欲がある場合には，少しでも好きな食べ物を味わえるような工夫が必要となる．実施方法を表5-28に示す．

表5-28 経鼻胃チューブが留置されている場合の援助

目的	理由・根拠	看護師の行動	注意事項
好きな食べ物を味わえるように工夫する	・経鼻胃チューブが留置されていても，経口摂取後，経鼻胃チューブから排液することにより食べることを楽しむことは可能である ・嚥下しないことを前提とすれば，すべての食物は口の中で味わうことが可能である[7]	・留置されている経鼻胃チューブから少量ずつ流出させることが可能な食物（ゼリー，カステラ，ヨーグルト，シャーベット，アイスクリーム，スープ，ごま豆腐，重湯など）[7]を選び，少しずつ食べるよう援助する ・嚥下せずに，口の中でのみ味わうように援助する．十分に咀嚼し終わった後に，嚥下せずに吐きだしてもらう	・経口摂取前に，経鼻胃チューブから排液することが可能な食物であるかどうか判断することが重要である． ・視覚的にも楽しめるよう工夫する
口腔内を清潔に保つ	口腔内を清潔に保つことにより唾液の分泌を促すことができる	歯磨きや含嗽などの口腔ケアを行う	
食事環境の調整	食欲は環境により左右される	食事を楽しむことができるよう環境を整える	

4 観察・評価の視点

食欲や食事摂取量の観察を行う．食事内容がより患者に合ったものとなるように工夫するためには，患者が食事についてどのように感じているのか，患者自身の満足度を把握することが必要となる．

排泄

ターミナル期の高齢患者は便秘となりやすい．特にがんの痛みの緩和のためにオピオイド鎮痛薬を使用している場合には，便秘がより発生しやすくなるので，緩下剤を使用して排便コントロールを行い便秘を予防することが大切である．

1 アセスメントのポイントとその根拠

①オピオイド鎮痛薬開始前の排便状態：回数，量，性状，排便困難の有無

②現在の排便状態：回数，量，性状，宿便の有無，残便感，腹部膨満感，腸蠕動音，腹部レントゲン

　ターミナル期には経口摂取量が低下するため，排便回数よりも便の性状，残便感や腹部膨満感などの症状の有無の把握が重要となる．

③オピオイド鎮痛薬使用量と緩下剤の種類と使用量

④食事摂取量と水分摂取量

⑤トイレ動作：高齢者は体力・予備能力が低下しているため，病状の進行に伴いADLが急激に低下し，トイレ歩行時に転倒などの事故が起きやすくなる．

2 看護目標

定期的に快適な排便がある

3 実施方法

排泄を促す援助方法を表5-29に示し，下剤の種類を表5-30に示す．

表5-29 排泄を促す援助

目的	理由・根拠	看護師の行動	注意事項
便秘を予防する	・オピオイド鎮痛薬は，小腸の運動を抑制し，腸液の分泌を抑制する．また中枢性の作用により排便反射の抑制が起こりやすい[8] ・オピオイド鎮痛薬を服用している場合には便秘となりやすいので予防的に対処することが必要である	・下剤（表5-30）の適切な与薬により，定期的に排便があるように援助する ・宿便がある場合には摘便する	・定期的に排便が得られるように下剤を用いて排便コントロールすることが重要である ・便を軟化させるための緩下剤を中心に下剤を組み合わせ，排便反射を誘発するために刺激性の下剤も併用する[8]
水分摂取を促す	水分摂取不足により便が硬くなりやすいため	1日の水分摂取量を把握し，可能な限り水分摂取を促す	
体動を促す	臥床により体を動かす機会が減少すると腸の蠕動運動が低下する	日常生活上の動作などの場面で，可能な限り体を動かすように促す	
安全に排泄できる	最期までトイレで排泄したいと考えている高齢者は多いが，臥床時間の延長などによりADLが低下し転倒しやすくなりがちである	安全にトイレ動作ができるよう援助する	患者のできる限りトイレで排泄したいという気持ちを尊重して，安易にポータブルトイレを使用することは避ける

表5-30 下剤の種類

		代表的な薬物	剤形	作用の特徴
緩下剤	塩類	酸化マグネシウム	散	消化吸収されず，腸内で水分を吸収して膨張し，腸粘膜へ機械刺激を与え，反射的に腸蠕動を高める
		水酸化マグネシウム（ミルマグ®）	錠	
	糖類	ラクツロース（モニラック®）	シロップ	
刺激性下剤	大腸刺激性	センノシド（プルセニド®）	錠	胆汁で加水分解され小腸より吸収し，血行を介して，また直接大腸に入り粘膜を刺激する
		センナ（センナ®・アローゼン®）	散	
		ピコスルファートナトリウム（ラキソベロン®）	錠・液	直接大腸を刺激する．液体で量の調整がしやすい
		炭酸水素ナトリウム・無水リン酸二水素ナトリウム配合（レシカルボン®）	坐	腸内で徐々にCO₂を発生し，胃腸の運動を亢進し直腸を刺激する
	小腸刺激性	ヒマシ油	液	効果は顕著にあらわれるが，特有の臭いがあり飲みにくい

(引用文献9)，p.59をもとに作成)

❹ 観察・評価の視点

排便の回数，量，性状，宿便の有無，残便感，腹部膨満感，腸蠕動音などの排便状況を把握し，適切な排便コントロールができているかどうか評価する．便失禁することは耐え難い苦痛となるため，緩下剤の量を調節する際，軟便となりすぎて便失禁を生じさせることがないように注意する必要がある．

高齢者にとって，自分でトイレに行けなくなったり排泄の後始末ができなくなったりすることは大変なショックである．排泄で人の世話になることにより，急速に認知症が進んだり依存的な状態になることもあるので，排泄方法が適切であるかどうか評価する必要がある．

心のケア

がんのターミナル期の高齢者の心理は複雑である．死を身近に感じていることが多いが，死に対する自分の思いをストレートにあらわさないことも多い．

❶ アセスメントのポイントとその根拠

①自分の病気のことをどのように受け止めているか．
②自分の予後について，どのように受け止めているか．
③最期の時の迎え方についての意向．

本人の意思を尊重したケアを行うためには，なるべく元気で意思表出ができる状態の時に，ど

のように人生の最期を迎えたいと思っているのか把握しておく必要がある．
　リビングウィル（自分が受けている治療に関して正当な判断を下せなくなった場合を想定した，意味のないと思われる延命処置に対しての意思表示）がある場合には，その意向を尊重したケアを行う必要がある．
④スピリチュアルペインがどのように表出されているのか．
　ターミナル期には，いわゆる精神的ケアではやわらげることのできない痛みや苦しみ，哀しみがあり，その人が最期の時まで生きることを支えるための関わりが必要となる[9]．

❷ 看護目標

患者が自分らしく人生の最期の時を過ごすことができる

❸ 実施方法

表5-31に示す．

表5-31　心のケア

目的	理由・根拠	看護師の行動	注意事項
十分に傾聴する	・患者がそれまでの長い人生で培ってきた人生観や価値観を受け止め，尊重することが大切である ・死について話すことは，ターミナル期にある患者にとって意味のあることである	・時間をかけて患者の話に耳を傾ける ・患者が死について語った場合には，ともに話し合う	・できるだけ患者のそばにいて，同じ時を過ごすようにする ・死についての話題を避けない
人として尊厳ある死が迎えられるように援助する	最期の時が近づくと，せん妄や混乱がみられることもある	常に患者の人格を尊重して対応する	
家族関係を調整する	患者の中には複雑な家族背景をもつ人もいる	それまでの家族関係が難しかった場合には，和解できるように援助する	患者に関わる専門職がチームで関わるようにする

❹ 観察・評価の視点

　在宅患者も含め患者が気持ちや感情を十分にあらわすことができているか，また自分の価値観が受け入れられていると感じているかどうか把握することが大切である．
　なお高齢者の療養生活を支えるうえで，家族の果たす役割は非常に大きい．家族の気持ちは患者の病状や心理状態に左右されやすいので，家族に対するケアも患者に対するケアと同様に重要となる．家族が患者の病状をどのように理解し受け止めているか把握したうえで，家族がそばに

いることが，患者にとって大きな意味があることを伝え励ますことも大切である．

　家族へのグリーフワークとして，家族の気持ちや患者との残された時間をどのように過ごしたいと考えているかを把握して，心残りがないように看取れるよう援助することが大切となる．特に配偶者にとっては，伴侶を亡くすことによる喪失感は大きい．自分にできる精一杯のことをしたと思えることは，残された後の立ち直りに非常に重要となる．十分な世話ができなかったという悔いが残ることのないように，死別までの期間を過ごせるよう援助する必要がある．

④ 健康教育

〔1〕痛みの緩和
痛みを我慢しなくてもいいことを伝え，感じているままに痛みを表出できるよう援助する．

〔2〕食　事
(1) 患者に対する教育
　無理して食べなくてもいいことを伝える．食べたい物を食べたい時に，欲しいだけ食べるよう促す．

(2) 家族に対する教育
　家族は，患者によくなってほしいという気持ちから，食べることを無理強いしがちになる場合がある．ターミナル期の高齢者にとって食欲不振は自然のことであることを説明し，食べる量が少なくても患者にとっては意味があることを理解してもらう．

〔3〕排　泄
オピオイド鎮痛薬使用時には，下剤を使用した排便コントロールが必要であることを説明する．

〔4〕心のケア
患者自身が，自分の思いや考えていることを表出できるよう促す．

研究してみましょう

5-1
1. 病院で使われている手術のクリニカルパスをもとに，患者のアウトカムを評価してみよう．
2. 手術を受けて退院した高齢者の退院後の生活状態について調べてみよう．

5-2
1. 慢性心不全をもつ高齢者の急性増悪時の誘因について調べてみよう．また，最も多い心不全増悪時の症状は何だろうか．また無症候状態の発生率はどれくらいだろうか．
2. 心不全をもつ高齢者の生活管理における家族支援のあり方を検討してみよう．
3. 高齢者の心理的な症状，例えば不安・うつ状態が心不全の病状回復・予後におよぼす影響についての文献研究をしてみよう．

5-3
1. 患者の日常生活の中で，どのような動作や行動によって，どの程度の息切れが生じるか調べてみよう．
2. 呼吸リハビリテーションの実施前と実施後の変化をバイタルサイン，パルスオキシメータで測定し，評価してみよう．
3. 在宅酸素療法を受けている患者の受け止め方や心理状況，および生活行動および活動範囲にどのような変化がみられるか，酸素療法の導入前と導入後を比較してみよう．

5-4

高齢の糖尿病患者のインスリン療法導入に関しては様々な事例報告[3)][12)]がみられている．その中で，高齢患者への教育はより個別的なものとすることが強調されている．個別の対応をしていくためにも，患者の身体的・心理的・社会的側面をアセスメントしていくことが重要となる．

1. インスリン注射に対して高齢者はどのような思いを抱いているのか，困難を感じる部分はどこなのかといった視点は高齢者へのケアを考えるうえで重要である．
2. 高齢者の自尊感情に着目した援助はどのようなものか，事例を通して検討することも大切な視点である．横山[13)]は研究の中で，積極的にセルフケア行動をとっている高齢者の方が自尊感情や主観的幸福感が高いという結果から，セルフケア行動をとることによって健康に自信を持つことができ，医療者から支持的な評価を得られることで自尊感情が高まるのではないかと述べている．

5-5
1. 患者のやる気を起こさせるための看護技術についての研究をしてみよう．
2. エンパワーメントの理論を使用してみよう．
3. 退院後の生活において，患者自身のやる気に影響を与える要因を調査してみよう．
4. 補助具の効果的使用方法について研究してみよう．

5-6
1. がんであと6カ月の命だと宣告された場合，高齢者はどんな過ごし方を望むだろうか．
2. がんのターミナル期で，食べること，排泄することに援助が必要になった時，高齢者はどのようなケアを受けたいと希望するだろうか．
3. 本項で取り上げていないがんの諸症状について，最近の研究をもとに症状コントロールの方法を調べてみよう．

実証的な研究の紹介

5-1

- 伊藤靖代，泉キヨ子，平松知子，正源寺美穂（2006）転倒による大腿骨頸部骨折患者の転倒体験と回復過程に沿った生活の再構築の捉え方，老年看護学，10（2），pp. 70-76
- 大須賀恵子，若杉里実，深澤恵美，白石知子，泉明美，河合智栄子，田川信正（2002）大腿骨頸部骨折は寝たきりの原因になっているか―退院後のフォローアップ調査結果から，日本地域看護学会誌，4（1），pp. 41-47
- 阿部勉，土田典子，石橋英明，山本精三（2001）クリティカルパス作成のための，大腿骨頸部骨折術後リハビリテーション長期・短期プログラムの比較検討，日本老年医学会雑誌，38（5），pp. 514-518
- 宗正みゆき（1999）回復過程にある老人の対処行動に関する研究：大腿骨頸部骨折で手術を受けた患者の対処行動と行動に伴う意識変容の仮説的考察，日本老年看護学会誌 老年看護学，4（1），pp. 47-57
- 征矢野あやこ，太田正勝，麻原きよみ（1998）小西恵美子：大腿骨骨折を経験した高齢者と家族の関わりを中心とした退院指導についての考察，日本老年看護学会誌 老年看護学，3（1），pp. 35-42

5-2

- 大津美香（2006）慢性疾患ケアモデル／ディジーズマネージメント―「慢性心不全」の高齢患者管理，臨床看護，32（4），pp. 544-550

　社会の高齢化により高齢者の心不全の発症率が高くなっている．入院によるADLの低下，その後の生活機能障害による在宅療養の困難性や各種制限のある療法のノンコンプライアンスなどによって，心不全の増悪による再入院をくり返さないための，施設や在宅における患者管理の重要性をあげ，日本における慢性心不全の管理体制が確立していないとしている．この文献は総括的な資料であるが，日本に比べ進行している欧米諸国でのナース主導による管理実践モデルとしての慢性心不全の「慢性疾患ケアモデル／ディジーズマネージメント」の4つの実証的研究を紹介している．これらは，遠隔管理によるホームケアモデル，クリニックによる在宅でのフォローアップ，またナース・スペシャリストによる外来クリニックや心臓リハビリテーションプログラムによる管理により，患者のQOLの向上，再入院の減少，在院日数の短縮の効果，治療のコンプライアンスの改善効果，セルフケア行動における効果，病状・生活機能能力の効果，死亡率の低下などがあり，ナース主導による慢性疾患ケアモデルの有効性について明らかにしたと報告している．

- 星川英里，高田淳，西永正典ほか（2005）Case Report 心不全増悪再入院を繰り返す高齢患者の在宅維持に総合的機能・ケア評価が有用であった1例，Geriatric Medicine, 43（4）pp. 609-613

　虚血性心疾患が原疾患で，腎機能障害と貧血を持つ76歳の男性心不全患者の症例である．60歳代で狭心症を患い，67歳で冠動脈バイパス術を受けた．71歳で僧帽弁閉鎖不全もあって左心機能不全（左室駆出率は26％）により急性期入院治療を必要とした．その後徐々に回復し外来での内科的治療により安定していた．しかし，74歳になって心不全が再燃し，腎機能の低下と貧血も併発し，入退院をくり返していた．

　薬物療法は，利尿薬，ACE阻害薬，β遮断薬，また貧血のためのエリスロポエチンなどの治療で小康状態を得ていた．しかし，服薬（残薬が時々あった）や食事療法（塩分制限が積極的に守られていない）に関するコンプライアンスが不良であった．退院前の家族を含めてのくり

返しの指導，外来での体重変動の報告を課し，指導によってのコンプライアンスの維持を確認できるように，退院後当初は外来訪問の頻度を増やした．患者は妻（74歳）との2人暮らしで，妻が介護のキーパーソンであった．そこで，高齢者総合的機能評価として，ミニメンタルテスト，老年うつスケール，基本的ADL，手段的ADLの測定を実施し，従来の食事，服薬状況，ヘモグロビンや腎機能などの検査のほかにも定期的に患者の状況を総合的に評価していた．

　また，在宅では，訪問看護師による体重チェック，食事指導や服薬指導を継続し，介護者も高齢のため，介護士導入のための検討もした．これらの結果，最後の退院から1年以上も心不全による再入院はしていない．複合病態をもち多剤併用療法下においてもコントロールが難しい心不全患者の治療で，医学的な視点のみならず，体重管理，水分・塩分などの食事管理，服薬状況の確認と指導など「高齢者総合的機能評価」に基づき訪問看護も含めたケアシステムの見直しが有効であった症例の報告であった．

5-3
- 森本美智子ほか（2008）慢性閉塞性肺疾患患者の対処方略が精神的健康に及ぼす影響，日本看護科学会誌，28（1），pp. 31-40
- 大西みきほか（2004）在宅酸素療法患者の受容過程，日本看護研究学会雑誌，27（5），pp. 39-48
- 森本美智子ほか（2004）慢性閉塞性肺疾患患者の機能障害と活動能力の関係，日本看護科学会誌，24（1），pp. 13-20
- 菊池郁子ほか（1998）在宅酸素療法施行患者の運動能力について ―オキシメータを用いた「6分間歩行距離法」による評価―，臨床看護，24（10），pp. 1560-1563
- 鈴木育子ほか（1997）在宅酸素療法患者の活動量に関する検討，日本看護科学会誌，17（2），pp. 62-68
- 深野木智子ほか（1995）在宅酸素療法患者の24時間酸素不飽和レベルに基づく在宅呼吸管理指標（DIHOT）の開発，日本呼吸管理学会誌，4（3），pp. 167-177

5-5
菊地リミ子（1997）脳血管障害患者の睡眠・覚醒リズム障害に対するアロマテラピーの有用性についての研究，日本看護学会誌，6（1），pp. 9-15

5-6
- 内田千佳子，山田雅子（2008）高齢がん患者の緩和ケア，緩和ケア，18（3），pp. 214-219
- 近藤由香，渋谷優子（2002）痛みのある外来がん患者のモルヒネ使用に対する懸念と服薬行動に関する研究，日本がん看護学会誌，16（1），pp. 5-16
- 濱田由香，佐藤禮子（2002）終末期がん患者の希望に関する研究，日本がん看護学会誌，16（2），pp. 15-25
- ターミナルケア編集委員会編（2001）がんの症状マネジメントⅡ，ターミナルケア，Vol.11，10月増刊号，三輪書店

[引用文献]

5-1
1）佐藤香代，秋元邦子，小笠原史子（2001）大腿骨頸部（内側・外側）骨折患者の看護のポイント，臨床看護，27（1），pp. 80-86，へるす出版

5-4
1) 永田正男（2000）高齢者糖尿病の治療，Geriatric Medicine，38（7），pp. 995-1000
2) Jean L. Jenny（1984）A Comparison of Four Age groups' Adaptation to Diabetes. Canadian Journal of Public Health，Vol. 75，May/June，pp. 237-244
3) 清水安子（2000）糖尿病患者のケア　事例糖尿病患者のセルフケアサポートのポイントと実際，看護技術，46（13），p. 45，メヂカルフレンド社
4) 清水安子（1996）経過の緩慢な慢性病をもつ患者へのケア技術―糖尿病患者の自己管理方法の変化とその理由に着目して―，Quality Nursing，2（12），pp. 10-17，文光堂
5) 柿原浩明，大石まり子（1999）糖尿病外来医療費に関する研究，糖尿病，42（11），pp. 909-916
6) 内海香子（2007）インスリンを使用する高齢者の問題点は？，Q＆Aでわかる肥満と糖尿病，6（4），pp. 617-619，丹水社
7) 板倉光夫（2000）糖尿病テキスト　正しい知識と食事療法の実際　改訂第4版，p. 61，南江堂
8) 日本糖尿病学会編（2007）糖尿病療養指導の手びき改訂第3版，p. 115，南江堂
9) 滝内隆子，大島弓子，佐々木真紀子（1998）特集ケアアトラス，11. 注射法，インスリン自己注射の指導，臨床看護，24（13），pp. 1979-1985，へるす出版
10) 正木治恵（2000）これからの糖尿病患者ケア "患者に沿う看護" とは，看護技術，46（13），pp. 19-22，メヂカルフレンド社
11) 前掲書8），p. 184
12) 恩田美智代，坂田文子，川井田静子ほか（1997）入退院を繰り返す高齢糖尿病患者への自己感知の指導，看護実践の科学，Vol. 8，pp. 63-66
13) 横山美樹，野口美和子，正木治恵（1992）セルフケア行動とQuality of Life との関連性からみた老年糖尿病患者の看護目標，日本看護科学会誌，12（1），pp. 23-32

5-6
1) 恒藤暁，柏木哲夫（1989）再発胃癌のターミナルケア，消化器外科，12巻，pp. 1563-1571
2) 東原正明，近藤まゆみ編，恒藤暁（2000）がん患者の苦痛への全人的かかわり，緩和ケア，pp. 26-33，医学書院
3) 武田文和訳（1996）がんの痛みからの解放―WHO方式がん疼痛治療法　第2版，pp. 6-41，金原出版
4) 田村恵子（2002）がん患者の症状マネジメント，p. 48，学習研究社
5) 平野真澄（2001）ホスピスのレシピ　好まれる献立，ターミナルケア，11（3），p. 221
6) 二見典子，平野真澄（2001）終末期がん患者の食欲不振及び食事の工夫，ホスピスケア，12（2），pp. 20-42
7) 山崎章郎（1996）消化器がんのターミナルケア，ターミナルケア，6（5），pp. 337-339
8) 高橋美賀子，梅田恵，熊谷靖代編（2007）がん患者のペインマネジメント，日本看護協会出版会
9) 田村恵子（2000）終末期患者へのスピリチュアルケア―看護の視点から―，ターミナルケア，10（2），pp. 103-107

［参考文献］
5-1
1．堀田春美，高松松子，道端由美子（2001）大腿骨頸部骨折患者の早期離床への働きかけ，臨床看護，27（1），pp. 13-22，へるす出版
2．佐川睦紀，野月千春（2001）大腿骨頸部骨折患者の看護と家族への支援，臨床看護，27（1），pp. 38-41，へるす出版
3．上田慶二ほか編（1993）ビジュアル老人看護百科サルース4 疾患別の老人看護Ⅱ，ダイレック
5-2
1．野原隆司，上嶋健治，伊藤春樹ほか（2008）座談会：心疾患治療と予防，Pharma Medica，26

(1), pp. 1-8
2. 高久史磨, 和田攻監訳（2008）ワシントンマニュアル　第11版, メディカル・サイエンス・インターナショナル
3. 伊東春樹監修（2008）心臓リハビリテーション：知っておくべきTips, 中山書店
4. 伊東春樹監修（2008）心臓リハビリテーション：現場で役立つTips, 中山書店
5. 奥宮暁子（2002）慢性疾患のアセスメントと看護, 中央法規出版
6. 眞茅みゆき, 筒井裕之（2008）わが国の心不全疫学研究, Heart View, 12（7）, pp. 78-82
7. 西永正典（2008）後期高齢者医療制度における疾患管理計画の重要性―疾患の合併症としての老年症候群, 慢性心不全を例にとって, Geriatric Medicine, 46（7）, pp. 721-724
8. 後藤葉一ほか（1997）高齢者における急性心筋梗塞回復期心臓リハビリテーション：効果と問題点, 心臓リハビリテーション, 2, pp. 47-51

5-3
1. 井村裕夫編（2002）わかりやすい内科学 第2版, 文光堂
2. 日野原重明監修, 工藤翔二ほか編（1998）チーム医療による在宅酸素療法の実際 第2版, 文光堂
3. 阿曽洋子編（2006）看護・介護のための在宅ケアの援助技術 第3版, ヌーヴェルヒロカワ
4. 菱沼典子, 小松浩子編（2007）看護実践の根拠を問う 第2版, pp. 183-195, 南江堂
5. 臨床看護研究の進歩編集室（1996）臨床看護研究の進歩 Vol. 7, pp. 44-64, 医学書院
6. 眞渕敏（2004）早わかり呼吸理学療法, メディカ出版
7. 宮本顕二（2007）楽しく学ぶ肺の検査と酸素療法, p. 182, メジカルビュー社

5-4
1. 清野浩明, 朝倉俊成（2007）インスリン療法マスターガイドブック, p. 25, 南江堂
2. 門脇孝（2000）新しい糖尿病の分類と診断基準, Geriatric Medicine, 38（7）, pp. 1005-1008
3. 伊藤いづみ（2000）介護施設における高齢者糖尿病の管理, Geriatric Medicine, 38（7）, pp. 1009-1012
4. 正木治恵（1998）慢性病を持つ患者とセルフケア　―セルフケアをサポートする看護の役割と専門性とは―, 看護技術, 44（6）, pp. 3-8, メヂカルフレンド社
5. 滝内隆, 大島弓子, 佐々木真紀子（1998）特集ケア技術アトラス11.注射法　インスリン自己注射の指導, 臨床看護, 24（3）, pp. 1979-1984, へるす出版
6. 阿部真弓, 井上智子（2001）糖尿病患者の合併症ケア, 臨床看護, 27（3）, pp. 377-381, へるす出版

5-5
1. 大西和子（2000）脳梗塞リハビリテーション開始時の看護, プチナース, pp. 30-42
2. 稲田まつ江編著（2000）事例で学ぶ脳血管障害のリハビリテーション看護, 南江堂
3. 日野原重明総監修（1987）リハビリテーション・ナーシング・マニュアル, 学習研究社
4. 氏家幸子監修（2003）成人看護学D. リハビリテーション患者の看護 第2版, 廣川書店
5. 大西和子（2000）脳梗塞, プチナース, 巻末付録

5-6
1. 深田伸二（2007）高齢者における癌術後の栄養管理・ケアの現状―消化器癌を中心に―, Geriatric Medicine, 45（3）, pp. 287-291
2. 柏木哲夫（2002）癒しのターミナルケア, 最新医学社

6

これからの看護技術の展望：安全を確保する看護技術

[学習目標]
1. 高齢者の安全を脅かす要因について理解する．
2. 高齢者の特徴をふまえた高齢者の安全を守る看護技術とはどのようなものかを理解する．
3. リスクマネジメントについて理解する．

1 安全を脅かす顕在的・潜在的な要因

　高齢者の看護場面において安全を確保する技術とは，健康や生命を脅かしたり自立した生活に支障をきたす顕在的・潜在的な危険要因を，予防したり取り除いたりするための知識や技術である．高齢者は，加齢に伴う心身機能低下により「危険の予知がしにくい」「危険を素早く回避しにくい」という特徴がある．高齢者がそれぞれ自分らしい生活を維持できるように，加齢による心身のハンディキャップを考慮した創造的な看護ケアが望まれる．看護の場面で日常みられる安全を脅かすものには，院内感染，医療・福祉器具や機器などによる事故，誤薬や患者誤認，針刺し事故などの人為的なミス，暴力や盗難などの災難や災害（人的，自然的）などがあげられる．

1 在宅高齢者の日常生活や外出に伴う危険

　高齢者は，加齢に伴う心身機能の低下のために生活環境で様々な危険に遭遇する．屋内では便利になった電化製品や調理器具などを使いこなせず，無理をしているうちにケガをしたり，やけどをしたりすることがある．また高齢者の転倒は，絨毯や敷居のような少しの段差でつまずくなど屋内で発生する件数が最も多いといわれている．高齢者は，外出に関し，表6-1のような危険や不便を感じている[1]．高齢者にとって安全な生活環境はどうあればよいか，看護職にとっても今後取りあげるべき重要なテーマである．

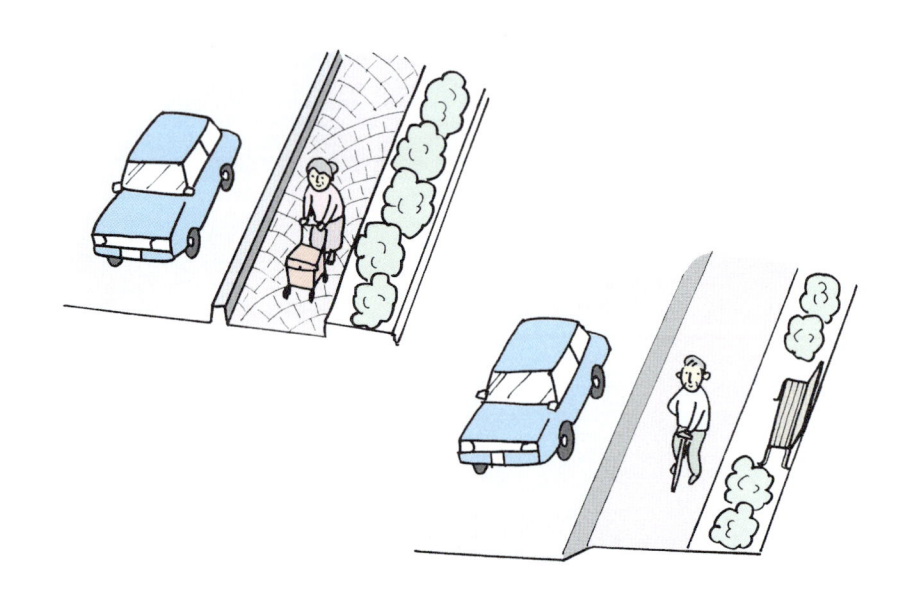

表6-1 外出に関して感じていること－危険・不便，気兼ねなど

感じていること	カテゴリー（考えられるニーズ）
・自転車の脇を車が通り恐い ・車がとばしているので恐くて渡れない ・家の前が坂道で水が流れて危ない ・車が多く道路（国道）が渡れない－信号があればよい ・信号を渡りきれない ・用水路の高低差を自転車で越えるのがきつい ・砂利道で転倒し，それ以来調子が悪い ・砂利道は押し車（シルバーカー）に不便 ・歩道のレンガブロックに足がひっかかる ・道路に休むところがほしい	安全性 ┐ 　　　│ 信号設置 │ 　　　├─ 道路環境の整備 路面整備 │ 　　　│ 段差解消 │ 休憩場所 ┘
・車道と歩道の間の雪の壁が邪魔で歩きにくい ・除雪後の道路がつるつるになり滑る ・家から道路までが長いので（10m位），雪が降ると面倒だ	積雪期の外出の保障
・駅の階段は使いにくいというより恐怖だから利用しない ・温泉が2階なので上るのが大変 ・温泉の床石の組合わせでつまずかないよう注意している ・デパートで歩けなくなった－座るところが欲しい ・自宅玄関から道路までの段差が辛い	建築物の整備
・バスの段が高い ・お尻を押してもらってやっと乗っている ・バックを投げ入れてからつかまって乗る ・通学バスが夏休みにも走るとよい ・冬は受診後，帰ってくるバスがない ・バス停にいすが欲しい ・バス停が遠い・きつい坂の上にある ・バス停と駅の間が遠くて不便 ・家の前をバスが通るのに停車しない ・バスは降りるところが決まっているので不便	車体の低床化 ┐ 　　　　　　│ 増便，季節差解消 ├─ 公共交通機関の使い易さ 　　　　　　│ アクセスポイントの整備 ┘
・1人でバスの乗降するのが恐い ・1人でバス停まで歩いていけない ・バスに合わせて準備して出かけるのが遅れる ・ヘルパーに買い物に連れていってもらえるとよい	身体機能と環境の不適合を補う個別対応（ガイドヘルパー）
・タクシーに乗りたいが高いので乗れない ・たまに札幌へ行きたいが高いので行かない	経済的な援助
・救急車を呼ぶほどではないけど具合の悪いときに1人で出るのは恐い	緊急時の援助
・郵便局の配達に乗せてもらえなくなった ・商店の車に乗せてもらえるとよい ・病院送迎車があるとよい	公共交通機関以外の援助
・買い物の時，近所の車に乗せてもらうことはあるが，趣味の会に出かけるときは悪いから，季節の悪いときは行かない	楽しみ・娯楽への出かけ易さの保障

（工藤禎子（1999）寒冷広域地域における1人暮らし高齢者の外出行動，保健婦雑誌，55（6），p.510，医学書院より転載）

2 施設や医療現場での事故

新しく開発された医療機器や技術，薬剤が次々と導入され，日々の看護業務に複雑さや多忙さが加速している．したがって，看護職には常に進歩する医療や福祉関連についての専門的な知識・技術が必要とされる．一方，看護職は人間誰もがもっている**ヒューマンエラー特性**をもちあわせている存在である．このようなことから，医療現場には表6-2のような多様な事故発生につながる顕在的，潜在的要因があると指摘されている[2]．これらの要因の一つとして考えられている患者側である高齢者は，他の世代と比べ，疾患の複雑性や慢性化の傾向があり，さらに生活機能やコミュニケーション能力の低下などの特性から**顕在的・潜在的危険**にさらされている．また高齢者は，前述のような特性から看護職などケア提供者に依存的にならざるを得なくなる．したがって，看護職などケア提供者側のもつ要因によって発生する危険を被る機会が多くなる．

表6-2 医療における危険要因とその分類

要因		内容	分類	報告が示唆する危険要因
患者側要因	患者特性	身体的・精神的要因（年齢，疾病，障害，素因） コミュニケーション能力を含むパーソナリティ 心理的要因	A	患者背景と療養環境・生活にまつわる危険要因に気づかせてくれる報告
	服用薬剤	副作用，コンプライアンス		
状況要因	患者側の状況	日常生活動作（睡眠，排尿，食事，排便，入浴，移動など）と療養環境上の要因	B	医療従事者のエラー特性および知識・技術などと医療側の状況における危険要因に気づかせてくれる報告
	医療側の状況	ナースコール，急変や重症患者などによる多忙や過緊張状況，勤務体制の変わり目など手薄な状況		
	医療従事者	人間のエラー特性に関する要因（認知-判断-行動エラーを誘発しやすい状況・条件） 知識，経験，技術（侵襲的行為に関する）上の要因		
医療側要因		医療従事者間のコミュニケーション	C	医療システム・組織上の危険要因に気づかせてくれる報告
	薬剤（ハードウェア）	薬理作用，血中濃度，相互作用上の要因薬剤アンプル，バイアルの外形や規格などデザイン上の要因		
	医療機器，器具，設備（ハードウェア）	機器自体の特性に基づく要因 器具のデザイン，機器操作設計上の要因 メインテナンス		
	業務手順など（ソフトウェア）	診療，看護，事務の手順，ルールや情報伝達など業務プロセス上の要因		
	環境	物理的環境，職場環境		

表6-2 医療における危険要因とその分類（つづき）

要因		内容	分類	報告が示唆する危険要因
医療側要因（つづき）	管理上・組織上	人事管理，労働管理（勤務体制など），機器購入や物品管理，その他病院管理上の問題 院内教育・研修制度 組織風土・文化 その他		
その他の要因		地域医療の連携，医療制度，卒前教育など	D	組織レベル以上の危険要因

（川村治子（2000）書きたくなるヒヤリ・ハット報告，p.44，医学書院より転載）

③ 安全に対する看護職の対応

〔1〕生活空間の工夫や環境の整備

　看護職は，高齢者がその人らしく自立して生活，療養する環境に顕在的・潜在的な危険因子はないか関心を持ち，またそれらの危険因子を予防したり，取り除いたりするための対応について必要な知識，技術を持つことが大切である．例えば，認知症高齢者で見当識障害があっても，その人なりの残存能力や強みを最大限に活用できる環境づくりを工夫することはできる．認知症の高齢者が思い出となる私物に囲まれ，快適で居心地のよい生活の居場所を確認できることによって安心し，その結果認知症の周辺症状が緩和して，その人らしく生活できるのもまれなことではない．

　また看護職は，新しく開発された医療や福祉器具の使用についての十分な知識，技術を持っているか，日頃きちんと院内感染の防止策を実行できているか，高齢者に対して安全な生活空間とは何かを知り，それらについて工夫しているかが重要である．最近では，環境問題として**シックハウス症候群***がマスコミで取り上げられ話題となっている．この症候群が高齢者の健康にどんな影響を及ぼすのかを，環境整備が重要な機能の一つとされる看護職として関心を持って対応する必要がある．

〔2〕高齢者の特性に対処できる知識と技術

　看護職は高齢者の特性から発生する危険について知識を持ち，対応できる技術を持つことが大切である．例えば，高齢者の加齢に伴う易転倒性の問題，身体拘束による**廃用性萎縮**の問題，体力低下に伴う易感染の問題などについて，対処できる知識や技術が必要である．

---

*シックハウス症候群（sick building syndrome：SBS）は室内空気汚染問題の一つであり，建物の気密化による換気量の減少や，新建材やOA・HA機器の導入による新しいタイプの室内空気汚染物質や化学物質の発生によって，居住者の体質や健康に影響を与える様々な症候をいう．主な症候としては，めまい，吐き気，頭痛，平衡感覚の変調，目・鼻・のどの痛みや乾燥感，のどがかれるなどの呼吸器系症状などがある．欧米では1980年頃から問題にされてきた．

〔3〕リスクマネジメント

　看護職は，自分自身が間違いをおかす（ヒューマンエラー/人間は間違いを起こす）存在であることを自覚し，十分な安全対策を行い，自分自身が高齢者を脅かす危険因子にならないよう十分注意する必要がある．このためにはリスクマネジメントに関する知識も必要である．

　リスクマネジメント（risk management）は従来金融界や製造業などで用いられていたが，1970年代に医療界に導入された．医療におけるリスクマネジメントの目的は，事故防止などの活動を行い医療の質を保証すること，そして組織の損失を最小にすること（日本看護協会，1999）である．看護においては，看護の対象の生命に危害・損失を与えないこと，もしくは与えるかもしれない危害・損失を最小限にすることを最優先課題として肝に銘じ，リスクマネジメントを行う必要がある．

　リスクマネジメントプロセスは，①リスクを把握する（identification），②把握されたリスクを分析・評価する（evaluation/analysis），③リスクへの対応（treatment），④その対応に対する評価（re-evaluation）——の4段階で展開される．この4段階のプロセスは，組織的な取り組みとして作成されたマニュアルに基づいて行われる．一人ひとりの看護職は，所属する組織のリスクマネジメントマニュアルを熟知して危険を未然に防ぐとともに，事故発生時の対応をする必要がある[3]．

　また看護職は，自分の行った看護実践について他者と情報を共有しケアの継続のために看護記録を行うことに加え，リスクマネジメントプロセスに情報として活用される意義もあることを理解し，表6-4に示すように正確な記録をとることが大切である．

表6-3　事故発生時の看護部内での対応

時間経過	当事者	病棟師長	看護部長
第一段階 事故発生時の現場対応	○患者の安全を確保し救命を行う ○リーダーや師長（主任），もしくは医師等に事故発生状況と患者の状態を報告する ○必要時，応援を要請する ○リーダーや師長（主任），医師の指示に従った応急処置を実施する	○正確に状況を把握し，行動すべき内容を判断する ○スタッフへ対応の指示と監督を行う ・スタッフへの緊急対応指示をする ・医師への連絡をする ・家族への連絡と対応を行う ・事故当事者に精神的な配慮をする ○看護部長への口頭報告を行う	○速やかに師長よりの口頭報告を受ける ○必要に応じて現場に出向く
第二段階 第一段階終了後の対応	○リーダーや師長（主任），もしくは医師等に経過を報告する	○医師とともに，被害者・家族への状況説明（できるだけ早く，納得がいくように）をする	○状況の正確な把握をする ○事故によって起こりえる影響範囲と事態を予測する ○必要と認めた場合，管理部門（診療部長，事務部長，院長）へ報告を行う

表6-3 事故発生時の看護部内での対応（つづき）

時間経過	当事者	病棟師長	看護部長
第三段階 その後の当面の対応	○速やかに事故報告書を記載し，師長に提出する	○当事者から事故報告書を提出してもらう ○管理事項を付記し，看護部長に提出する ○事故状況の分析と対応の適切さを確認する ○事故発生の原因究明と防止対策（改良・改善）の検討を行う ○スタッフへ上記を周知徹底させる ○医療訴訟，損害賠償責任などを伴う対応については，関係会議（事故対策委員会など）に参加して協議する	○事故報告書を受ける ○看護管理にかかわる事項について内容の分析と検討を行い，対応する ○事態への予測される対策を立てる ○関係部署・関係会議（常設されている事故対策委員会や安全対策委員会など）に出席し，対応策の実施を検討する ○医療訴訟，損害賠償責任の対策会議（要請によりカルテ等の開示）に出席する

（日本看護協会（1999）組織でとりくむ医療事故防止－看護管理者のためのリスクマネジメントガイドライン，p.34，日本看護協会出版会より転載，一部改変）

表6-4 看護記録の記載上のルール

■記録作成上の注意

　看護記録は，日常の活動に活用するために正確かつ簡潔であること，また，分かりやすく読みやすいことが必要である．それには「必要なことはもれなく記述し，必要でないことは一つも書かないことが仕事の文書を書くときの第一の原則である」を心がけたい．
　さらに研究資料として，法的資料として保存し活用するものであるので，次の記載上の注意が必要である．
①記入には黒インク，または黒のボールペンを活用する．
②略語，記号は定められたものを使用する．
③記載内容の修正は横線を2本引いて書き改める．修正液は使用しない．
④日付と責任を明記する．

（日本看護協会看護婦職能委員会編（1995）看護婦業務指針，p.208，日本看護協会出版会）

■記録の基準－その本質的要素
13.1　読みやすく，消すことができない方法で記載する
13.2　わかりやすく，あいまいでない
13.3　日時に関する記載はどれも正確である
13.4　変更は1本の線を引いて消した後，署名と日時とともに正しく記載する
13.5　既存の記載に書き加える際は，一つ一つ日時と署名を記入する
13.6　略語，意味のない語句並びに，患者のケアおよび関連する観察に関係のない攻撃的主観的な表現をしない
13.7　主要な記載にはイニシャルを使用してはならない．他の記載に関し，イニシャルの使用が許可されている場合でも，そのイニシャルや署名が誰のものであるか分かるように，各施設で決めておく
13.8　鉛筆や青インクでの記載はしない．鉛筆は消されるおそれがあり，青インクはコピーするとあまりよく写らないからである

（イギリス看護協会「看護記録およびその管理の基準」1993.4
平成10年度　厚生省政策科学推進研究事業研究報告書「医療への患者参加を促進する情報公開と従事者教育の基盤整備に関する研究」収載）

（日本看護協会（1999）組織でとりくむ医療事故防止－看護管理者のためのリスクマネジメントガイドライン，p.12，日本看護協会出版会より転載）

② QOLを支援する老年看護技術の展望

1 老化は成熟現象

　21世紀の日本の高齢社会では100歳高齢者の存在が身近になり，80歳，90歳を展望しながら生きられるようになった．このような時代にあって人々は生涯現役で可能な限り健やかで自立して「自分らしく」人生を全うし，安らかな死を迎えたい，と願うのが自然である．しかし，高齢者一人ひとりにとっては，「老い」を生きるのは未知なる体験であり，自らの生き様を創造していかなければならない．

　また極めて短期間のうちに世界一の長寿国になったわが国では，他の国から高齢者対策について学ぶことが困難であり，日本独自の方法で長寿社会を創造していかねばならない．医療に関しては，従来の「治す・守る健康」から「創る健康」へという考え方に変化した．具体的には，生活習慣病などを発症せず健やかで幸せな人生が送れるようにと，健康日本21計画が全国的に展開されている．また平成12年に開始された介護保険制度においても，弱者救済ではなく残存能力を活用し，高齢者の人権を守り自立して暮らしていけることを基盤においている．これからの長寿社会は，高齢者の衰退現象だけに視点をおくのではなく，高齢者の尊厳を守り倫理的な配慮のもとに成熟現象に視点をおき，高齢者のポジティブな側面を生かし，セルフケア能力を活用した取り組みが基本的な姿勢になってくる，と考えられる．表6-5は日本看護協会の6つの倫理原則である．

　老年看護技術は，このような高齢者の成熟現象に視点をおいた場合，どんな取り組みになるのであろうか．老化を成熟現象として捉えることは，老化を正常な発達・成長過程という概念でみることである．老年看護は，高齢者を統合的・全人的な存在，また個人の人生を通して発達・成長していく存在として受けとめ，高齢者のQOL（人生の質）の維持・向上を目指して展開される．高齢者のQOLは，高齢者自身の人権・自己実現・尊厳保持・自立・社会参加などを考慮することによって実現可能となり，高齢者自身が主体的に獲得するものである．したがって看護職者は，高齢者が主体的にQOLを獲得できるように，またそのため高齢者がセルフケア能力を維持・再確立できるように，協働的立場から看護技術を展開することが必須である．これからの老年看護技術は，これまでより一層高齢者のQOLを目指して展開され，そのアウトカムの視点はQOLとなる，と考える．例えば，口腔清潔援助ケアでは，生理的機能を改善したり，感染予防するという目的を最終ゴールにするのではない．口腔を清潔にするということは，マズローの階層的欲求から考えると，食生活の確立により日常生活の確立へ，また他者との社会関係の維持・確立へ，また高齢者が口腔清潔という行為をきっかけとして自分らしい選択や意思決定が実現できているという自己尊重の確認へ，とつながることになる．さらにこのことは，高齢者の日々の暮らしにおいて内面的な楽しみ・喜びを見つけていく活力となり，自己の存在価値の追求に目が向けられるということに発展すると期待される．このようにQOLをアウトカムにした看護技術は，低次からより高次の欲求を志向したケアをしているか，が検討されることになる．

2 「治す看護」から「QOLを創る看護」へ

　また老年看護技術の実践のあり方にも変化が求められる．わが国の看護界においては，実践行動としての看護技術をいかに実証科学として確立するかが課題とされ，取り組まれてきた．また

表6-5 倫理原則

		説 明（日本看護協会）
四つの原則	自律尊重原則	自律（Autonomy）とは，「自由かつ独立して考え，決定する能力」であり，また「そのような考えや決定に基づいて行為する能力」です． 臨床場面において，患者の自律を尊重することとは，患者が自分で決定できるよう，重要な情報の提供，疑問への丁寧な説明などの援助をおこない，患者の決定を尊重し従うことを，医療専門職および患者の家族など，患者に関わる周囲の人々に対して求めていることを意味します．
	善行原則 (Beneficence：the promotion of what is best for the patient)	この原則は，「患者に対して善をなすこと」である．特に医療の文脈においてこの原則に従うことは，患者のために最善を尽くすことを要求していると言えます． そこで，患者をケアする医療専門職は客観的な評価によって，その患者の最善の利益を決定することに意を注ぎ取り組む，と解釈され易い．しかし，患者の最善の利益とは，医療専門職の考える患者にとっての最善の利益をさすのではなく，その患者の考える最善の利益をも考慮することを意味します．
	無危害原則 (Non-maleficence：avoiding harm)	この原則は，善行原則と連動した意味合いをもち，「人に対して害悪や危害を及ぼすべきではない」とされます．この原則から，1)「危害を引き起こすのを避ける」，2)「害悪や危害を及ぼすべきではない」という責務が導かれます．医療専門職の無危害の責務を考えたとき，危害を加えない責務および危害のリスクを背負わせない責務を含むと言うことができます．例えば，看護職の無危害の責務として転倒，転落の予防など，注意義務―危害を及ぼすことを避けるために十分で適切な注意を払うこと―などがその一例です．
	正義原則 (Justice)	正義とは，正当な持ち分を公平に各人に与える意思を言い，正義原則とは，「社会的な利益や負担は正義の要求と一致するように配分されなければならない」ものを言います．この正義原則における分配には，1）形式的な正義―類似した状況にある患者は，同様の医療を受けられるべきである―，2）実質的な正義―ある患者集団に利用可能な医療レベルを決める際には，その患者集団のどのような違いに応じて決められるべきか―があります． 臨床現場においては，最善の可能な医療資源（集中治療室のベッド，災害医療時の医療資源など）をすべての人に提供できるわけではありません．医療システムなど様々な状況の中で，医療専門家は，個々の患者に費やすことができる資源の範囲，提供できる治療の限界について判断することを求められているのです．
医療専門職の義務の基礎となる二つの原則	誠実（Veracity）	誠実の原則とは，「真実を告げる，うそを言わない，あるいは他者をだまさない義務」というものである．人に対して正直であることは，医療現場における信頼関係を構築する上で，特に重要です．なぜなら，患者との信頼関係なしに，治療効果やケアの効果を期待することは不可能であるからです．
	忠誠（Fidelity）	忠誠の原則とは，「人の専心したことに対して誠実であり続ける義務」というものです．医療従事者にとって患者からの情報提供なしに，最善の治療を勧めることはできません．忠誠の中に含まれる専心や献身さ，確約は，看護師と患者間の信頼関係に潜在しており，医療専門職の義務である守秘義務や約束を守るという規則の基礎となるものなのです．

（日本看護協会ホームページ内「看護倫理」より抜粋して転載）

6. これからの看護技術の展望：安全を確保する看護技術

　これまでの看護技術は，看護の対象者の安全・安楽と看護職者の行動の効果性に関心が寄せられてきた．もちろんこれらの取り組みは，看護技術を科学的な根拠のもと客観的に，かつ実践的・実用的にしていく上で大切である．しかし老年看護においては，高齢者のQOLに関心を持ち展開されるならば，高齢者個々の主体性や価値観を重要視し，残存能力や強みを活用し，創造的にチャレンジする看護技術の展開が必要となる．前述した医療の変化のように，老年看護技術においても「病気を治す・病気から守る看護技術」から「QOLを創る看護技術」という視点，発想の転換が求められる．この場合は，科学的な根拠を持った普遍性のある看護技術とともに，高齢者の意向やセルフケア能力を生かし，倫理的配慮のもとに主体性を尊重した個別性のある看護技術を創造することになる．

　このことを具体的に考えるとこれからの老年看護技術は，最近強調されてきているEBN（evidence-based-nursing）を有効に活用し，実践されることになるであろう．EBNは，研究から得られた最良のエビデンスと看護実践家の臨床専門技能を統合してこのギャップを埋める一つの方法である[4]，といわれている．またEBNには，「研究結果からエビデンスを調査する」「臨床経験をもとにした知識を使う」「ケアを受ける対象者の意向に配慮する」「いろいろな資源を活用する」という4つの要素があるということである．

　老年看護学は，1990年に成人看護学から独立して以来，医療施設の場に限らず福祉施設など多様な実践領域において看護実践・研究に関する研鑽を蓄積してきた．今後は，さらに老年看護における看護実践・研究の成果を蓄積，活用して，倫理的な配慮のもとに高齢者の意向に配慮した根拠に基づく看護技術を展開することになるであろう．

研究してみましょう

1. 高齢者は，食事，入浴，排泄などの生活場面でどんな事故に遭遇しているか，調べてみよう．高齢者が，食べ物をのどに詰まらせたり，湯の調節ができずに入浴中やけどをしたり，室内の温度差の強いトイレで排泄後血圧の急上昇を招き倒れていたなどは，日常的に体験する事故としてあげられる．
2. 高齢者は，医療・福祉施設，家や地域などの居住空間でどのような不自由さ，事故発生につながる危険を体験しているか，あなたの住む地域で調べてみよう．またそれらは，夏や冬などの季節により違いがあるかも検討してみよう（これらによって明らかになったことは，ケア提供者のケアプランに活かされ，また高齢者への健康教育に活用できる．）．
3. 高齢者は，自立して安全な生活を送るために，日頃どのような工夫や対策を行っているか調べてみよう．ある高齢者は身体機能を高める運動を行っているが，適切な運動でないかもしれない．またある高齢者は身体の不自由な部分を補うための補助具を適切に使用していないかも知れない．

実証的な研究の紹介

「高齢者」「安全」「会話」をキーワードに看護職の論文を医中誌（2003-2008年）により検索した結果，77件抽出された．それら研究の焦点は，多い順からあげると，転倒予防・骨折ケアに関するもの，認知症高齢者へのケアに関するもの，高齢者（認知症を含む）透析時のケアに関するもの，福祉用具開発に関するもの，身体拘束に関するもの，誤嚥など事故防止に関するもの，呼吸器疾患やハンセン病患者の看護に関するもの，などであった．

・杉本知子，亀井智子（2007）介護老人保健施設における認知症高齢者への転倒予防ケア－夕食前から就寝までの時間帯の調査から，老年看護学，11（2），pp. 132-141
・白井みどり，臼井キミカ，今川真治ほか（2004）行動分析による痴呆性高齢者の個別的な生活環境評価，Quality Nursing，10（12），pp. 1161-1172
・太田節子，佐藤禮子（2003）観血的治療を受けた高齢大腿骨頸部骨折患者の退院後1年の身体・精神・社会的特徴，千葉大学看護学部紀要，26，pp. 75-83
・久保陽子（2003）安全で快適な入浴サービスの提供―老人保健施設における痴呆性高齢者の入浴拒否への対応　誘導時の対応と援助方法，高齢者けあ，7（3），pp. 18-23

[引用文献]
1）工藤禎子（1999）寒冷広域地域における1人暮らし高齢者の外出行動，保健婦雑誌，55（6），p. 510，医学書院
2）川村治子（2000）書きたくなるヒヤリ・ハット報告，p. 6，p. 44，医学書院
3）日本看護協会（1999）組織でとりくむ医療事故防止－看護管理者のためのリスクマネジメントガイドライン，p. 3，p. 34，日本看護協会出版会
4）Johnston, L. 著，外崎明子訳（2002）看護実践におけるエビデンス，看護研究，35（2），pp. 3-4，医学書院

[参考文献]
1．池田耕一（1999）シックハウス症候群，保健婦雑誌，55（6），pp. 514-522，医学書院
2．鮎川純子（1998）リスクマネジメント，看護学雑誌，62（12），pp. 1121-1126，日本看護協会出版会
3．鮎川純子（1999）リスクマネジメントの考え方，看護，51（10），pp. 50-54，日本看護協会出版会

付　録

用語の解説

アセスメント	看護におけるアセスメント（assessment）とは，看護過程の第一段階であり，対象（患者）の健康課題や強みを明らかにするための情報収集・観察・査定のことである．高齢者を身体的・生理学的あるいは心理的・社会的にアセスメントする際には，看護経験の長短にかかわらず，各種生理機能や知能の評価スケール，痛みスケールなど様々なアセスメントツールを適切に使用できることが不可欠となる．質の高いアセスメントは質の高い看護ケアにつながり，初段階に行うアセスメントは，その後に続く看護展開に大きく影響する．
アルツハイマー型認知症	認知症の一型．原因不明であり，初老期に発病する脳の変性疾患で，1906年アルツハイマー（Alzheimer）が病理所見を報告したためこの名がある．脳神経細胞とシナプスが減少するため大脳皮質の広範な萎縮をきたす．アルツハイマー病は臨床的には認知症を主症状として発症進行する．
うつ	精神疾患の一つで，気分の落ち込み，精神活動の低下，睡眠障害，食欲減退など症状は様々である．高齢者は身体諸機能の低下や社会的立場からの引退などによって自信を喪失したり悲観的な感情を抱きやすく，うつ症状が起きやすいとされている．
環境温度	それぞれの環境に適した温度．至適温度とは生活や作業のために最も適切な環境温度をいう．高齢者の生体機能は外気温への適応が十分ではないので，衣類などを用いて環境温度に対処することへの援助が重要である．
結晶性知能	学習や経験の積み重ねによって得られた判断力や問題解決能力，創造的にものごとを考える力などをいう．

言語的（バーバル）コミュニケーション	話しことばや文字などの言語を用いて行われるコミュニケーション．
コミュニケーション	人間の存続に不可欠な4つの要素（空気，水，食べ物，コミュニケーション）のうちの一つであり，対人的コミュニケーションは，意思や思考を伝え合う以外に，愛や信頼や喜びや悲しみといった心や感情を伝え合う意義を持つ．看護におけるコミュニケーションは，対象へのかかわり方そのものであり，情報を把握したり伝達したりして看護の目的を達成するための手段となる．また，コミュニケーションは癒す力にもなり，対象の不安の軽減や闘病意欲を高めたりするケアそのものであるともいえる．
サーカディアンリズム（概日リズム）	人は生物時計を有し活動と休息のリズムを作り出しており，それは約24時間の周期で変化する．概日リズムともいう．
シックハウス症候群	sick building syndrome（SBS）．住宅の内装材などから発生する有害な揮発性有機化合物による室内空気の汚染が原因で頭痛，めまい，吐気，アレルギー等のいろいろな症状が生じることをいう．
失語症	脳の高次機能である言語中枢が障害され，考えている事柄を表現したり，読んだり書いたりすることなどの言語了解に関する能力が障害された状態．
褥瘡	床ずれ．長期にわたり寝たきりになった場合，体の一定の場所に持続的に圧力が加わり周辺の皮膚が虚血性壊死に陥ったもの．
心不全	心臓のポンプ作用が障害され，身体の各組織に十分な血液が供給できず，循環不全が起こり，組織にうっ血が生じた状態．基礎疾患には，虚血性心疾患，弁膜症，高血圧性心疾患，心筋症などがあると考えられる．高齢者の場合は，これらの基礎疾患に加え，加齢による心拡張機能低下も関与しているといわれている．
スタンダードプリコーション	標準予防策（standard precaution）．疾患別の対応ではなく，疾患非特異的対策として，患者の汗を除く血液・体液・病的な皮膚・粘膜はすべて感染源と扱うべきであるという考え方．この考え方の導入によって，医療者側はその患者が保有していることがわかっている感染性微生物はもちろん，まったく未知の感染性微生物に対しても一元的に予防体制がとれる．

生体防御反応	体外からの異物に対し，これを攻撃・排除しようとする反応．生体防御反応が正常に働くことで，人間の体は恒常性（ホメオスタシス）が保たれている．
前期高齢者・後期高齢者	行政上の年齢区分では65歳以上の人のことを「高齢者」とし，その中でも65～74歳を前期高齢者，75歳以上を後期高齢者として制度区分している．
全人的アプローチ	対象（患者）をみるときには単に身体的な側面だけでなく，心理的・精神的，社会・文化的，そしてスピリチュアルな側面からトータル（全人的）にみていくことが重要である．
漸進的筋弛緩法	ストレスのある状態からその軽減を図ったり，健康レベルを維持・向上したりするために役立つリラクゼーションの方法である．ある筋肉の緊張や弛緩の動作を繰り返し，その時の感覚の違いを識別する．そして無意識のうちに筋弛緩状態を保持することを学習し，ストレス軽減や健康を維持することを目的としている．筋肉の緊張を軽くすることによって，脳への刺激を減らし，精神を落ちつかせることができる．
ソーシャルサポート	健康維持・増進において，ある人を取りまく家族，友人，同僚，専門家等から得られるいろいろな形の援助をいう．
ゾーニング	zoning．清潔管理の区分をさして用いられる．
ターミナル期	終末期．現代医療では治療の効果が期待できず，時期は特に限定されていないが，生命予後が半年または数週間以内と考えられる段階．
脱水	水分不足をまねいた状態（症状として口渇，皮膚乾燥，発熱など）．血漿電解質が上昇したときを高張性脱水，低下したときを低張性脱水，変化していないときを等張性脱水という．
中途覚醒	入眠後，5分以上持続する覚醒で，高齢者によくみられる．
転倒・転落	高齢者は関節可動域の制限や筋力の低下，また，バランス感覚や新しい環境・障害物に対する認識・判断力の低下などから転倒・転落しやすいという特徴をもつ．ほかに起立性低血圧や一過性虚血発作，パーキンソニズム脳血管障害などによる片麻痺などからも転倒・転

	落を引き起こす場合が多い．
尿失禁	不随意あるいは無意識な漏れが衛生的，社会的に問題になった状態で，それが客観的に認められること（国際禁制学会）．失禁のタイプには切迫性尿失禁，腹圧性尿失禁，溢流性尿失禁，機能性尿失禁などがあり，原因を確認し，タイプに合わせたケアが大切である．
認知症	いったん正常に発達した知能が後天的な脳の器質障害により持続的に低下している状態をいう．厚生労働省は，痴呆症が「侮蔑的な表現であるうえに，『痴呆』の実態を正確に表しておらず，早期発見・早期診断などの支障となっている」とし，行政用語として「痴呆症」を「認知症」に変更することを決めた（H16.12.24）．
寝たきり	高齢者は心身の変化および社会的立場の変化によって活動範囲が縮小し，家に閉じこもりがちな状況をまねきやすい．そのため生活リズムを崩して健康を損ね，短期間の臥床でも廃用性萎縮が進み，全身的な機能低下から容易に寝たきり化しやすいという特徴がある．寝たきりは加齢によってもたらされる活動性の低下から生じる二次的障害でもある．
脳血管性認知症	脳血管障害の原因で認知症を生じる．脳血管障害のうち脳梗塞による認知症が多くみられるが，原因治療により認知症の改善がみられる．
廃用症候群	長期臥床などで活動しないでいることによって生じる筋や骨の萎縮，関節拘縮，心肺機能などの身体的な低下とともに，知的・精神機能の低下をも伴う症候群をいう．
非言語的（ノンバーバル）コミュニケーション	ボディランゲージ（身体的表現）といわれる笑顔などの表情，落ち着いた行動や動作（身振りやしぐさなど），身体的特徴，服装や装飾品などを用いて他者との交信を行う方法をいう．
ヒューマンエラー	人間が起こす作業ミス・失敗のことをヒューマンエラーという．エラーは，知覚・認知・確認における誤り，記憶・判断における誤り，操作・行動における誤りなど，あらゆる場で起こり得るとされている．
ボディランゲージ（身体言語）	声の調子（高低，速さ，イントネーション，強弱など），表情（目の表情や視線の位置，顔の表情など），態度（手の位置やしぐさ・

	身振り，うなづき，タッチング，沈黙，落ち着いた身体動作など），環境（会話や面接の場所や座り方，時間，周囲におかれているものや状況，騒音・照明・室温・湿度など）があげられる．身体言語は民族や地域，時代などにより，異なった意味をもつ．
麻痺性構音障害	発声・発語器官の運動障害を起因とする発声，発語，発話の障害．「舌がもつれる」といった言われ方をする．
免疫機能	外在因子，内在因子による生体への障害を防ぐ機構で，人間や生物に備わっている自然治癒力ともいえる．
リスクマネジメント	看護においては，「転倒・転落」「誤薬」「患者誤認」「針刺し事故」「院内感染」「暴力」「盗難」「災害」などが考えられ，関連部門と連携を図りながらリスクの把握，分析，対応，評価のプロセスを展開，看護の質を保証する．リスク（事故発生など）を未然に防ぐために対策を立てる危機管理対策のことである．
流動性知能	新しい情報を獲得し，それをうまく処理，操作していく能力で，計算能力や暗記能力などをさす．
レム睡眠，ノンレム睡眠	睡眠には一定のパターンがあり，睡眠中はそれが繰り返されているといわれる．成人では，レム（Rapid eye movement：REM），ノンレム（Non rapid eye movement：NREM）睡眠の1セットの長さはおよそ90分で，一晩に5～6回のセットがあらわれる．レム睡眠は，急速眼球運動がみられ，夢を見ていることが多く，身体の睡眠ともいわれる．明け方になるにつれレム睡眠が多くなり，レム睡眠から覚醒する．ノンレム睡眠は，脳波の活動が低下，周波数の遅延が起こり，徐波睡眠，大脳の睡眠ともいわれる．バイタルサインは安定し，成長ホルモン分泌やたんぱく同化などが行われる．
老化	人は加齢に伴い身体・生理機能，免疫機能，感覚機能等が低下し，外的・内的変化に適応する能力も低下する．しかし老化の程度や速度は一様ではなく個人差，個体差があり，高齢者の健康課題に対する看護も広域にわたって展開される．
老人性難聴	加齢に伴う聴力低下で両耳にほぼ対照的にみられる感音性難聴．高周波音（1,500～4,000Hz）の聴取が困難となり，徐々に低周波音（500～1,500Hz）の聴取も低下してくる．また，音としての聞こえ

はよくても一つひとつの言葉の聞き取りが困難で「会話を聞き取るのが困難」という特徴があり，周囲の騒音などの環境にも影響される．

ADL　　　　　activity of daily living．日常生活動作．

CDCガイドライン　　CDCは米国疾病予防管理センター（Center for Disease Control and Prevention）の略で，病院や医療従事者をはじめとする国民すべての疾病予防や感染予防・対策に関するガイドラインを作成し，勧告している．

MRSA　　　　メチシリン耐性黄色ブドウ球菌（Methicillin Resistant *Staphylococcus Aureus*）とよび，通性嫌気性グラム陽性球菌でブドウ球菌属に属する．病原性は弱く健康人ではほとんど発症することはないが，免疫機能の低下した人は病気をひき起こす．患者から直接あるいは医療従事者や使用物品を含む環境を介して，患者・医療従事者に接触感染を生じる．院内感染の場合これら感染の経路の中で特に医療従事者の手指を介しての伝播が多いとされている．

QOL　　　　　quality of life．生活の質．人生の質．

索 引

ア

足浴　50
アセスメント　6, 14, 287
アセスメントツール　15
遊びリテーション　87
アドボカシー　10
アルツハイマー型認知症　143, 166, 287
安全　8, 45, 136, 276
安楽　9, 45, 136

イ

胃がん　259
維持期　256
衣生活　138
痛み　260, 269
一過性虚血発作　142
移動能力　144
医療現場での事故　278
衣類の管理　138
衣類の選択　56
インスリン製剤　236
インスリン注射　228
インタビュー法　18
インフルエンザ　130

ウ

ウェルネス　2, 7
ウェルビーイング　2, 7, 79
うがい　133
うつ　24, 160, 168, 172, 287
運動　2
運動機能低下　5

エ

衛生的手洗い　132
栄養バランス　116
嚥下障害　121
嚥下体操　28
嚥下リハビリテーション　27
エンパワーメント　79
ADL　2, 61, 71, 109, 150, 192, 250, 292
MRSA　130, 138, 141, 292

オ

応答の技術　67
オープンクエッション　18, 68
おむつ　154
音楽療法　76, 171

カ

介護者　31, 90, 219
介護疲れ　95
介護力　92
外出に伴う危険　276
回想法　84
外転枕　199
回復期　250
家族　31, 90, 219
活動と休息のパターン　60
感音性難聴　69
感覚機能障害　109
感覚機能の低下　22, 65
感覚機能の変調　108
環境温度　287
環境の整備　135
看護過程　14
看護記録の記載上のルール　281
看護診断　6
患肢の運動　201
関節可動域　63
関節可動域訓練　249
関節拘縮の予防　177
感染　129
感染性廃棄物　239
感染予防　55
陥入爪　50

キ

記憶力の低下　65
きくことの技術　69
義歯　47, 116
機能性尿失禁　29, 32, 148
嗅覚　116
急性期　5, 247
起立性低血圧　142, 178, 208
近接度　97
筋力低下　178
QOL　3, 7, 15, 59, 282, 292

ク

空調　135
口すぼめ呼吸　221
クリニカルパス　192
グループ回想法　84
車椅子　202, 252, 255
クローズドクエッション　18, 68

ケ

経口摂取　22, 121, 264
携帯用酸素ボンベ　225
経鼻胃チューブ　265
ゲーム　87
下剤　267
結晶性知能　65, 160, 287
血糖自己測定　240
牽引療法　196
健康日本21　63
健康の定義　2
言語障害　247
言語的（バーバル）コミュニケーション　66, 288
見当識障害　170

コ

後期高齢者　289
口腔衛生　28

口腔ケア　47, 115
高齢者の自立　10
高齢者のための国連原則　10
声かけの技術　67
誤嚥　24
誤嚥性肺炎　28
呼吸訓練　221
呼吸リハビリテーション　219
心のケア　267
個人回想法　84
骨折　143, 192
骨粗鬆症　59, 147, 203
骨盤底筋訓練　157
コミュニケーション　6, 16, 44, 64, 76, 87, 150, 248, 250, 288
コラージュ療法　171

サ

サーカディアンリズム　36, 288
座位　62
災害時の対応　119
在宅酸素療法（HOT）　222
在宅酸素療法の適応基準　223
酸素吸入　226
酸素供給機器　225
三段階除痛ラダー　262

シ

ジェイコブソン法　73
視覚　109
自己効力感　79
歯周疾患　47
失禁　4, 178
シックデイ　244
シックハウス症候群　279, 288
失語症　288
手術　192
手術時手洗い　132
術後合併症　198
術後の肢位　199
術前オリエンテーション　198
循環器機能の変調　120
情報収集　16
食事動作訓練　253
食習慣　24
食生活　4
褥瘡　121, 148, 179, 197, 288
食欲低下　24

身体機能の低下　161
深部静脈血栓症　198
心不全　288
心不全患者の運動療法　209
心不全患者の食事療法　212
心不全患者の薬物療法　204
CDCガイドライン　130, 292

ス

睡眠　4, 36
睡眠障害　37, 168
睡眠パターン　36
スタンダードプリコーション　129, 288
ストレス　5, 71, 95
ストレッチ　81
スピリチュアル　2, 8, 80, 167, 261, 268

セ

生活習慣病　5, 63
生活リズム　28, 31
清潔　31, 42, 135
清潔ケア　42
生体防御機能低下　5
生体防御反応　289
世界保健機関　→WHO
摂食・嚥下のメカニズム　23
切迫性尿失禁　148
セラピー　168
セルフケア　10, 229
前期高齢者　289
全人的アプローチ　289
漸進的筋弛緩法　72, 289
せん妄　168, 198

ソ

早朝覚醒　37
ソーシャルサポート　289
ゾーニング　135, 289
咀嚼能力　24

タ

ターミナル期　259, 289
ターミナルケア　8
体位変換　177

退院　202
大腿骨骨折　192
体内水分量　120
多相型睡眠　4, 36
脱臼　198
脱水　120, 289
タッチング　70, 86
WHO　2, 15, 67, 261, 262
単相型睡眠　36

チ

地域ネットワーク　63
地域連携パス　193
着脱　57, 254
中途覚醒　37, 289
聴覚　112
聴力の分類　67

ツ

杖歩行　202
爪切り　51
爪の手入れ　50

テ

手洗い　131
低カリウム血症　121
低血糖　241
低体温　125
伝音性難聴　69
電解質バランス　120
転倒　31, 59, 142, 174, 256, 289
転落　142, 256, 289

ト

疼痛　195
糖尿病　228
トランキライザー　60, 126

ニ

日常生活動作　→ADL
日常的手洗い　132
日本人の食事摂取基準　4
入院時オリエンテーション　197
入眠困難　37

入浴　43
尿失禁　148, 148, 290
尿失禁アセスメント　151
尿路感染　179
認知症　5, 24, 30, 50, 143, 148, 152, 161, 166, 290

ネ

寝たきり　61, 143, 172, 290
寝たきりゼロへの10カ条　175
寝たきり度判定基準　176
年齢別知能評価　160

ノ

脳血管疾患　168
脳血管性認知症　290
脳血栓　245
脳梗塞　245
脳塞栓　245
ノーマライゼーション　10
ノンレム睡眠　36, 291

ハ

パーキンソニズム脳血管障害　142
パーキンソン病　5, 166
肺炎　178, 198
バイオハザードマーク　137, 239
排泄　29, 265
排泄障害をきたしやすい薬剤　30
バイタルサイン　44, 124
排尿　29, 148
排尿困難　29
排便　29
廃用症候群　172, 192, 197, 208, 290
バリデーション　171
パルスオキシメータ　226
バンデューラ　79

ヒ

冷え症　125
非言語的（ノンバーバル）コミュニケーション　16, 66, 290

皮膚感覚　117
皮膚の観察　44
ヒューマンエラー　278, 290
病床環境　135
日和見感染症　130
BPSD　167

フ

腹圧性尿失禁　156
腹式呼吸　221
不眠　38
プライバシー　29, 32

ヘ

米国疾病予防管理センター（CDC）　130
ベッド起き上がり訓練　250
ヘルスプロモーション　79
便秘　34

ホ

ポータブルトイレ　254
歩行　62, 144, 202
補聴器　69, 113
発赤　180
ボディランゲージ　66, 70, 290

マ

麻酔　192, 198
麻痺性構音障害　291
慢性閉塞性肺疾患（COPD）　218

ミ

味覚　115
身だしなみ　42
耳・眼・鼻のケア　53

メ

免疫機能　291

ヤ

薬剤（物）の使用　5, 121

薬剤（物）の副作用　24, 144
薬物管理　28
やすり　52

ヨ

腰痛　60

リ

リアリティ・オリエンテーション　170
リスクマネジメント　28, 280, 291
リハビリテーション　7, 87, 202, 245
リハビリテーション期　6
リビングウィル　268
流動性知能　65, 291
良肢位　248
良眠　4, 36
療養環境　137
リラクゼーション　41
リラックス　44, 70, 71, 81
倫理原則　283

ル

ルーペ　110

レ

レクリエーション　87
レム睡眠　36, 291

ロ

老化　163, 291
老人性難聴　65, 69, 291
老年期精神疾患の3D　168

〈編者略歴〉

奥野茂代　Shigeyo Okuno

日本赤十字社幹部看護婦研修所卒業，筑波大学大学院修士課程修了（教育研究科カウンセリング専攻）．

京都第一赤十字病院，京都第一赤十字看護専門学校，日本赤十字社幹部看護婦研修所，長野県看護大学教授，京都橘大学看護学部教授などを歴任．長野県看護大学名誉教授．

著書：「看護と福祉－統合への志向－」(1988)，「ケアの質を高める看護カウンセリング」(1997)，「ナースのための自己啓発ゲーム」(1998)，「老年看護学 第6版」(監修・著, 2019)

大西和子　Kazuko Onishi

兵庫県立厚生専門学院卒業．米国カリフォルニア州立大学サンフランシスコ校大学院修士課程修了（がん看護学専攻）．医学博士（三重大学）．看護学博士（ケース・ウエスタン・リザーブ大学）．

虎の門病院，聖母病院，淀川キリスト教病院，英国と米国での看護師，東京都立医療技術短期大学，三重大学医学部看護学科教授，甲南女子大学看護リハビリテーション学部教授を経て，

現在，鈴鹿医療科学大学看護学部教授・学部長．三重大学名誉教授．

著書：「生体防御機能障害をもつ人の看護」(1997)，「がん看護学 第2版」(編著, 2018)，「老年看護学 第6版」(監修・著, 2019)

老 年 看 護 技 術
●アセスメントのポイントとその根拠●
[第2版]

編集	奥 野 茂 代 大 西 和 子	2003年3月5日　初版発行
		2008年12月1日　第 2 版© 　　　　　　　　 1 刷発行
発行者	廣 川 恒 男	2019年1月15日　9刷発行
組版 印刷	株式会社ワコープラネット	
製本	凸版印刷株式会社	

発行所　ヌーヴェルヒロカワ

〒102-0083　東京都千代田区麹町3-6-5

電話 03(3237)0221　　FAX 03(3237)0223

ホームページ　http://www.nouvelle-h.co.jp

NOUVELLE HIROKAWA

3-6-5, Kojimachi, Chiyoda-ku, Tokyo

ISBN 978-4-86174-019-0

老年看護学 概論と看護の実践 第6版

奥野　茂代　監修
大西　和子

百瀬由美子　編集

超高齢社会における老年看護のあり方を「理論と実践」の両面から解説しています．

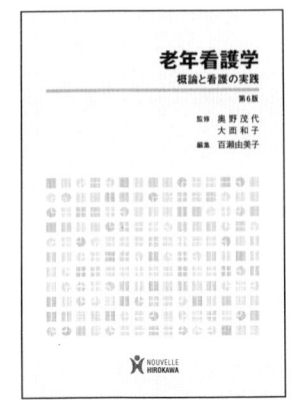

- フルカラー
- B5判，460頁
- 定価（本体 3,000 円＋税）
- ISBN 978-4-86174-071-8

★第6版は全体を大幅に変更し，新たな編集者と執筆者を迎えました．今後の老年看護に必要となる制度や概念を追加しています．

● 老化・老年期の理解，高齢者ケアシステム，家族形態と社会問題，倫理的課題，地域包括ケアシステムについて，内容を更新し充実させました．

● 第6章では CGA, ICF の説明，フレイルやアドバンスケアプランニングについて加筆しました．第7章では，高齢者に特有の健康障害について，まず症状・メカニズムと看護を，次に疾患と看護，事故の予防と看護について解説し，看護実践の根拠が理解できるように構成しています．

主要目次

第1章　老年看護学序説
　I　老年看護の概念
　II　高齢者の QOL
　III　倫理的課題

第2章　老年期を生きる人の理解
　老化とは／高齢者の健康／身体的生理的側面／心理・精神・スピリチュアル的側面／発達段階的側面／生活と社会（環境的）側面

第3章　超高齢社会を支える高齢者ケアシステム

第4章　高齢者と家族への看護：家族形態と社会問題

第5章　老年看護領域における倫理的課題と対応

第6章　老年看護の対象とのかかわり
　高齢者のヘルスアセスメント／健康段階に応じた看護／検査・薬物療法の看護／継続看護／健康で尊厳ある暮らしに向けて

第7章　老年期に特有な健康障害と看護
　I　老年症候群
　II　症状・メカニズムと看護
　摂食・嚥下障害／排尿障害／排便障害／低栄養／脱水症／貧血／瘙痒感／疼痛／睡眠障害／せん妄／褥瘡／寝たきり・廃用症候群
　III　主な疾患と看護
　認知症／脳血管障害／パーキンソン病・パーキンソン症候群／心不全／肺炎（老人性肺炎，誤嚥性肺炎）／逆流性食道炎／前立腺肥大症／運動器疾患／うつ病／感染症／白内障
　IV　事故の予防と急変・救急時の対応
　転倒・転落／誤嚥と窒息／熱傷（やけど）／熱中症／災害に被災した高齢者の看護

第8章　老年看護に活用できる理論と事例

NOUVELLE HIROKAWA
ヌーヴェルヒロカワ

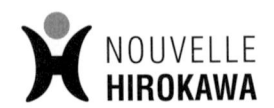

ホームページ　http://www.nouvelle-h.co.jp
東京都千代田区麹町 3-6-5　〒102-0083
TEL 03-3237-0221（代）　FAX 03-3237-0223